高等职业教育药学类与食品药品类专业第四轮教材

中药药膳技术 第②版

（供中药学、中医康复技术、中医养生保健等相关专业用）

主　编　许慧艳　刘　岩
副主编　戴莉莉　毛　羽　李　鸾
编　者　（以姓氏笔画为序）

王玉丽（威海市中医院）　　　　　　　王庆蕾（山东医药技师学院）

毛　羽（湖南食品药品职业学院）　　　曲晓妮（山东药品食品职业学院）

刘　岩（山东药品食品职业学院）　　　许慧艳（辽宁医药职业学院）

杨　勤（重庆三峡医药高等专科学校）　李　鸾（长春医学高等专科学校）

张　匀（齐齐哈尔大学）　　　　　　　郭晓明（南京市秦淮区秦虹社区卫生

董双涛（山西药科职业学院）　　　　　　　　　服务中心）

童文琴（福建生物工程职业技术学院）　戴莉莉（辽宁医药职业学院）

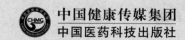

中国健康传媒集团

中国医药科技出版社

内容提要

　　本教材是高等职业教育药学类与食品药品类第四轮教材之一，根据《中药药膳技术》教学大纲的基本要求、课程特点和专业培养目标编写而成，内容上涵盖四个模块，从药膳的基础理论到临床应用，内容全面系统，并以中医疾病为纲，重点突出辨证施膳，注重药膳的实用性、制作的易行性、功效主治的多向性，具有立足学生、贴近岗位、满足教学需要并与职业技能鉴定相衔接等特点。本教材为书网融合教材，即纸质教材有机融合电子教材、教学配套资源（PPT、微课、视频、图片等）、题库系统、数字化教学服务（在线教学等），使教学资源更加多样化、立体化。

　　本教材供高等职业院校中药学、中医康复技术、中医养生保健技术等相关专业及药膳爱好者家庭使用。

图书在版编目（CIP）数据

　　中药药膳技术/许慧艳，刘岩主编． — 2 版 ．—北京：中国医药科技出版社，2021.8（2024.7 重印）

　　高等职业教育药学类与食品药品类专业第四轮教材

　　ISBN 978 – 7 – 5214 – 2575 – 8

　　Ⅰ.①中…　Ⅱ.①许…②刘…　Ⅲ.①药膳 – 高等职业教育 – 教材　Ⅳ.①R247.1

　　中国版本图书馆 CIP 数据核字（2021）第 144152 号

美术编辑　陈君杞

版式设计　友全图文

出版　**中国健康传媒集团** | 中国医药科技出版社

地址　北京市海淀区文慧园北路甲 22 号

邮编　100082

电话　发行：010 – 62227427　邮购：010 – 62236938

网址　www.cmstp.com

规格　889 × 1194mm $\frac{1}{16}$

印张　14

字数　369 千字

初版　2017 年 1 月第 1 版

版次　2021 年 8 月第 2 版

印次　2024 年 7 月第 5 次印刷

印刷　北京印刷集团有限责任公司

经销　全国各地新华书店

书号　ISBN 978 – 7 – 5214 – 2575 – 8

定价　**42.00 元**

获取新书信息、投稿、为图书纠错，请扫码联系我们。

出 版 说 明

"全国高职高专院校药学类与食品药品类专业'十三五'规划教材"于2017年初由中国医药科技出版社出版,是针对全国高等职业教育药学类、食品药品类专业教学需求和人才培养目标要求而编写的第三轮教材,自出版以来得到了广大教师和学生的好评。为了贯彻党的十九大精神,落实国务院《国家职业教育改革实施方案》,将"落实立德树人根本任务,发展素质教育"的战略部署要求贯穿教材编写全过程,中国医药科技出版社在院校调研的基础上,广泛征求各有关院校及专家的意见,于2020年9月正式启动第四轮教材的修订编写工作。

党的二十大报告指出,要办好人民满意的教育,全面贯彻党的教育方针,落实立德树人根本任务,培养德智体美劳全面发展的社会主义建设者和接班人。教材是教学的载体,高质量教材在传播知识和技能的同时,对于践行社会主义核心价值观、深化爱国主义、集体主义、社会主义教育,着力培养担当民族复兴大任的时代新人发挥巨大作用。在教育部、国家药品监督管理局的领导和指导下,在本套教材建设指导委员会专家的指导和顶层设计下,依据教育部《职业教育专业目录(2021年)》要求,中国医药科技出版社组织全国高职高专院校及相关单位和企业具有丰富教学与实践经验的专家、教师进行了精心编撰。

本套教材共计66种,全部配套"医药大学堂"在线学习平台,主要供高职高专院校药学类、药品与医疗器械类、食品类及相关专业(即药学、中药学、中药制药、中药材生产与加工、制药设备应用技术、药品生产技术、化学制药、药品质量与安全、药品经营与管理、生物制药专业等)师生教学使用,也可供医药卫生行业从业人员继续教育和培训使用。

本套教材定位清晰,特点鲜明,主要体现在如下几个方面。

1. 落实立德树人,体现课程思政

教材内容将价值塑造、知识传授和能力培养三者融为一体,在教材专业内容中渗透我国药学事业人才必备的职业素养要求,潜移默化,让学生能够在学习知识同时养成优秀的职业素养。进一步优化"实例分析/岗位情景模拟"内容,同时保持"学习引导""知识链接""目标检测"或"思考题"模块的先进性,体现课程思政。

2. 坚持职教精神,明确教材定位

坚持现代职教改革方向,体现高职教育特点,根据《高等职业学校专业教学标准》要求,以岗位需求为目标,以就业为导向,以能力培养为核心,培养满足岗位需求、教学需求和社会需求的高素质技能型人才,做到科学规划、有序衔接、准确定位。

3. 体现行业发展,更新教材内容

紧密结合《中国药典》(2020年版)和我国《药品管理法》(2019年修订)、《疫苗管理法》(2019

年）、《药品生产监督管理办法》（2020年版）、《药品注册管理办法》（2020年版）以及现行相关法规与标准，根据行业发展要求调整结构、更新内容。构建教材内容紧密结合当前国家药品监督管理法规、标准要求，体现全国卫生类（药学）专业技术资格考试、国家执业药师职业资格考试的有关新精神、新动向和新要求，保证教育教学适应医药卫生事业发展要求。

4.体现工学结合，强化技能培养

专业核心课程吸纳具有丰富经验的医疗机构、药品监管部门、药品生产企业、经营企业人员参与编写，保证教材内容能体现行业的新技术、新方法，体现岗位用人的素质要求，与岗位紧密衔接。

5. 建设立体教材，丰富教学资源

搭建与教材配套的"医药大学堂"（包括数字教材、教学课件、图片、视频、动画及习题库等），丰富多样化、立体化教学资源，并提升教学手段，促进师生互动，满足教学管理需要，为提高教育教学水平和质量提供支撑。

6.体现教材创新，鼓励活页教材

新型活页式、工作手册式教材全流程体现产教融合、校企合作，实现理论知识与企业岗位标准、技能要求的高度融合，为培养技术技能型人才提供支撑。本套教材部分建设为活页式、工作手册式教材。

编写出版本套高质量教材，得到了全国药品职业教育教学指导委员会和全国卫生职业教育教学指导委员会有关专家以及全国各相关院校领导与编者的大力支持，在此一并表示衷心感谢。出版发行本套教材，希望得到广大师生的欢迎，对促进我国高等职业教育药学类与食品药品类相关专业教学改革和人才培养作出积极贡献。希望广大师生在教学中积极使用本套教材并提出宝贵意见，以便修订完善，共同打造精品教材。

数字化教材编委会

主　编　许慧艳　刘　岩
副主编　戴莉莉　毛　羽　李　鸢
编　者　（以姓氏笔画为序）
　　　　王玉丽（威海市中医院）
　　　　王庆蕾（山东医药技师学院）
　　　　毛　羽（湖南食品药品职业学院）
　　　　曲晓妮（山东药品食品职业学院）
　　　　刘　岩（山东药品食品职业学院）
　　　　刘祉钰（辽宁医药职业学院）
　　　　许慧艳（辽宁医药职业学院）
　　　　杨　勤（重庆三峡医药高等专科学校）
　　　　李　鸢（长春医学高等专科学校）
　　　　张　匀（齐齐哈尔大学）
　　　　张学仕（辽宁医药职业学院）
　　　　郭晓明（南京市秦淮区秦虹社区卫生服务中心）
　　　　董双涛（山西药科职业学院）
　　　　童文琴（福建生物工程职业技术学院）
　　　　戴莉莉（辽宁医药职业学院）

本教材是高等职业教育药学类与食品药品类专业第四轮教材之一，主要根据高等职业院校专业培养目标、就业方向和职业能力要求，按照本套教材总体编写思想和原则，结合《中药药膳技术》课程的教学大纲、岗位特点，由9所学校的主讲老师、2家医疗单位的一线行业专家历时半年时间，参阅了大量的古今相关文献资料悉心编写而成。

中药膳文化是中华民族历经数千年不断探索，逐渐发展形成的一门独具特色的国粹文化。中药药膳技术作为中医药学的重要组成部分，是在中医药基础理论的指导下，研究中药药膳的起源、发展、制作与应用的一门综合性学科，是中药学专业临床应用性课程，也是中医康复技术和中医养生保健技术专业的专业核心课程之一，对培养学生运用中医传统技能解决临床实际问题，培养复合型技能人才至关重要。

本教材共分为四个模块：模块一为基础知识，阐述了药膳的概念、内容和发展简史；中药药膳的特点分类、应用原则及制作技能；中药药膳的理论基础。模块二为药膳原料，主要介绍了常用于药膳的15类药物和10类食物的出处、性味归经、功效、应用、用法用量及使用注意等内容。模块三为药膳配方，汇总了养生保健类不同体质和内外妇儿等系统疾病的辨证施膳及常用药膳的组成、用法、功效和临床应用。模块四为实训指导，详细介绍了15个经典药膳的基本操作步骤及烹调方法。此次编写在保持上版教材特点的基础上突出中医思维，以中医疾病为纲，将教材内容进行整合修订，注重辨证施膳，强调药膳的实用性、制作的易行性、功效主治的多向性，具有立足学生、贴近岗位、满足教学需要并与职业技能鉴定相衔接等特点。本教材为书网融合教材，配套有知识点体系、题库、课件和相关的微课视频等数字化资源，实现在线教学、在线考试等。不仅能够作为高职高专院校学生学习的教材，还能为药膳爱好者家庭使用提供指导。

本教材是纸质教材有机融合电子教材、教学配套资源（PPT、微课、视频、图片等）。具体编写分工如下：王玉丽编写模块一；刘岩、郭晓明、张匀、王庆蕾编写模块二；毛羽、童文琴、杨勤、曲晓妮、董双涛、李鸾、许慧艳、戴莉莉编写模块三及模块四。

由于编者水平所限，书中若有疏漏之处，敬请各位老师和读者提出宝贵建议，以便再版时修订完善。

编者
2021 年 7 月

目录

CONTENTS

1

模块一
基础知识

PPT

学习引导

中药药膳，是指在中医药理论指导下，将适宜中药与食物进行合理配伍，并采用传统制作工艺和现代科学加工制作技术，烹饪制作成一种具有保健、预防、治疗作用，又能果腹、满足人们对美味食品的追求，用于防病治病、强身益寿的特殊膳食品。本单元主要介绍中药药膳和中药药膳技术的基本概念、中药药膳发展简史。

学习目标

1. **掌握**　中药药膳及中药药膳技术的基本概念。
2. **熟悉**　中药药膳的发展历史。
3. **了解**　中药药膳与食疗的关系。

任务一　中药药膳及中药药膳技术的概念

一、基本概念

中药药膳，是指在中医药理论指导下，将适宜中药与食物进行合理配伍，并采用传统制作工艺和现代科学加工制作技术，烹饪制作成一种具有保健、预防、治疗作用，又能果腹、满足人们对美味食品的追求，用于防病治病、强身益寿的特殊膳食品，它包括菜肴、汤品、粥、米食、面食、茶、酒、饮品、果脯等。中药药膳技术，是研究中药药膳的烹饪制作以及开发应用的一门技术。它作为中医学的一个组成部分，为中华民族的繁衍昌盛作出了很大的贡献。通过对中药药膳的研究，有利于推广、发展中华药膳文化。

二、中药药膳与食疗

中药药膳，它既有食品的美味，更有药品的作用，与普通食品相比，除了具有保健作用，还具有治疗的效果。而食疗是指在中医理论指导下，根据食物具有调理和营养作用的原理，把食物烹调加工成具有保健作用并能预防疾病的一种养生方法，它具有养生保健作用。而中药药膳既可借助食物疗养，又可用药助食威，相得益彰，将饮食营养与药物治疗完美地融为一体。

中药药膳与食物疗养有密切的联系，但又不同于单纯的药和食。

任务二　中药药膳的发展简史

中药药膳的发展，大致分为远古时期、先秦时期、汉唐时期、宋元明清时期和近现代时期。

一、药膳的起源——远古时期

从中国药膳学的发展全过程来看，药膳起源于远古时期。那时，人们是"茹毛饮血""饥不择食"，再加上恶劣的自然环境，人类遭受了许多疾病的痛苦。在觅食时，误食有毒食物，引起中毒，如呕吐、腹泻等。但有些食物，又会使呕吐腹泻减轻，甚至消除。这使人们从偶然发现转为主动寻求，逐步积累了一些经验，掌握了一些原始的防病、治病的医药知识，这就是药膳食疗的起源。生吞蛇胆可明目，生饮鹿血可壮阳，就保留有上古时代食疗的痕迹。

在新石器时代，人类定居下来，发展了农牧业，这个时期人类发明了陶器。因陶器可以煎熬药物和烹蒸食物，从而给人们提供了良好的条件。据《礼含文嘉》记载："燧人氏始砖木取火，炮生为熟，令人无腹疾，有异于禽兽"。人类开始进入了吃熟食时代，疾病减少了，体质也强健了。火的使用，促进了人类饮食食谱的根本改变，开始创制各种烹饪方法，这为中药药膳奠定了烹饪制作的重要基础，也为中药药膳开辟了崭新的途径。

神农尝百草的传说表明，远古时期的人们已在有意识、有目的地寻求所食之物。《淮南子·修务训》记载："古者民茹草饮水，采树木之实，食蠃蚌之肉，时多疾病毒伤之害。"于是神农乃始教民种五谷，相土地，宜燥湿肥墝高下。神农尝百草之滋味，水泉之甘苦，令民知所避就，当此之时，一日而遇七十毒。"知所避就，就是懂得了百草的性能，也为之后本草学奠定了基础。同时也是"药食同源"的最早起源，为后世药膳食疗的发展奠定了基础。

随着农业的发展，人们开始用余粮酿酒。酒与药膳有着密切的关系，酒是饮品，又是药品。酒起源于上古禹的时代，相传仪狄曾做酒献给夏禹品尝以健体。《诗经·风·七月》所谓："为此春酒，以介寿眉"。这就是说酒有助于延缓衰老、强身益寿。酒的使用使药膳配方进一步完善，更体现了药与食结合的意义。

从人类的茹毛饮血至酒的发明，药食一体、药食同源的概念已基本形成，也有了较成熟的药膳原则。这是艰难漫长的一步，更是人类药膳发展史上有着重要意义的一步。

二、药膳学的形成——先秦时期

先秦时期指从夏代到秦始皇统一中国以前的这段历史时期，药膳理论已基本形成轮廓。

据文献记载，我国药膳食疗保健起源可以追溯到夏禹时代。此时已有多种烹调方法，如商代宰相伊尹曾著有《汤液经》一书，记录了采取烹调方法，制药疗疾。晋代皇甫谧《针灸甲乙经·序》说："伊尹……撰用《神农本草》，以为《汤液》……仲景论广伊尹《汤液》为数十卷"。《吕氏春秋·本味篇》记载伊尹与商汤谈论烹调技术："调和之事，必以甘辛酸苦咸，先后多少。其齐甚微，皆有自起……阳朴之姜，招摇之桂"这里不仅阐述了药膳烹调技术，同时指出了姜桂既是食物，又是药物，不仅是调味品，而且是温胃散寒的保健品，张仲景的桂枝汤，就是一个典型的药膳方剂，其中桂枝、芍药、甘草、生姜、大枣，有四味药是食物，只有芍药一味是药物。这一药膳古方，可能是当时药物与食物用于治疗疾病而发展起来的药膳方剂。

战国时期，自然科学、天文学、地理学、医药学、力学、光学有了很大发展。当时，我们祖先进一步测出黄道附近 120 个恒星的位置，得知这些恒星距北极的度数，用来测量五大行星的运行规律；同时也认识了自然界刮风、下雨和春夏秋冬不同季节的自然规律，这些为中医药阴阳五行学说和药膳的基本理论奠定了基础。

至周代，人们对饮食已经相当讲究。当时，已进入奴隶社会，由于生产力的发展，社会分工已较细了。据《周礼·天官》将医分为四种，食医居于疾医、疡医、兽医之首。食医的基本任务就是根据帝王的身体状况，随时调配膳食，以珍禽异兽、鲜果时蔬，与多种高级滋补药材一起烹饪，制成色香味俱佳的佳肴，供帝王食用。由此可见，当时已经明确了饮食与健康的密切关系。

《黄帝内经》这部古典医著，不仅是我国现存最早的一部重要的医学著作，而且也是我国古代的百科全书，内容包括哲学、气象学、医药学、解剖学、药膳等，奠定了中医药学的理论基础，同时也开创了药膳的理论体系。这部书的有关章节是药膳学的奠基石，一些药膳方剂是其首创。如，书中载有 13 方，内服仅 10 首，属于药膳方剂就达 6 首之多。其中最典型的是乌贼骨丸，用于治疗血枯病。配方中有茜草、乌贼、麻雀卵、鲍鱼。将前 3 味共研为丸，鲍鱼汤送下，真可谓美味佳肴。

《黄帝内经》中提出了系统的食疗学理论，对我国的食疗和药膳的实践产生了深远的影响。《灵枢·五味》首先提出饮食对于人体健康的重要意义："谷始入于胃，其精微者，先出于胃之两焦，以溉五脏，别出两行营卫之道。"说明饮食营养对人体健康的重要意义。《素问·脏气法时论》所说："五谷为养，五果为助，五畜为益，五菜为充，气味合而服之，以补益精气。"这就是要求将多种动、植物食物互相配合、综合运用、取长补短，从而充分发挥饮食营养对人体的积极作用，最终达到治愈的目的。《黄帝内经》指出食物也有四性、五味。《素问·至真要大论》说："五味入胃，各归所喜，故酸先入肝，苦先入心，甘先入脾，辛先入肺，咸先入肾。"这说明不同性味的食物对不同内脏的亲和力，在调治内脏疾病方面应有所区别。

总之，先秦时期是我国食疗的萌芽时期，伊尹制汤液的经验、酒的酿造以及《黄帝内经》中的记载，是这一时期食疗情况的代表，对后代的影响是巨大的。

三、药膳学的发展——汉唐时期

汉唐时期，中药药膳处于不间断而又缓慢的发展时期。

秦始皇统一中国后，统一文字促进了文化的传播。焚书坑儒虽然对古代文化破坏严重，但医学、农学等方面的书籍被保留下来，食疗方法上对前代的传承也没有中断。

东汉末年成书的《神农本草经》集前人研究收载药物 365 种，其中植物药 252 种、动物药 67 种、矿物药 46 种，分为上、中、下三品。其中大枣、人参、地黄、枸杞、薏苡仁、茯苓、生姜、当归、核桃、百合等都是具有药性的食物，也常作为配制药膳的原料。

东汉名医张仲景"勤求古训、博采众方"，著成《伤寒杂病论》一书，在我国药膳学的发展史上，做出了一定的贡献。《伤寒杂病论》中不乏食疗药膳的有关内容，在治疗上除了用药，还采用了大量的饮食调养方法来配合，如桃花汤、十枣汤、白虎汤等。在《金匮要略》著有"食禁"专篇，列举了治少阴咽痛的猪肤汤和治产后腹痛的当归生姜羊肉汤，以及桂枝汤、百合鸡子黄汤等，这些食疗方至今还被临床所常用。综上，从药膳方可以看出药借食力、食助药威的道理。

东晋著名医家葛洪著有《肘后备急方》，载有很多食疗方剂，如生梨汁治咳嗽；小豆与白鸡炖汁、青雄鸭煮汁治疗水肿病；小豆汁治疗腹水等。葛洪对病因和病机以及以食为治的方药有明显见解。例如，对脚气病的病因与病机，他说"脚气之病，先起岭南，稍来江东，得之无渐，或微觉疼痹，或两胫不满，或行起忽弱，或小腹不仁，或时冷时热，皆其候也。"对脚气病的治疗方法，他提出"取好豉一升。"豉，用黄豆制成，对脚气进行食疗行之有效。他还进一步指出"欲预防不必待时，便也酒煮豉服之"，把食疗应用到预防疾病方面。

南北朝时期，陶弘景著有《本草经集注》记载大量的药用食物，诸如蟹、鱼、猪、麦、枣、豆、海藻、昆布、苦瓜、葱、姜等日常食材及较罕用的食材达百多种，并较深入地提出食材的禁忌和食品卫生。在两晋南北朝时期，对药膳有贡献的食疗著作还有《食经》、王叔和的《养生论》，可惜前者已经失传。

药膳发展到了隋、唐代时期，已经有了相当高的水平。唐初，由政府组织，苏敬等人撰编了《新修本草》，这是我国第一部全国性药典，也是世界上最早由国家颁布的药典。在《本草经集注》的基础上，收载药物增至844种。《新修本草》对中医药膳贡献较大，对兽类、鱼类、水果、米的食疗作用进行了详细阐述，对功效也做了说明，如薄荷、蒲公英都是常见的药膳用药。但书上也存在着一些错误的认识，如将一些药物当长生药服用，实际上这些药毒性极高，是不能作为药膳原料的。

唐代药王孙思邈所著的《千金要方》标志着食疗学已经是一门独立学问，成为独立的学科。书中除集中叙述五脏喜恶宜忌，食物气味、归经以外，还着重论述食疗在医药中的地位，指出其重要性。他把食疗药膳作为治病疗疾的首选对策，还列举了可供药用的食物共164种，分为果实、菜蔬、谷米、鸟兽四大门类，并详述每种食物的性味、毒性、治疗作用、归经、宜忌、服法等。

唐代还出现了我国现存最早的一部以食疗命名的药物学专著《食疗本草》，是孙思邈弟子孟诜集前人之大成编辑而成。书中药用食物800多种（包括动物、植物和矿物），对于药的性味、产地、鉴别、调制等都做了叙述。每种药之下，列有该食物组成的方剂及其治疗适应证，书中还提及食疗药膳之药具有地区性的差别。

唐代另一重要著作是名医王焘的《外台秘要》，其中也有许多食疗药膳方剂，关于食物禁忌的叙述十分丰富，对大多数病症的治疗都列出明确的禁忌，包括忌食生冷、油腻、荤腥、酒等，这些都是通过长期实践所取得的宝贵经验。可见，唐代又把药膳治病向前推进了一步。

综上，汉唐时期的药膳食疗专著，既有理论，又有实践，使食疗药膳成为一门独立的学科，并为食疗药膳的全面发展打下了更坚实的基础。

四、药膳学的全面发展——宋元明清时期

宋元明清时期，因毕升发明了胶泥活字印刷，为医药书的刊印创造了条件。宋朝成立了"校正医书局""惠民局""和剂局"，后来合并为"太平惠民和剂局"，这些都为中医学、药膳学的发展起到积极的推动作用。

北宋官修的几部大型方书中，食疗学作为一门独立专科，得到了足够的注意。如《太平圣惠方》及《圣济总录》两部书中，都专设"食治门"，即食疗学的专篇，大约用来治疗28个病种，包括中风、骨蒸痨、三消、痢疾等。药膳方剂，以粥品最多（如豉粥、杏仁粥、黑豆粥、鲤鱼粥、薏苡仁粥等），成为食治门中的主流。

北宋陈直（又名陈真）撰写的《养老奉亲书》，是我国第一本老年病的专著。书中广泛搜集老人食治之方、医药之法、摄养之道，专门论述老人养生及防病治病的理论和方法。全书药膳方162种，并且介绍了烹调方法，使中医药膳进入了养生益寿的领域。

元代统治者也重视医药理论，提倡蒙、汉医的进一步结合和吸收外域学的成果，由元代宫廷御医的饮膳太医忽思慧著的《饮膳正要》，是我国最早的一部营养学专著，它超越了药膳食疗的旧概念，从营养的观点出发，强调正常人加强饮食卫生和营养调摄以预防疾病。在此书三卷内容中，首列"聚珍异馔"，作为正常人调摄、强身健体的滋补食品。他在中医药发展史上首先从养生预防的观点出发，提出食物营养的要求。该书还介绍了多种日常饮食的制作，包括汤类16种、粉类6种、面类8种、羹类4种、粥类4种等。该书图文并茂，是我国最早的食疗专著，很多食疗方剂，至今还在使用。

明清时期是中医药膳进入更加全面发展的阶段，几乎所有的本草著作都注意到中药与食疗学的密切关系。如明代伟大的医药学家李时珍的《本草纲目》，是在继承和总结之前本草学成就的基础上，结合长期学习、探讨、采药所积累的大量药学知识及实践经验，历时数十年而编成的一部巨著。《本草纲目》是众多学科的结晶，书中除可供药用食物外，还有相当多的药膳方。对百余种病症的治疗，提供了数百个药膳方，这些都是李时珍对药膳发展做出的巨大贡献。

这个时期还有更多的对中医药膳发展有价值的医药古书，其中有卢和撰写的《食物本草》，明代李时珍参订的《食物本草》二十二卷本，约成书于明末，广为流传。后明末医家姚可成做了辑补，许多是摘录《本草纲目》内容。姚可成辑补的《食物本草》，其贡献在于将食物列为1682条，叙述全面，有名称、产地、加工、制备、治疗功效等。此外，详细介绍了酒、醋、酱、饴糖、砂糖、麻油、豆油、盐、酪、椒、茶的性味、制备、食用方法和对人体的食疗价值，且文字通俗，便于阅读和推广。本书对于本草的研究、水泉的开发、食用药物的开拓都具有重要意义，尤其是对中药药膳和药膳用食物提供了重要文献，做出了重大贡献。

明代还有一些特殊的本草著作，如朱棣的《救荒本草》，书中所载虽大多是非日常的蔬菜水果，但可供荒年救饥振灾之用，有很高的实用价值。这些都表明中药药膳的应用发展到了一个崭新阶段。

明代鲍山于1622年撰写的《野菜博录》，全书共收可食植物（草类及木类）435种，均附以插图，记录其形态、性味和食法。大量野生植物一直是我国传统中药构成的主要成分，并且逐渐形成了一整套药物辨别、采集、炮制、栽培的方法，对于先民的强身祛病、益寿延年起到了不可替代的特殊作用。作者对可供食用的野生植物广为采集，有较深入的研究，对其中的一些食用植物亲自移植栽种。

《本草纲目拾遗》是清代赵学敏撰写，是在《本草纲目》刊行100余年之后编著的。其目的是拾《本草纲目》之遗。其中冬虫夏草、太子参、西洋参都是药膳经常用的药物。比如西洋参炖乳鸽、虫草炖老鸭、胡子参煮奶等都是现在人们喜爱的药膳。

明清时期对常见疾病及年老者的食疗药膳尤为重视。其中较有名的是高濂的《遵生八笺》，对适合老年人的饮食记载极为详尽，如粥类38种、汤类32种。清代曹慈山的《老老恒言》尤其注意老年人应用药膳防病养生，对老年人食粥论述最详，提出"粥能益人，老年尤宜"，并将药粥分为三品。

此阶段的药膳还有一个突出特点，就是提倡素食的思想得到进一步发展，受到重视。如卢和的《食物本草》指出："五谷乃天生养人之物……诸菜皆地产阴物，所以养阴，固宜食之……蔬有疏通之义焉，食之，则肠胃宜畅无壅滞之患。"这些思想不仅使药膳技术得到深化，也大大推进了养生学的发展。

五、药膳学的成熟——近现代时期

新中国成立以后，特别是改革开放以来，中药药膳也随着中医药事业的不断发展而进入了崭新的时期。经济的迅猛发展与提高，人民生活水平进入了崭新的时代，强身健体的食疗方法的社会化和群众化成为了一种必然的发展趋势。中药药膳对疾病的辅助治疗作用更为凸显。

近现代药膳的发展特点更具有多样化。其一，总结、应用前人经验而不泥于古，以中医药理论为指导来配制用膳。如遵循中药药性的归经理论、提倡辨证用药，因人施膳，因时施膳；其二，注重中药与饮食相结合，药膳除了具有鲜明的中医药特色外，还具有食品的一般特点，强调色、香、味、形，注重营养价值、养生防病，并能激起人们的食欲；其三，从现代药膳的技术操作与特殊应用上来看，也要"八仙过海，各显其能"。由于药膳是一种特殊的食品，故在烹制方法上也有其特点，除了一般的食品烹制方法外，还要根据中药炮制理论来进行原料的处理。

中华人民共和国成立以来，有关药膳、食疗专著的出版物相继出版，种类已达50余种，这些书籍为弘扬中国药膳饮食文化、推动养生药膳医疗保健事业，做出了积极贡献。尤其近十余年来，在人类回归自然的呼声下，药膳这种寓治养于食的天然食品，备受青睐。食疗方法与美食文化的结合成为了一种必然的趋势，商业意义上的药膳也应运而生。中医药膳在国内外餐饮业方面，已经显露出美好的发展前景。药膳论文、专著如雨后春笋相继出版，各种药膳学会、协会已相继成立；药膳培训中心创立，培养了许多药膳专业人才。各种药膳研讨会如中日药膳研讨会、国际药膳研讨会、亚洲药膳研讨会，相继成立。

中国食疗药膳向国际化发展已是不可避免的历史趋势。一些发达国家已经开始研究它并相继成立了专门的组织或部门。中国食疗药膳与西方现代营养学相比较，有着食、养、医三者结合的功能，加之与中国烹饪工艺结合，具有色、香、味、形、效的特色，所以得到国外的重视。中国药膳研究协会与美国、日本、韩国、德国等进行食疗药膳方面的讲学和交流，显露出食疗药膳国际化的局势。

从20世纪80年代初只有经济发达的地区有少数的药膳餐厅，到今天药膳餐厅在我国各地区已较为普及；从改革开放初没有院校开设药膳研究，到今天各地高校大多都开设了这方面的课程及进行相关科学研究，这都充分说明了人们对于药膳养生的重视。人们对食物和健康的认识正在不断地发生着变化，药膳也将越来越显示出巨大的生命力。

PPT

项目二　中药药膳的特点、分类和应用原则

学习引导

中药药膳主要由中药与食料组成，其理论体系源于中医理论体系。中药药膳既是食物，又不同于普通食物。其悠远的历史，独具特色的应用原则及方法，对人类饮食发展的贡献，都将成为药膳的重要特点。本单元主要介绍中药药膳的特点、分类及其应用原则。

学习目标

1. **掌握**　中药药膳的特点。
2. **熟悉**　中药药膳的分类方法及应用原则。
3. **了解**　流体、半流体及固体类药膳的概念。

任务一　中药药膳的特点

中药药膳主要由中药与食料组成，其理论体系源于中医理论体系。中药药膳既是食物，又不同于普通食物。其悠远的历史，独具特色的应用原则及方法，对人类饮食发展的贡献，都将成为药膳的重要特点。

一、源远流长、行之有效

中药药膳是在长期的养生与防病治病中产生出来的一种特殊食品，已有几千年的文化历史，积累了丰富的实践经验，在养生治病中发挥了巨大的作用，不仅在我国广为流传，就是在国外亦影响深远，在新加坡、日本、韩国、马来西亚、德国等有专门的药膳研究学会。

二、以中医药理论为指导

药膳以中医的阴阳五行理论、脏腑理论、中药药性及配伍等理论为指导来配制用膳。长期以来，已形成了一套较为系统的理论体系，如遵循中药药性的归经理论；注重五味与五脏的关系，主张以脏补脏；提倡辨证用药，因人施膳，因时施膳等。

三、中药与饮食的有机结合

药膳除了具有鲜明的中医特色外，还具有食品的一般特点，强调色、香、味、形，注重营养价值，因此一份好的药膳，应是既对人体的养生防病具有积极作用，对人体具有良好的营养作用，又要能激起人们的食欲、给人以余味无穷的感受。

四、独特的制作方法

由于药膳是一种特殊的食品，故在烹制方法上也有其特点。除了一般的食品烹制方法外，还要根据中药炮制理论来进行原料的处理，如附片入膳，首先要按中药炮制方法，经盐渍、水煮、浸泡、姜制等多道工序进行处理后，才可烹制药膳。

五、注重调理、平衡阴阳

药物治疗的特点，一般是在机体呈现病理状态时所采取的应对措施，具有很强的针对性。药物的应用虽有补养滋润的作用，但总是以保养正气，祛除病邪为目的。总的来说，虽然是调节阴阳气血，其重点还是治疗疾病，一旦正复邪除，原则上就不再施药，而代之以饮食调理，《黄帝内经》中已确立了这一原则。药膳有一定的治疗作用，而其立足点则是通过药物与食物的配伍，对机体进行缓慢调理。因此，药膳更像是对或慢性病症，或体弱之人，或机体阴阳气血失调之人适宜的调理方法。

任务二　中药药膳的分类

一、按功效分类

药膳按其主要功效可分为养生保健类、治疗呼吸系统疾病类、治疗心脑血管疾病类、治疗消化系统疾病类、治疗泌尿系统疾病类、治疗神经系统疾病类、治疗外科疾病类、治疗儿科疾病类、治疗妇科疾病类九类。

二、按形态分类

（一）流体类

主要包括汁类、饮类、汤类、酒类、羹类等。

1. 汁类　由新鲜并含有丰富汁液的植物果实、茎、叶和块根，经捣烂、压榨后所得到的汁液。制作时常用鲜品。如用于热病后烦渴的西瓜汁、雪梨汁；用于气阴两虚型噎膈食难的五汁饮；用于血热出血证的鲜荷叶汁。

2. 饮类　将作为药膳原料的药物或食物经粉碎加工制成粗末，以沸水冲泡即可。制作特点是不用煎煮，省时方便，有时可加入茶叶一起冲泡而制成茶饮。如急性肠胃病可饮姜茶饮；风寒感冒可饮姜糖饮。

3. 汤类　将要做药膳的药物或食物经过一定的炮制加工，放入锅内，加清水用文火煎煮，取汁而成，是药膳中应用最广泛的一种剂型。食用汤液多是一煎而成，所煮的食料亦可食用。如用于脾胃虚寒的温补鸡汤；用于肾虚腰痛的地黄田鸡汤等。

4. 酒类 鲜果发酵或将药物加入一定量的白酒，经过一定时间的浸泡而成。如用于风湿痹症的虎骨酒、补肾助阳的鹿茸酒等。

5. 羹类 以肉、蛋、奶或海产品等为主要原料加入药材而制成的较为稠厚的汤液。如补肾益气、散寒止痛的羊肉羹，壮元阳、强筋骨的什锦鹿茸羹等。

（二）半流体类

主要包括膏类、粥类、糊类。

1. 膏类 亦称"膏滋"，将药材和食物加水一同煎煮，去渣，浓缩后加糖或炼蜜制成的半流体状的稠膏，具有滋补、润燥之功，适用于久病体虚、病后调养、养生保健者长期调制服用。如补髓添精的羊肉膏，用于须发早白的乌发蜜膏等。

2. 粥类 以大米、小米、秫米、大麦、小麦等谷物为主料，配合具有养生食疗作用的食物或药物，加水煮熬而成半液体的食品。中医历来就有"糜粥自养"之说，故尤其适用于年老体弱及病后、产后脾胃虚弱者。如养肝明目的羊肝粥和健脾、开胃、止泻的鲜藕粥。

3. 糊类 由富含淀粉的食料细粉，或配以其他药食，经炒、炙、蒸、煮等处理水解加工后制成的干燥品。内含糊精和糖类成分较多，开水冲调成糊状即可食用。如补肾乌发的黑芝麻糊和润肺止咳的杏仁粉。

（三）固体类

主要包括饭食类、糖果类、散粉类、菜肴类。

1. 饭食类 以稻米、糯米、小麦面粉等为主料，加入具有补益且性味平和的药物制成的米饭和面食类食品，常见的有米饭、糕、卷、饼等。如益脾胃、涩精气的山药茯苓包子，健脾利湿的芸豆卷，益气养血的参枣米饭等。

2. 糖果类 以糖为原料，加入药粉或药汁，兑水熬制成固态或半固态的食品。如健脾和胃、祛痰止咳的姜汁糖，清热润肺化痰的柿霜糖。

3. 散粉类 将具有食疗作用的五谷、坚果或中药等研成细粉，温水冲开即可食用。如补中益气的糯米粉，醒脾和胃、理气止呕的砂仁藕粉。

4. 菜肴类 按食疗作用配伍鱼肉禽蛋等动物性食物、蔬菜果核等植物性食物或中药，调制成的荤菜类、素菜类药膳。如凉血止血的木耳炒黄花，补肝益肾的枸杞炖鸡等。

三、按制作法分类

药膳制作主要有炖、焖、煨、蒸、煮、熬、炒、熘、卤、烧、炸等。如炖法的"十全大补汤"、焖法的"枣杏焖鸡"、蒸发的"天麻鱼头"、煮法的"石斛花生"、熬法的"银耳羹"、炒法的"枸杞桃仁鸡丁"、卤法的"丁香鸡"等。

1. 炖类 此类药膳是将药物和食物同时下锅加水适量置于武火上烧沸，去浮沫，再置于文火上炖烂而制成。

2. 焖类 此类药膳是将药物和食物同时放入锅内加适量的调味品和汤汁，盖紧锅盖用文火焖熟。

3. 煨类 此类药膳是将药物与食物置于文火上或余热的柴草灰内进行煨制而成。

4. 蒸类 此类药膳是将药膳原料和调料拌好，装入碗中置蒸笼内用蒸气蒸熟。

5. 煮类 此类药膳是将药物与食物放在锅内，加入水和调料置武火上烧沸再用文火煮熟。

6. **熬类**　此类药膳是将药物与食物倒入锅内，加入水和调料置武火上烧沸再用文火烧至汁稠味浓。

7. **炒类**　此类药膳是先用武火将油锅烧熟再下油、然后下药膳原料炒熟。

8. **熘类**　这是一种与炒相似的药膳，主要区别是需放淀粉勾芡。

9. **卤类**　此类药膳是将药膳原料加工后放入卤汁中，用中火逐步加热烹制使其渗透卤汁而制成。

10. **烧类**　此类药膳是将食物经煸煎等方法处理后再调味调色，然后加入药物汤汁，用武火烧滚、文火焖至卤汁稠浓而制成。

11. **炸类**　此类药膳是将药膳原料放入油锅中炸熟而成。

任务三　中药药膳的应用原则

一、因证用膳

药膳的应用要在辨证的基础上选择中药，并要注意配伍。只有因证用膳才能使中药药膳达到养生保健的作用。

二、因人用膳

根据个人的性别、年龄、体质等，以及病情的寒热虚实正确辨证，进行选择配膳，才能达到预期的效果。否则，不仅于病无益，反而会加重病情。寒凉食物对应热病，温热食物对应寒病，活血化瘀食物对应血瘀病，化痰止咳食物对应痰凝病。

三、因时用膳

季节不同，选择的药膳也不同，比如春季是身体新陈代谢最活跃的时期，而有旧病的人却易复发。按照中医观点，春季与肝脏相关，因此春三月着重补肝，如果反之，则会"伤肝"。

四、因地用膳

不同地区、不同地理条件、不同生活习惯人的生理活动和疾病症状也不同，药膳的选择也有差异。例如生活在潮湿环境中的人适量吃一些辛辣食物对祛除寒湿有益，而生活在干燥环境中的人则不适合食用辛辣之品。

总之，还是要贵在坚持。"养生是一种低调的奢华。"它的奢华，在于很多人因各种原因走不到它的终点。疾病形成非一朝一夕，治病、养身更是如此。真正愿意为健康付出的人，应该让食疗贯穿生活的始终。

📱 **知识链接**

因人而异、辨证施膳。

例如：寒凉食物对应热病，温热食物对应寒病，活血化瘀食物对应血瘀病，化痰止咳食物对应痰凝病。

例如：冬天怕冷的阳虚体质，可以吃点羊肉；心烦口干、易长痤疮、舌苔厚腻的湿热体质，可以吃点苦瓜、黄瓜等。

PPT

学习引导

　　食物之所以能够治病，主要是因为它也具有药物的功能，且具有和药物一样的性能，包括"性、味、归经"，可在中医基础理论的指导下，根据阴阳、五行、脏腑、病因、病机等来辨证施食，从而赋予药膳保健身体、防病治病的目的。本单元主要介绍中药药膳技术的基础理论、药性理论及配伍与治法。

学习目标

1. **掌握**　中药药膳技术的基础理论。
2. **熟悉**　中药药膳技术的药性理论及配伍。
3. **了解**　中药药膳常用的治法。

　　经过历代医家不断实践和精心研究形成和发展起来的中药药膳学，具有一定的基本理论和技能。掌握这些基本理论和技能，并进一步使之充实和完善，无疑会促使我国中药药膳学在新的历史条件下取得更大的进步与发展。

任务一　中药药膳技术的基础理论

　　中药药膳学是中医药学的一个重要组成部分。药膳无论是在药物和食物的配伍组方上，还是在临床施膳等方面，均以中医药学的基本理论为指导，尤其是对辨证论治理论的应用，更是有突出的特点及原则。

一、整体观在中药药膳中的应用

　　中医学对人体的认识，最突出的是整体观念，即十分重视人体自身的统一性、完整性及其与自然界的协调性。它认为人体是一个有机整体，构成人体的脏腑组织之间，在结构上不可分割，在功能上相互协调、相互为用，在病理上相互影响；并且机体内在的生理、病理变化与外在自然环境的变化有着密切关系，机体的这种自身的完整性及其与自然界的协调性和统一性，中医学称之为整体观念。中药药膳学亦将此观念融合到自身的理论体系之中，认识到膳食活动既可以影响整个机体的生理、病理，又可以协调机体与自然界的关系，并以这种观念来认识病证、组方施膳。如用乌发汤补肝肾以治疗脱发、白发等。

（一）以五脏为中心的有机整体

中医学认为，人体是一个统一的有机整体。具体体现在：①脏腑与脏腑、脏腑与形体各组织器官之间，通过经络的作用相互联系。②脏腑的功能活动互相分工，相互协作。如对食物的受纳、消化、吸收、运行和排泄的过程，是通过脾、胃和大、小肠等脏腑的协调来共同完成的。③在病理方面，如果脏腑功能失常，就会通过经络反应于体表；形体组织器官有病，可通过经络联系而影响到所属脏腑；脏腑之间也可通过经络的联系而相互影响、相互传变。可以说人体是一个完整而又统一的有机体，在这个完整、统一的有机体中，以五脏的生理病理变化为其核心。如《医原》说："人身之所守，莫重于五脏"。因此在诊治疾病时，可以通过五官、形体、色脉等外在变化，重点了解脏腑的虚实、气血的盛衰、正邪的消长，从而作出正确的诊断和治疗。

（二）药膳可协调机体的完整性

药膳是协调人体自身完整性的重要因素。药膳的精微物质通过消化吸收人体的气血津液，从而成为人体各脏腑器官活动的物质基础；药膳通过自身的性味功效对人体各种脏腑器官所产生的作用，是以五脏为中心的，并通过五脏影响全身组织器官。因此，在实施药膳时，总是从它对人体的整体作用，特别是脏腑功能的影响而出发。

（三）药膳是协调人体与自然界相统一的重要因素

中医学还认为，人类生活在自然界，自然界既是人类生存的条件，也是疾病发生的外部因素。人与自然界之间保持着动态平衡，平衡一旦失调就会发生疾病。可见，不仅人体本身是一个有机的整体，而且人体与自然界也是统一的，自然界的变化，直接或间接地影响人体。随着四季气候的变化，机体的状态也会发生改变，《灵枢·五癃津液别》说"天暑衣厚则腠理开，故汗出……。天寒则腠理闭，气湿不行，水下留于膀胱，则为溺与气"。《内经》根据四时气候的变化提出"用热远热""用温远温""用凉远凉""用寒远寒"的施膳原则，即当气候寒凉的季节则避免食用寒凉的饮食，当气候温热的季节则避免食用温热的饮食，如冬季用附片羊肉汤，夏季用茉莉花茶，就是这个道理。《周礼》中的"食医"则根据四时机体所需五味的特点提出饮食调味，应"春多酸、夏多苦、秋多辛、冬多咸，调以滑甘"。当然，人体这种适应自然环境的机能，不仅表现在对四季气候的变化方面，还表现在对地理环境、居住条件以及一天中昼夜晨昏变化等各个方面。为了使人的机体适应四季气候的变化，增强对外界的适应能力，药膳配药中的四季五补就是根据以上的理论作为依据提出的，并作为一年四季立法施膳的指导思想。

二、辨证施治在中药药膳中的应用

辨证施治是中医认识疾病和治疗疾病的基本原则，又称辨证论治，包括辨证和论治两个过程。

辨证是认识并辨别证的过程。

"证"是对机体在疾病发展过程中某一阶段的病理概括，包括病变的部位、原因、性质以及邪正关系，反映这一阶段的病理本质。因而，证比症状更能揭示疾病的本质。

施治，又称"论治"，是根据辨证的结果，确定相应的治疗方法。辨证是施治的前提和依据，施治是治疗疾病和检验辨证是否正确的手段和方法。辨证论治的过程，就是认识疾病和解决疾病的过程，是指导中医临床的基本原则，也是指导药膳实践的基本原则。

辨证论治的过程，就是认识疾病和解除疾病的过程。辨证和论治，是诊治疾病过程中相互联系、不可分割的两个方面，是理法方药在临床上的具体应用。

辨证论治首先着眼于证的分辨，然后才能正确的施治。例如感冒，见发热、恶寒、头身疼痛等症状，病属在表，但由于致病因素和机体反应性的不同，又常表现为风寒感冒和风热感冒两种不同的证。只有把感冒所表现的"证"是属于风寒还是风热辨别清楚，才能确定用辛温解表或辛凉解表，予以适当的治疗。由此可见，辨证论治既区别于"见痰治痰，见血治血，头痛医头，脚痛医脚"的局部对症治疗方法，又有别于那种主次不分、阶段不明的治病方法。

辨证施膳的过程要遵循辨证论治的原则，辨证地看待病和证的关系，既可看到一种病可以随病程的不同出现几种不同的证，又可看到不同的病在其发展过程中可以出现同一种证，因此中医学有"同病异治"或"异病同治"的治疗原则。因此，辨证施膳是辨证论治在药膳中的具体应用，是中医理论和药膳实践相结合的体现，是药膳普遍遵循的一个施膳规范。实际上，就是理法方药在临床上的具体应用，是药膳治病、健身、抗老的一个重要环节。如部分高血压、肺结核和慢性尿路感染病人，由于均具有头晕、耳鸣、腰酸、低热、手足心热、失眠、盗汗、心悸、舌红、少苔、脉细数等症状，辨证为阴虚火旺，病异而证同，都以滋阴降火为治疗原则，可以用雪羹汤、冰糖清炖银耳、梨浆粥等药膳加以治疗，这就是"异病同治"的实例。

由此可见，在施膳过程中，主要不是着眼于病的异同，而是着眼于证的区别。相同的证，可用基本相同的治法；不同的证，就必须用不同的治法，正所谓"证同治亦同，证异治亦异"。因此，证比症状和病名更全面、更深刻、更正确地揭示了疾病的本质。

三、阴阳五行在中药药膳中的应用

阴阳五行学说，是我国古代的哲学理论，具有朴素的唯物论和自发的辩证法思想，它对中药药膳学理论体系的形成和发展，具有较大的影响。

（一）以阴阳平衡为中心的生理观

中医学认为，人体是一个有机的整体，其内部充满着阴阳对立、依存的关系。比如，肝、心、脾、肺、肾五脏皆为阴，胆、胃、大肠、小肠、膀胱、三焦六腑皆为阳。而人身之一脏一腑之内又可继续分阴阳，如心阴和心阳、胃阴和胃阳。说明人体一切组织结构，既是相互依存的统一体，又可用以划分为相互对立的两部分，且这两部分，又具有相对性，阴阳中还可以再分阴阳。阴阳保持动态平衡。则机体生生不息，维持着正常的生理活动。

（二）以阴阳失衡为核心的病理观

人体疾病病理变化，归根到底是人体生理状态的阴阳动态相对平衡被打破。人体阴阳任何一方的偏盛偏衰都可导致机体发生病变。邪气阴阳属性的不同，对人体阴阳之损伤亦有所区别。比如：多食生冷或感受寒凉引起腹痛、腹泻、肢冷喜暖、食欲不振等症，即是寒湿之邪致病，并损伤了脾胃阳气而出现一系列阴盛兼阳伤的现象。

（三）以调整阴阳为根本的药膳观

人体生理活动的正常状态依阴阳变化动态的相对平衡来维持，病理变化的核心是阴阳失调，亦即物质与功能间的动态失衡，也可以认为是人体对营养物质的吸收与营养物质的消耗之间的动态失衡。所以，中药药膳学亦当是以调整阴阳，使其变化趋于动态平衡为根本目的。故《素问·至真要大论》提出"谨察阴阳所在而调之，以平为期"的原则。并为此列出了一系列治则，如"寒者热之，热者寒之"，所以，对阴阳偏盛表现为邪气盛的实证，泻其有余；对阴阳偏衰表现为正气虚的虚证，补其不足。若虚实夹杂，则应泻实补虚兼顾。

（四）以五行学说为指导的施膳观

中医学认为，宇宙间的一切事物都是由木、火、土、金、水五种物质的运动与变化所构成，药物和这五种不同属性的物质之间存在着相互滋生和制约的关系，正是这些事物间纵横交错的联系，使事物在相互作用、相互协调平衡的运动变化中存在和发展。木、火、土、金、水这五种物质的五行属性，正常生克制化和异常乘侮方面的基本内容被中医学广泛运用，包括说明人体组织系统的功能和属性、说明人体五种系统功能之间的协调关系、说明人体五脏系统的病理关系、指导疾病的诊断和制定治疗法则。同样，五行学说对中药药膳学亦有着较大的指导作用。如药物和食物的五味：酸、苦、甘、辛、咸，酸入肝属木，苦入心属火，甘入脾属土，辛入肺属金，咸入肾属水。木的特性是生发柔和，火的特性是阳热炎上，土的特性是孕育生化，金的特性是清肃坚劲，水的特性是寒润下行。食物和中药据其性味归属哪一行，也就具有哪一行的特性，并可以推测其归经。另外，"亢则害，承乃制，制则生化。"以五行学说说明五脏在生理上必须既相互资生又相互抑制，方能生化无穷；病理上太过与不及，均可为害。五脏之间必须相互补充，才能祛疾延年。临床上许多施膳原则，需以五行学说为指导，如木克土，肝有病易伤及脾胃，凡见肝病患者，常予治肝兼以补脾健胃的药膳，以防传变，旨在"先安未受邪之地"。在母子两脏同为虚证时，使用补母的原则，即所谓"虚则补其母"，如水不涵木的肝肾阴虚证，可用滋水涵木法，施以补肾或兼以补肝的滋补药膳。

四、气血津液学说在中药药膳中的应用

气血津液辨证是运用脏腑学说中气血津液的理论，分析气、血、津液所反映的各科病证的一种辨证诊病的方法。由于气血津液都是脏腑功能活动的物质基础，而它们的生成及运行又有赖于脏腑的功能活动。因此，在病理上，脏腑发生病变，可以影响到气血津液的变化；而气血津液的病变，也必然要影响到脏腑的功能。所以，气血津液的病变与脏腑密切相关。

气病辨证常见气虚、气陷、气滞、气逆四种。气虚证，是指脏腑组织机能减退所表现的证候。常由久病体虚、劳累过度、年老体弱等因素引起。表现为少气懒言、神疲乏力、头晕目眩、自汗，活动时诸证加剧，舌淡苔白，脉虚无力。若在气虚的基础上，出现脏器下垂的表现，则为气陷证。临证除加强营养外，还常食牛羊肉、鸡肉、鲫鱼、香菇、山药、黄芪等益气药食。气滞证，是指人体某一脏腑，某一部位气机阻滞、运行不畅所表现的证候。多由情志不舒、邪气内阻、阳气虚弱、温运无力等因素导致。临床以胀闷、疼痛、走窜不定、情志不遂时加重为特点，常食陈皮、柑橘、玫瑰花、茉莉花等理气食材。

血病辨证常见血虚、血瘀、血热、血寒等证候。血虚是血液亏虚，脏腑百脉失养，表现为全身虚弱的证候。以面、唇、甲、舌等组织呈淡白色，头晕眼花，心悸失眠，手足发麻，妇女月经量少色淡、衍期甚或闭经，舌淡苔白，脉细无力为特点。临床以心、肝为主的脏腑组织失养的虚弱证候为特点。药膳常用乌鸡、海参、猪肝、鸭血、花生等食材。凡离开经脉的血液，未能及时排出或消散，而停留于某一处；或血液运行受阻，壅积于经脉或器官之内，呈凝滞状态，失却生理功能者，均属瘀血，由瘀血内阻而产生的证候，称为血瘀证。辨别要点为刺痛、肿块、出血、皮肤黏膜等组织紫暗及脉涩等，常用红花、桃仁、山楂、螃蟹、酒等食材。

津液病证概括为津液不足、水液停聚两方面。津液不足，则见口、唇、舌、皮肤等干燥的表现，可用天冬、麦冬、蜂蜜、燕窝、玉竹、银耳等滋阴药食。水液停聚包括痰饮、水肿等病证，治以行气化痰、利水消肿等方法，常用海带、萝卜、赤小豆、茯苓、冬瓜、薏苡仁等药食。

任务二　中药药膳技术的药性理论

在中药学方面，有性味归经的学说，同样食物也有性味归经。各种食物由于所含的成分及其含量多少的不同，因此对人体的作用也就不同，从而表现出各自的性能。食物的性能理论是前人在长期的医疗保健中对各种食物的保健作用以中医基础理论为指导加以总结，并通过反复实践，不断充实、发展，逐渐形成的一整套独特的理论。所以运用中医中药理论，特别是中药学的四气、五味、升降沉浮以及药物归经等学说来分析食物和中药药膳的作用，是中药药膳学的另一特点。

一、药膳的四性

四气又叫四性，指药物或食物具有寒、热、温、凉四种不同的属性。寒和凉为同一性质，仅是程度上的不同；温和热为同一性质，也是程度上的差异。此外，有的药物或食物，多具滋阴、清热、泻火、解毒的作用，能够纠正热性本质，维持人体阴液，减轻或消除热性病证，主要用于热性体质和热性病证；凡属温热性质的药物或食物，多具有助阳、温里、散寒等作用，能够扶助人体阳气，纠正寒性体质，减轻或消除寒性病证，主要用于寒性体质和寒性病证。药物或食物的寒凉和温热性质是从药物或食物作用于机体所发生的反应、并经过反复验证后归纳起来的，是与人体或疾病的寒热性质相对而言的。还有一类药物或食物在四气上介于寒凉与温热之间，即寒热之性不明显，则称之为平性。平性药物或食物性质平和、不仅养生多用，而且在药膳上广泛应用或配伍使用，因平性是相对而言，所以仍归属于四性。

二、药膳的五味

五味，是指药物或食物所具有的辛、甘、酸、苦、咸五种不同的味，不同味的药物或食物具有不同的作用，味相同的药物或食物其作用也相近似或有共同之处。五味是观察药物或食物作用于人体所发生的反应并经反复验证后归纳出来的。辛味药物或食物具有发散、行气、行血、健胃等作用，多用于表证。甘味药物或食物具有滋养、补脾、缓急、润燥等作用，多用于机体虚弱或虚证。酸味药物或食物具有收敛、固涩、止泻的作用，多用于虚汗、久泻、遗精等精不内藏的病证。苦味药物或食物具有清热、泄降、燥湿、健胃等作用，多用于热性体质或热性病证。咸味药物或食物具有软坚、润下、补肾、养血等作用，如海带多用于瘰疬、痰核、痞块等病证；海蜇、淡盐水多用于大便燥结；淡菜、鸭肉多用于补肾；乌贼骨、猪蹄多用于养血等。此外，还有淡味和涩味，淡味药物或食物具有渗湿、利尿的作用，多用于水肿、小便不利等病证，如茯苓、薏米、冬瓜等；涩味药物或食物具有收敛固涩的作用，与酸味药物或食物作用大致相同。各种药物或食物所具有的味可以是一种，也可以兼有几种。在药膳的应用中，以甘味药物或食物最多，咸味和酸味药物或食物次之，辛味药物或食物再次之，苦味药物或食物最少。

三、药膳的升降浮沉

药膳的升降浮沉理论是中药药性理论的基本内容之一，是四气五味理论的补充与发展，即每种中药或食物作用于人体后对机体的脏腑、气血津液、病位或病势所产生的趋向。

临床上各种疾病常表现出不同的病势，如呕吐、呃逆、喘息为向上趋势，泻痢、崩漏、脱肛为向下的病势，盗汗、自汗为向外的病势，里实便秘为在里的病势等。消除或改善这些病证的药膳，相对来说需要分别具有升降或浮沉等作用趋向。

升降浮沉理论是历代医家根据不同病位病势采取不同药物所取得的治疗效果而总结出来的用药规律。升，指升提举陷；降，指下降平逆；浮，指上行发散；沉，指下行泄利。升浮与沉降是两种对立的作用趋向。

一般来说，升浮药多质轻，味辛甘淡，大多数属温热，主上行向外，具有升阳举陷、解表散邪、托毒排脓、涌吐开窍等功效，如紫苏叶、薄荷、桂枝、葱、姜、黄芪等，以花、叶、枝、皮居多。

沉降药物多质重，味苦酸咸，味浓雄烈，主下行向里，具泻下通便、清热泄火、利水消肿、重镇安神、息风潜阳、消积导滞、降逆止呕、平喘固涩等功效，如龙骨、牡蛎、苏子、杏仁、代赭石、山楂、乌梅、介壳、矿石多见。

少数药物的作用趋向为"双向性"，既能升浮，又可沉降，如生姜，既能发散解表，亦可降逆止呕、温肺止咳。

药食的升降沉浮在一定条件下也可以转化，这与炮制和烹调有关，欲其升者，多以酒炒；欲其降者，多以盐炙；欲其发散，多以姜汁炙；欲其收敛，多以醋炙。即酒炒为升，盐炒下行；姜炒则散，醋炒收敛。这说明药物或食物的升降浮沉作用在一定条件下是可以转变的，这在配膳时应加以注意和利用。

此外，配伍药膳时除辨证施食外，还应考虑四季脏腑气机的变化，如春夏宜加辛温升浮药膳，秋冬宜加酸苦沉降药膳，以顺应春升、夏浮、秋降、冬沉的时气特点。

四、药膳的归经

归经是指药物或食物对机体某个或某些部位（经络或脏腑）具有选择性的作用，而对其他部位作用较小或无作用的性质。如同为寒性药物或食物，虽不具有清热作用，但其作用范围不同，有的偏于清肺热，有的偏于清肝热，有的偏于清心火等；同属补益类药物或食物，也有补肺、补肾、补脾等的不同。所以有必要把各种药物或食物对机体作用的范围或选择性做进一步的归纳和概括，使之系统化。

归经就是把药物或食物的作用范围或选择性与人体脏腑经络联系起来，以明确它对机体脏腑经络所起的作用，有的药物或食物主要对某一脏腑经络起作用。如梨能止咳，故归肺经；山药能止泻，归脾经。所以药物或食物归经理论是具体指出药物或食物对人体的效用所在，是人们对药物或食物选择性作用的认识。

药物或食物的归经还与其五味理论有关。其中，辛入肺，甘入脾，酸入肝，苦入心，咸入肾。如生姜、芫荽等辛味食物能治疗肺气不宣的咳喘，苦瓜、绿茶等苦味食物能治疗心火上炎证或热移小肠证。药物或食物归经理论加强了药物或食物选择的针对性，进一步完善了药物或食物的性能理论，对指导药膳的实施具有一定的意义。

任务三　中药药膳技术的配伍理论

一般情况下，食材常单独使用，但为了增强食材的食疗效果和可食性，也常常把不同食材与不同中药搭配起来应用，这就称之为药与食的配伍，简称药食配伍。

一、配伍原则

药膳配伍，就是在中医基础理论及药膳学理论的指导下，采用两种以上的药膳物料配合应用，相互协同。适当的配伍，可调整物料的性味功能，增强药物疗效。各种药膳配方，不是简单的几种药物或食物相加，而是按照一定原则进行配伍。一般按主（君）、辅（臣）、佐、使的要求进行配伍。主药针对主病、主症起主要作用，解决主要矛盾；辅药是配合主药加强疗效起协同作用的药物；佐药是协助主药治疗兼证或缓解、消除主药的烈性或毒性的药物，此外还有"反佐"作用；使药为引经调味、赋形之用的药物。正如《素问·至真要大论》所言："主病之谓君，佐君之谓臣，应臣之谓使。"药膳组方中的主药或主食、辅药或辅食，可能是一味、两味，也可能是多味，无一定数量限制，但总以药味少而精、疗效高、安全为宜。

药膳配伍虽有定法，但也不是一成不变的。根据阴阳偏胜、病性变化、体质强弱、年龄大小以及水土习惯的不同，可以灵活加减运用。在药味上加减变化，能改变其功用和适应范围。在药物配伍上变化，会直接影响该方的主要作用。在药量加减上变化、配比互换、主辅药的位置改变，可使方剂的性能受到影响，其所主治的证候亦有不同。

二、选料方法

药膳配伍的选料除了要根据药食的四气五味、脏腑归经、升降浮沉、以脏补脏等理论选择药食外，所选药材与食材都一定要新鲜优质，凡是掺伪、污染、变质、发霉的药材或食物均不能食用。比如选择黄花鱼，要求体表金黄色，有光泽，鳞片完整，不易脱落，腮色鲜红或紫红，无异臭，鳃丝清晰，眼球饱满且凸出，角膜透明，肌肉坚实，有弹性，黏膜呈鲜红色等。

还应注意所选药食色味纯正，外形美观，质量优良。如红枣以个大、色紫红、肉厚、光润、无虫蛀者为佳。个小、色淡红、肉薄或有蛀虫者不宜用；枸杞以粒大、肉厚、种子小、色红、质柔软者为佳；粒小、肉薄、种子多、色灰红者，质量较差，不宜用。

三、配伍禁忌

由于不同药物具有不同的性能和适应范围，不同的个体和疾病对药膳的要求不同，因此，大多数药膳在具体使用时，既有适宜于养生和治病的一面，亦有不利于养生和治病的一面，有其一定的禁忌，这就是药膳的禁忌。

禁忌一般包括配伍禁忌、妊娠禁忌、发物禁忌和疾病禁忌，这里主要论及配伍禁忌。

配伍禁忌是指两种药物或食物在配伍使用时，可降低药物或食物的养生或治病效果，甚至对人体产生有害的影响。主要有上述"七情"中的相恶和相反两个方面。但传统本草学著作中有"十八反""十九畏"之说，概括了本草中的配伍禁忌，可供药膳配伍时参考。

其他有关药物或食物配伍禁忌的内容在历代有关文献中亦有较多论述，如猪肉反乌梅、桔梗，狗肉恶葱，羊肉忌南瓜等。含有分解维生素C的食物不宜与白萝卜、旱芹等富有维生素C的食物配伍，牛奶等含钙丰富的食物不宜与菠菜、紫草等含草酸较多的食物配伍使用。关于食物禁忌，历代本草著作中都有不少记载，但其中经验性成分较多，应谨慎对待，必要时需应用现代科学技术进行进一步的科学研究。

任务四　治法理论

药膳治法是针对不同体质状态的人所确定的具体施膳方法，主要源于中医治法。源于中医但略有不同，药膳侧重日常调理，中医偏重对病的治疗。但目标是相同的：防病治病，增强体质。故药膳常用治法有汗、下、温、补、消等法。

1. 汗法　凡具有疏散外邪，解除表证，宣发里邪等作用的治法。

2. 下法　凡通过荡涤肠胃，泻下大便或瘀积，使停留于胃肠的宿食、燥粪、实热、冷积、瘀血、痰结、水饮等能从下而去的治法。

3. 温法　凡通过温里祛寒、回阳通脉等方法，使在里之寒得以消散的治法。

4. 消法　凡通过消导散结等方法，以祛除水、血、痰、食等有形之邪所致积滞结聚，使之渐消缓散的治法。

5. 补法　凡通过补益人体阴阳气血等方法，恢复人体正气，治疗各类虚弱证候的治法。

6. 理气法　凡具有调理气机、疏畅气血、促进气血运行作用的治法。

7. 理血法　凡以治疗血液运行失常或血量丧失较多为主的治法。

8. 祛湿法　凡具有化出湿邪、蠲除水饮、通淋湿浊等作用的治法。

采用上述八法的药膳分别是汗法药膳、下法药膳、温法药膳、消法药膳、补法药膳、理气法药膳、理血法药膳、祛湿法药膳。

即学即练

药物或食物所具有的五味是指（　　）。

答案解析　　A. 辛味　　　B. 甘味　　　C. 酸味　　　D. 苦味　　　E. 咸味

项目四　中药药膳制作的基本技能

学习引导

药膳是药材和食材相配伍而做成的美味佳肴，是中医学知识与膳食制作经验相结合的产物，既要享受美食，又使身体得到滋补，疾病得到治疗。药膳制作工艺比较复杂，包括药材、食材的净选、分离及去除非药用部位、软化、切制、炒制等一系列炮制加工过程。其制作方法更是丰富多彩，在烹饪过程中，为了尽可能避免药物的有效成分丧失，必须讲究烹饪形式与方法。本单元从药膳原料的炮制以及制作工艺两方面详尽的介绍了如何制做色、香、味、形、效俱佳的药膳。

学习目标

1. **掌握**　中药药膳的制作特点及要求。
2. **熟悉**　中药药膳常用的制作方法。
3. **了解**　中药药膳原料炮制的目的及前期加工。

任务一　药膳原料的炮制

炮制是根据中医药理论和药食本身的性质，为适应药膳原料的加工需求，所采取一些较为特殊的制备工艺，又称炮炙、修事、修治等。具体地说，是结合了中药炮制工艺和食物的准备过程，但与中药加工亦有不同。

一、目的

药膳所用药食在烹调、制作之前，必须对所用药食原料进行初步加工，为进一步烹调、制作提供条件。

（一）除去杂质和异物，保证药膳原料纯净

未经炮制的原料带有泥沙、皮筋、内脏等非食用部分，必须经过严格地分离、清洗，保证药膳纯净。

（二）矫正不良气味，增强药膳美味

有些药食具有不良气味，为人所恶。经麸炒、酒制、醋制等相应的方法炮制后，能起到矫臭和矫味作用，利于提高膳品的香味。

（三）选取效能部位，发挥更好作用

很多原料的不同部分具有不同作用，如莲子补脾止泻、莲心清心火、莲房止血等。选取与药膳功效最相宜的部分，减少"药"对食物的影响，更好地发挥药膳的功效。

（四）增强原料功效

未经炮制的某些原料作用不强，须经炮制以增强作用。如茯苓经乳制后可增强滋补作用，香附醋制后易入肝散邪等。

（五）降低原料毒性

为防止毒性影响，须对有毒原料进行炮制加工，以消除或减轻毒性。如生半夏经炮制后，消除了使人呕吐、咽喉肿痛的毒性，保证了膳食安全。

（六）缩短药膳制作时间

通过炮制的前期加工，使药食原料由大变小，缩短了制作时间，既节能，又可满足不同人群对药膳的需求。

二、药膳原料前期加工

药膳中所用的药食原料，有鲜品和干品之分，鲜品多做菜肴类药膳使用，干品则适用于各种类型的药膳使用。不同种类药食原料的前期加工各不相同，现按鲜品和干品药食原料分两类介绍。

（一）鲜品药食原料

鲜品药食原料主要按选料、洗净、去杂、漂制、焯制和切制等程序，做好制膳前的加工处理。

1. 挑选　鲜品药食因多作为菜肴药膳使用，应选新鲜、质佳、形优色美的原料，并清除杂物以保证药膳制作的形色效果。

2. 净洗　鲜品植物类药食，如瓜果、蔬菜多带泥沙，应先剔除杂物，再洗净，针对药材去掉非药用部位及杂质；动物类鲜品食物，去掉毛杂后，洗净血水污物，才能进行加工与制作，此过程称净选。

3. 除杂　鲜品食蔬、瓜果以及根茎类的植物要去除非食用的皮、筋等部位，以保证药食纯净；动物类鲜活食物，先宰杀，热水烫去皮毛，净膛，洗净至无血、毛、污物，然后按不同部位分档取料，如猪、羊、牛等。有些动物类的食物应去除表皮杂物，如鲜鱼去鳞、活虾剪除头足等，以上过程称除杂。

4. 水选　将具有苦涩、腥等不良气味的药食，用水漂洗以去除异味的方法，如牛鞭去腥，鲜竹笋除苦涩等的过程为水选。

5. 焯　在制膳尤其是制作汤羹类药膳之前，需对带血水的动物肉类冷鲜食品放入沸水中焯数分钟，焯去血沫，使肉嫩、汤清味鲜的方法为焯。

6. 切制　净选软化好的鲜药食，根据药食的不同性质、膳食的不同要求，切制成一定规格的片、块、丁、段、丝等，以备制膳需要。切制注意刀工技巧，其切制的大小厚薄形状均匀一致，方能制作出良好美观的膳形。

（二）干品药食原料

干品药食原料质地坚硬，在制膳前需做浸泡等加工工作，具体按净选、胀发、漂制、切制和碾碎等程序进行。特别强调的是需炮制的药物一定按相关的炮制方法进行，需制备药液的按药液提取法制备。

1. 净选　干品药食原料，应先选形色较佳的原料，剔除变色形坏之品，以利制膳的美观。同时，用清水洗净食物表面的灰尘杂物，晾干备用。

2. 胀发　是干料、干货最常使用的加工方法。根据食物的硬度不同，干品食物胀发方法分为五种。① 冷水发：是指将净干品原料，直接投于冷水中，使其缓慢吸水胀发。本法适用于质地软嫩、形体较小的原料，如木耳、黄花菜、海带、蛰皮等的胀发。② 热水发：将干货放于温水或沸水中，或再经继续加热，使其胀大、回软，本法适于粗硬老韧的原料。根据原料的质地不同，可采用不同的胀发方法，如粉丝、海带等相对体积小、质嫩的干料及可用冷水发的干料，可直接放入热水中浸泡，不再继续加热，使原料缓慢胀发；其他形大、质坚、腥臭等异味重的原料，可先煮后焖，使其里外同时发胀；煮焖不透的以及质地坚实、形体较小、味极鲜的干料，可加水或水与葱、姜、料酒后上笼屉蒸透。③ 盐发：是将粗盐炒热除去水分，使盐散开，再把干料下锅慢慢翻炒，边炒边焖直至发透，然后将发透的原料用沸水泡软，放进清水中漂洗，除去盐分和异味的过程。此法适于骨质、甲壳、蹄筋、干肉皮或鱼骨、鱼肚等的胀发。④油发：是将干料原料放到油锅加热，使其膨胀松脆，成为全熟的食用半成品。⑤碱水发：是指将干质原料用冷水浸泡，再放入5%碱溶液中浸泡，使其尽快胀发的方法。因碱水有一定的腐蚀和脱脂作用，会使原料营养成分受损，切记要选十分坚硬的干料，如鹿鞭等。

3. 漂制　干药食的漂制方法与要求基本与鲜品食物相似，但干品药食的漂制主要是为了除去食物中过多的盐分，如咸鱼、火腿、腌肉等。

4. 切制　干品药食的切制方法与要求也基本与鲜品食物相近，但因胀发后，干品食物原料较为松脆，切制时更应注意形状美观、不宜太小，以防烹制菜肴时破碎、断裂，有损美观。干品肉类一般不宜制成肉末、肉丸或做馅料。

5. 碾碎　干品食物原料用于制作面点、羹、粥等药膳时，有时需作碾碎处理。之前，需对食物先干燥，以易碾碎。碾碎为粗粉或细粉，应视食物种类和制膳剂型而定。如制面点多宜细粉；制作羹、粥可碎成颗粒状的粗粉。

▶▶ 实例分析

　　实例　云南具有独特风味的滋补名菜——三七汽锅鸡，是用有嘴的蒸锅——"汽锅"中加入适量的三七、天麻、虫草等名贵药材与本地土鸡等食材共同烹饪的美味，吸收了三七等的药用功效，保留了鸡肉和三七的美味和营养，略带甘苦味。

答案解析

　　问题　1. 三七汽锅鸡用的三七粉末、块段干三七还是鲜品细根呢？

　　　　　　2. 为什么？

（三）药液制备

药膳原料溶液的制备是为了保证药膳质量的稳定，保持药物、食物有效成分在制作药膳时不被破坏，由此采用现代技术提取药食的有效成分，精制成药液，留待备用的方法。

药膳原料提取原则是使用不同溶剂将所需成分尽可能提出，不提或少提其他成分。溶剂要有良好的稳定性，不与原料起化学反应，同时对人体无毒无害。

药膳原料液体制备一般可分为浸提、过滤分离、除杂及浓缩等技术。

近年来，浸提新技术层出不穷，这些新技术也在药材、食品有效成分的提取中逐步使用，比如：超临界流体提取法，与传统提取方法相比，最大的优点是在近常温的条件下提取分离，几乎保留产品中全部有效成分，无有机溶剂污染残留，产度高，操作简单，节能。如灵芝、大蒜等有效成分的提取。此外，还有超声波提取法、微波提取法，具有省时、节能、提取效率高、设备简单、适用范围广、萃取效率高、节省时间、节省溶剂、环保、安全等优点。

药液提取分离之后，还需过滤分离提取液中的沉淀、制得澄明药膳原料液，这是提取液的过滤分离法。该法主要有沉降分离法、离心分离法与滤过分离法三种。其中，滤过分离法还有常压滤过、减压滤过、加压滤过及薄膜滤过四种。

最后，药膳原料提取液需经过水提醇沉法、醇提水沉法除去水溶性及脂溶性高分子杂质。再经过蒸发浓缩法、蒸馏浓缩法浓缩制得高浓度的、精制的药膳原料提取液，留待制备药膳。

任务二　制作工艺

药膳是在中医理论指导下，将药物和食物进行配伍组方，采用传统制作工艺而制成的具有养生保健、防病治病作用的膳食。药膳不同于药品，又有别于普通的膳食，是一种有美味和功效的特殊膳食。

药膳主要由药膳面点、药膳粥饭、药膳菜肴、药膳汤羹、药膳茶饮、药膳酒剂和药膳膏滋等种类组成，是中医药学和传统烹饪学、药物制作技术相结合的产物。

药膳制作工艺比较复杂，包括原药材净选、分离、去除非药用部位、软化、切制、炒制等一系列炮制加工过程，食材同样也需精心选材与加工。这样，药食及相应辅料才能制成色、香、味、形、效俱佳的药膳，既能果腹、又能满足人们对美味膳食的渴求，药膳又给人们带来预防、保健和治疗作用。

一、制作特点

中药药膳的制作是以药食加工的基本技能为根本，再根据膳食的特殊要求进行加工、调制的过程。

中药药膳不同于普通膳食，除具膳食的色、香、味、形外，还有保健、强身、治病、美容、延缓衰老等效果，因此其选料、配伍、制作等方面有其自身的特点。

（一）精选药食原料

选择优良品种和部位，选择安全无污染的产地，选择道地药材。

（二）适宜的切配

药食原料的切配服从于烹调的需求，既有利于烹调入味、便于食用，又整齐美观、增进食欲。

（三）防止效用成分的破坏

膳食营养成分或功效成分容易破坏的，先洗后切、现切现炒、短时间武火烹制，或勾芡挂糊，或选择凉拌生食。

（四）适时投料

在烹制由不同原料组成的药膳时，质地老韧难熟的原料先投料，而质地细嫩易熟的原料要后投料。比如杜仲腰花，选择杜仲煎汁，腰花滑炒，最后浇汁。

（五）烹饪刀法多样化

烹饪刀法分为6大类，19小类。常用的烹饪刀法均可应用于药膳切配，如平刀法、斜刀法、直刀

法等

（六）养眼、回味

药膳的成形和调味有赖于刀工成形与烹后定型，即整齐有序、美观入器，调味呈"食之味淡，回味悠长"特点。

（七）质量第一

严控挑选或筛选、刮、火燎、去壳（核、心、瓤）、碾等工序的操作规程，确保药膳质量。

（八）药食安全

严谨炮制增添药食美味、提高药食功效，确保药食安全。

二、制作要求

药膳是一种特殊的膳食，其制作必须符合卫生法规、选料必须精细、烹调讲究技艺、调味适当可口的要求，还需掌握药膳烹调的特殊要求。

（一）有中医药知识，更要精于烹饪

因药膳中有药物，且药物的理化性质及功效与药物的加工有着密切的关系，比如难溶的药，必须久煎才能更好地发挥药效，而易挥发的药物则不宜久煎。补气虚的药膳不宜多加芳香类调味品，以防伤气；用于阴虚的则不宜多用辛辣类调味品，以防伤阴等。

（二）讲究色香味形，更要注重疗效

首先应尽最大可能保持和发挥药食的保健，抗衰老及美容作用。作为膳食，它又具有普通膳饮的作用，也就要求普通膳食必须在色、香、味、形诸方面制作加工出特点，才能激发用膳者的食欲。

（三）严谨配料

遵循中医理法方药的原则，注重配料间性效组合，选料注意药与药、药与食之间的性味组合，尽量应用相互促进的协同配伍，避免相互制约的配伍，更须避开配伍禁忌的药食搭配，以免导致副作用的产生。

（四）隐药于食

药膳的功效很重要，而药膳烹调的感官感觉更重要。因此，药膳的制作在某些情况下还要求必须将药物"隐藏"于食物中，在感官上保持膳食的特点。

大多数的单味药或较名贵的药物，或本身形、质、色、气很好的药物不必隐藏，如天麻、枸杞、人参、黄芪、冬虫夏草、田七等，可直接与食物一同烹调，作为"膳"的一部分展现于用膳者面前，这属于见药的药膳。

某些药物由于形、色、气、味的原因，或者药味较多的药膳，则不宜将药物本身呈现于药膳中。由于药味太重、色泽不良而影响食欲，必须药食分制，取药物制作后的有效部分与一定的食物混合，这属于不见药的药膳。这类药膳的分制可有不同方法，或将药物煎后取汁，用药汁与食物混合制作；或将药食共烹后去除药渣，仅留食物供食用；或将药物制成粉末，再与食料共同烹制。这种隐药于食的方法可使用膳者免受不良形、质、气、味药物的影响，达到用膳的目的。

三、制作方法

药膳的品类繁多，根据不同的方法可制作出不同的药膳，以适应人们的不同嗜好及变换口味。常用膳饮可分为面点类、热菜类、凉菜类、饮料类和药酒类等。

（一）面点类

面点类指以谷类、薯类、杂豆类食物为主料，加入其他食物或药物，如大枣、龙眼肉、山药、党参等，经蒸煮而成的固体状食品，又是面食与点心的合称。

1. 药膳面条 用面粉与水和成面团，擀或压制成片，再切或机制，或使用拉、抻、捏等方法，制成条状或小片状，再经适当的烹调方法加工的一种食品。

面条一般可分为机制面条、手擀面条，挂面、湿面条，以及花色面条等。其制法可分为擀压、拉抻、挤压与刀削法等。面条的烹调，以煮为主，也可采用蒸、炒、烩、拌等方法加工。其可以热食，也可以冷食；可以是汤面，也可以是干拌面；可以是光面，也可以是加有不同配料的面。

药膳面条主要是在面条的配料、汤汁或面粉中添加适量的药物或药物成分烹制而成，属花色面条的范畴。在制作药膳面条时，若使用市场上供应的成品面条，可将所要添加的药物煎汤取汁后，与面条的膏汤混合使用；药食两用的食物经炖、焖、煨、煮等预先处理后，可直接作为面条的配料和膏汤一起使用。

面条制作主要有三步：面团调制（由适量的面粉、蛋清和冷水调制）、面条擀制和面条煮制。

夏季若要做凉拌面，可将煮熟的面条放入冷开水（水中加适量冰块也可）中，使面条迅速变凉，捞出面条，控水，用适量香油拌匀，再添加相应的调味料等拌匀即可。

2. 药膳包子 包子是用发面做皮，用菜、肉或糖等做馅，通过蒸制或煎制而成的外形为半球形的食品。

药膳包子是在普通包子馅中，加入适量的中药或其成分制作而成。所用中药可以煎药取汁，也可以研成粉，有的也可直接作馅。如山药茯苓包子、当归羊肉包子、豆沙包子等。

包子制作：面团调制（适量的面粉、酵母粉、白糖、温水和匀，揉好，饧好发好）、包皮制作（用饧好的面团制作包皮）、馅料制作（适量肉泥、加工好的药膳菜馅与适宜的调料和匀）、包馅、隔水蒸熟。除蒸熟外，还可以用油煎，煎黄、淋水，闷5~6分钟，再煎，使底部呈金黄色即可。

3. 药膳饺子 用水和面做皮，在常规饺子馅中加入适量的中药或其药效成分。

饺子多以面粉制皮，如水饺，也偶有使用澄粉、糯米粉制皮。饺子的馅料与包子的馅料大致相同，也是可荤可素，或荤素结合。饺子按做熟方法，可分为水饺、蒸饺与煎饺三类。

药膳饺子是在普通饺子馅中，添加适量的中药或其成分制成。药物或药物成分添加的方法与包子相同。

饺子制作：面团调制（适量中筋面粉、适量精盐与凉水和成面团，盖湿纱布饧30分钟）、馅料制作（适量精肉泥、药膳菜馅和适量调料调匀制馅、冷藏）、饺皮制作（和面制成中间厚些，向周边渐薄的饺子皮）、包馅成形（装适量药膳饺子馅、捏紧饺皮边缘中间部位、再向两边捏紧，即成生饺子）、制熟（把适量饺子放入已翻花的水中煮熟，中间加适量水使饺子养熟，再沸时用漏勺捞出）。

4. 药膳馅饼 馅饼由饼皮包裹馅料，经烙、煎、烤、炸等方法制作而成。一般说来，馅饼以现做现食为宜，以皮薄、馅多、味美者为佳。

药膳馅饼是在馅饼的基础上添加适量中药或效用成分所制成的馅饼。添加的部分要适量，并应以药食两用的品种为主。药物可以煎汤取汁或研磨成粉，将其加在饼皮中，也可以将其加在馅料内；药食两用品种可以直接作馅。

馅饼制作：面团调制（适量面粉、酵母粉和白糖和匀，用温水和面、揉匀透，用洁净的湿布盖好面团、饧发约30分钟）→馅料制作→包馅成型→煎制成熟（状态：馅饼较为松软）。

注意：在面团揉制过程中，要求做到"三光"，即面团光、手光、容器光。

（二）药膳粥饭

利用小米、糯米、粳米等粮食类原料，再选配适当中药，经烹饪加工可制成的药膳粥和饭。

1. 药膳粥　是将部分中药的健脾益气作用和米粥的养胃效果有机结合起来，寓药效于米粥之中，具有扶正、祛邪、益气、养胃的特点，是传统药膳之中深受大众喜爱的一种。

药膳粥的制作方法有三种：①谷米与药物同煮法：药食原料预处理（包括药食挑选、淘洗干净及其他处理如浸泡、刀工等）、先用旺火煮沸→改用中、小火→米粒膨开、粥汤黏稠适中。②先煮谷米，后下药物同煮法：淘净谷米，置锅内→加适量清水煮沸→米粒煮至膨胀→加入之前处理的药食，与其同煮→药味析出、原料酥烂、粥汤黏稠。③先煮药物或药食两用的原料，后下谷米同煮法：将药物或难以煮烂的药食两用的原料洗净→把难以咀嚼和吞咽的药物用布包扎紧→放入水中煮→药味析出，取出药包，留汤待用（有些药汤还需沉淀和过滤）→放入谷米，煮制成粥。

2. 药膳饭　是在煮饭或蒸饭时，添加适量补益类或性平类中药或药效成分所制成的特殊米饭。根据所制药膳饭的需要，可分别选用粳米、糙米、糯米、黑米等作为米饭的主料，再配制适量的药物或药物成分以及亦药亦食的原料进行制作，制法有煮和蒸两种。

药膳饭的制作方法有两种：①煮制方法：适量的米（去除杂物）→容器内→用冷水淘洗（无需用力搓）2～3次→净米→倒入电饭煲的内胆，再加入预处理过的药物或药食两用的原料→拌匀，再倒入开水（也可用煎煮药物的汤水或炖鸡、煨肉的汤水）→煮制成饭。②蒸制方法：米的用量、淘洗、摘挑与煮制法相同，以下是制作方法：米与预处理的药物或药食两用的原料→置于容器，混匀，再倒入开水（或用煎药的汤水或炖鸡、煨肉的汤水）→置于蒸锅或蒸笼内，加盖，用旺火给已加沸水的热锅（笼）蒸约30分钟左右→米饭成熟、软糯即可。

（三）药膳菜肴

以中医理论为指导，将具有药用价值的食物和药物相结合，采用中国特有的烹调技术，加工制作成具有防病治病、保健益寿作用的美味可口的食品，即为药膳菜肴。药膳菜肴将食药相互搭配调制，取药之性，用食之味，食借药力，药助食威，二者相辅相成，从而达到食养和食疗的最佳效果。

药膳菜肴一般可分为热菜类药膳、凉菜类药膳两类，是传统药膳中最常见的种类之一。

1. 热菜类药膳　热菜类药膳所用食物十分广泛，如蔬菜、肉类、禽蛋、鱼虾等，制作方法也多种多样。其制法很多，为了充分发挥药膳菜肴保健、预防、治疗功效，通常多采用以水或蒸汽作为传热介质的烹调方法，如炖、焖、煨、煮、烧、扒、蒸、熬、烩法等，也可适当选用炒、爆、熘、炸法等以油作为传热介质的烹调方法。

热菜类药膳的调味应以清鲜平和为宜，突出原汁原味，多用咸鲜、咸甜和咸香味型等。也可适当使用纯甜、酸甜、香辣和鱼香味等其他味型，使药膳菜肴的口味能够满足大多数人的需要。

热菜类药膳制作方法有十二种：①炖法：采用动物类食物，如鸡、鸽、牛肉、猪排骨等，适量搭配根茎类或叶菜类的食料→清洗、去掉非食用部分、刀工成型、焯等→投放药物（补益类药物或非补益类都需稍加清洗，后者洗后用布包包扎，再与动物性食料同放砂锅内）→加水要适量（以漫过原料高度3~5cm为宜），以保持其原汁原味→加热，先用旺火煮沸，撇去汤面浮沫，使汤汁清澈→放入调味料（如葱、姜、蒜、料酒、盐等），小火慢炖约1~3小时→原料酥烂。②焖法：加工好的半成品及已处理过的药物或药物成分和姜、葱、料酒、酱油、糖、盐等调味料→置入砂锅，放入适量的汤汁或清水→盖严锅盖，用旺火烧沸后，再改用小火焖→原料酥烂，最后用中火收稠汤汁。（注意：在焖制过程中，一定要正确掌握调味料的投放，汤水的量应一次加足，但咸味调料采用渐进加入，以免味咸。收汤时，要注意用勺适当搅动，以防原料粘底。）③烧法：适量油→炒锅烧热，下姜、葱煸香→放入处理好的食物原料，煸炒片刻→加黄酒、适量清水或汤、调味料→烧沸后，改小火烧→原料酥烂→旺火收稠汁。注意：烧菜的时间一般约需30~60分钟，清水或汤要适量。在烧制过程中，使用咸味调味料，如酱油、黄酱、盐等，要分2次投放，前期投放70%的量，待原料酥烂、旺火收汤时，视菜肴的色泽和口味，再决定二次投放量，以防菜色过深或味过咸。在旺火收汤时，汤中胶质丰富，常无需勾芡；植物性原料收汤时，常要勾薄芡。④煨法：将药物用湿面或湿纸包裹，埋于热火灰中缓慢加热的炮制方法称为煨法。现在对煨法进行改良，常用滑石粉或麦麸加热后煨制药物。煨法的目的主要是降低副作用、缓和药性、增强药物作用。⑤煮法：将经过前期加工处理后的食物原料与药物一同置于锅内，加适量清水或汤及调味料，先用旺火烧沸，再改用中小火加热至原料成熟的加工方法。⑥炸法：将经过前期加工处理后的原料放入多油量的热油锅中，经初炸、复炸2次加热，使原料里面成熟、表面酥脆的加工方法。⑦扒法：将经过前期加工处理后的食物原料在扣碗（盆）或锅中码放整齐，再将添加处理好的药物，加入适量汤水和调味料，或蒸，或烧，使原料酥烂入味的加工方法。⑧蒸：将食物与药物拌好调料后，放入碗中，利用水蒸气加热烹熟的方法。⑨烩法：将易熟的2种或2种以上的小型食物原料或经过初步熟处理的食物原料，刀工处理后与药物同置于锅内，加汤汁及调味料，用中火烧沸至原料入味，再勾芡稠汁成菜的加工方法。⑩炒法：将经过前期加工处理后的小型原料放入少量油的锅内，用旺火加热，快速翻炒至原料成熟的加工方法。⑪油爆法，又称爆炒：将经过刀工或上浆处理后的动物性原料，放入五成热（约150℃）的油锅中加热至原料刚熟后滤油，用旺火热油炒制配料，然后再倒入主料，放兑汁芡液快速颠炒成菜的加工方法。⑫熘法：将经过前期加工处理后的原料通过油炸，或滑油、或蒸、或煮的方法加热成熟，再浇淋调味滋汁成菜的烹调方法。

2. 凉菜类药膳　将药膳原料或经制熟处理，或生用原料，经加工后冷食的药膳菜类。虽一年四季均可使用，但最适宜于夏季使用，常用制作方法主要有拌、炝、腌、卤、蒸、冻等方法。①拌法：将药膳原料的生料或已凉后的熟料加工切制成一定形状，再加入调味品拌和制成。特点是清凉爽口，理气开胃。②炝法：将原料切制成所需形状，经热处理后，加入各种调味品拌渍，或再加热花椒炝成药膳。特点是口味或清淡，或鲜咸麻香。③腌法：将原料浸入调味卤汁中，或以调味品拌匀，腌制一定时间排除原料内部的水分，使原料入味。特点是清脆鲜嫩，浓郁不腻。腌法又细分为五种：盐腌、糖腌、醋渍、酒腌和糟腌。④卤法：将经过前期加工处理后的原料，放入已制好的卤水中（老卤尤香，所用药物用布袋扎好后也可同置于卤水中），用旺火煮沸，撇去浮沫，用中小火煮至原料成熟或酥烂的方法。⑤蒸法：将净制或切制后的药物加辅料或不加辅料装入蒸制容器内隔水加热至一定程度的方法，称为蒸法。其中不加辅料者为清蒸，加辅料者为加辅料蒸。直接利用流通蒸汽蒸煮称为"直接蒸法"，药物在密闭条件下隔水蒸者称"间接蒸法"。⑥冻法：将含胶原蛋白较多的原料，经煮、卤或酱制，原料中的胶原蛋白会逐渐析出与汤融和，冷却后，汤汁即凝固成冻的加工方法。

3. 药膳汤羹 是在汤、羹中添加药物，经较长时间的煮、炖、煨等加工方法制成的具有特殊疗效的药膳食品。

汤与羹，虽均为汤水较多、连汤带水的菜肴，但仍有一定的差别。汤是将经过前期加工处理后的动植物原料，置于锅中，加适量清水、调味料，采用炖、煨、煮、汆、涮等烹调方法，加热至原料酥烂或成熟的加工方法。羹是将经过前期加工处理后的动植物原料，置于锅中，加适量清水、调味料，采用炖、煨、煮、熬的烹调方法，加热至原料酥烂的加工方法。

（1）**药膳汤** 药膳汤的制作大多采用炖、煨、煮、汆、涮等烹调方法。炖、煨、煮方法之前已有阐述，此处仅介绍汆、涮两种制法。

①汆法：将已净化后的形小易熟的动、植物性原料，放入沸水或沸汤中，用旺火加热，使原料在短时间内很快成熟的一种烹调方法。制法：形小原料（大型或整只的原料，如鸡、肉、鱼、笋等，必须加工成薄片、细丝、细条、茸泥等形状）→沸水或沸汤中汆制→调味（使用无色或白色的咸鲜味类的调味料调味，如盐、味精等，有些汤还需要使用葱、姜、黄酒、胡椒粉、香油等调味料调味）。特点：汆制的药膳汤大多具有汤宽量多、口感细嫩、汤鲜味美的特点。提示：汆制的原料因形小易熟，故不宜久煮；浓汤宜白，清汤宜清。②涮法：是利用火锅中的沸汤对原料进行加热并使其熟透的一种烹调方法。制法：预先制好的红汤、白汤或清汤等汤料→置于火锅，煮沸。将所要涮的原料分别装在盘中，围于火锅四周，并准备好相应的调味料碟，即可涮食。用涮法制作药膳，可将所用的药物或药物的汁液放入火锅汤中同煮，也可将药物的汁液与所蘸的调味料混合。

（2）**药膳羹** 是在普通羹基础上，适当、适量加入需求药物而制成的羹。①制法：前期加工好的所需原料（包括主料、配料和辅助性原料）→置于锅内（已倒入原汤）→加入处理好的适量药物或药物成分→用中小火将其煮沸（约15分钟）→加入适量调味料→用淀粉勾芡呈黏稠的汤汁即成羹。②药膳羹的特点：用动物性原料制成的羹，以咸鲜味为主；用植物性原料制成的羹，可以是咸鲜味，也可以是甜味。

（四）**药膳茶饮**

药膳茶饮一般按制作技术可分为药茶、药膳饮品和药膳鲜汁三类，由于使用方法均同日常饮茶，因此统称为茶饮。

1. 药茶 也称"代茶饮"，是指含有茶叶或不含茶叶的药物经粉碎、混合而成的粗末制品（有些药物粉末不经粉碎亦可），或加入黏合剂制成的块状制品，前者称为粗末茶，后者称为块状茶。①粗末茶：制法：药茶方的各味→经晒干或烘干→切小或制粗末，搅拌均匀→包装（用防潮好的纸张或聚乙烯薄膜袋分剂）。②块状茶：制法：药茶方的各味→经晒干或烘干→研成粗粉，加黏合剂→混匀，揉成团→制成小方块形或长方块形，亦可制成饼状→置通风阴凉处晾至半干→再晒干或低温烘干→分块包装（用防潮性能好的纸张）。

2. 药膳饮品 指以药食物、水等为原料，用煎煮方法制成的具有保健作用的饮品。饮用时，像平常喝饮品一样饮用。制法：药膳方的各味→用水浸泡→加水煎煮→分离药液→经沉淀、过滤→制得澄清液→矫味（加入糖或蜂蜜）。

3. 药膳鲜汁 指用新鲜果菜或中药材榨得的汁液。该鲜汁可像喝茶、喝饮料一样饮用。制法：药膳方的药食→用水洗净，淋水→捣烂→压榨取汁或用榨汁机榨取汁液。

（五）**药膳酒剂**

是由食材、中药与酒浸泡或发酵而制成的一种液体，可用浸泡法或酿制法制备。药膳酒剂一般按制作技术分可分为药酒、醴酒和药膳醪糟等品种，是一类含有酒精的药膳。

1. 药酒　将食品、药材用酒浸渍制成的液体，在传统制法中也有加入食品、药材酿造制成的。①浸渍法：用酒直接浸渍食品、药材制作药酒，具体又分为冷浸法与热浸法两种，前者制法简单，尤其适合家庭药酒配制；后者是一种古老而有效的药酒制法。②酿造法：即加入食物、药材酿造制作酒剂，属于传统药酒制法之一。

2. 药膳醪糟　醪糟，又称酒酿、江米酒、甜白酒，是用糯米（北方又称江米）加入酒曲发酵制成的、广泛流行于南北各地的小吃。醪糟本身即为亦食亦药的品种，而药膳醪糟则是加上药材或药食两用品种酿成的特殊醪糟，或普通醪糟加上药食两用品种或药材经烹制后的醪糟。

制法：①药膳醪糟的制法：药膳醪糟的制法基本同药酒的酿造法。醪糟发酵完成后，无需压榨、过滤、澄清，即可按要求食用。②醪糟与食品、药材同煮的制法：取醪糟适量→与食品或药材加水同煮→沸后加糖或不加糖食用。

3. 醴酒　即果酒、甜酒，是以水果为主料酿制的药膳酒剂。

制法：将洗净、沥干水的水果→切碎或不切碎→一层水果一层糖放在容器内→加白酒或不加白酒，经4周左右→发酵成酒→取上清液，药渣压榨→压榨液与上清液混匀→静置、过滤即可。

目标检测

答案解析

一、选择题

（一）A 型题（最佳选择题）

1. "药膳"一词始见于的著作是（　　）

　　A.《山海经》　　　　　　B.《黄帝内经》　　　　　C.《神农本草经》　　　　D.《后汉书》

2. 药膳学的第一部专著是（　　）

　　A.《食疗本草》　　　　　B.《食医心鉴》　　　　　C.《膳夫经手录》　　　　D.《食性本草》

3. 我国第一部营养学专著是（　　）

　　A.《食物本草》　　　　　B.《饮膳正要》　　　　　C.《饮食须知》　　　　　D.《食鉴本草》

4. 辨证施膳的主要方法是（　　）

　　A. 辨证论治　　　　　　B. 阴阳平衡　　　　　　C. 五行相关　　　　　　D. 整体统一

5. 中药药膳的药性理论不包括（　　）

　　A. 四性　　　　　　　　B. 五味　　　　　　　　C. 炮制　　　　　　　　D. 毒性

6. 羊肉汤最适合食用的季节是（　　）

　　A. 春季　　　　　　　　B. 夏季　　　　　　　　C. 秋季　　　　　　　　D. 冬季

7. 石膏竹叶粥中，石膏和竹叶的配伍属于七情中的（　　）

　　A. 相须　　　　　　　　B. 相使　　　　　　　　C. 相克　　　　　　　　D. 相杀

（二）X 型题（多项选择题）

1. 下列食材能利水除湿的包括（　　）

　　A. 冬瓜　　　　　　　　B. 赤小豆　　　　　　　C. 鸽子

　　D. 鲫鱼　　　　　　　　E. 黄瓜

2. 药膳学的药性理论包括（　　）

    A. 四性   B. 五味   C. 炮制

    D. 毒性   E. 归经

3. 药膳的治法包括（　　）

    A. 汗法   B. 下法   C. 温法

    D. 补法   E. 消食法

4. 中药药膳的特点有（　　）

    A. 药食结合   B. 辨证选食   C. 区分食性

    D. 注重体质   E. 讲究口味

5. 中药药膳讲究相互结合的方面有（　　）

    A. 色   B. 香   C. 味

    D. 形   E. 效

二、简答题

1. 何谓中药药膳？并简述药膳和食疗的关系。

2. 中药药膳学的配伍原则有哪些？并举例。

3. 中药药膳的应用原则有哪些？

4. 药膳制法的选择应遵循哪些要求？

5. 热菜类药膳制作的要点有哪些？

三、分析题

    患者，女，45 岁。睡眠欠佳，梦多易醒，时有心悸，记忆减退，头晕目眩，肢倦神疲，纳食无味，面色少华，舌淡，苔薄，脉细弱。辨证为心脾气血两虚证。治法为健脾补气，养血安神。请依照辨证结果，为患者设计一个粥类药膳方案和推荐一道药膳，并详细写出原料的数量。

书网融合……

知识回顾

微课

习题

模块二
药膳原料

项目一　中药类
项目二　食物类

项目一　中药类

学习引导

中药是运用中国传统医药学理论说明作用机理，指导临床应用的药物，是我们的祖先在长期的医疗实践中积累起来的。古有"神农尝百草"的传说，且古代中药典籍和文献资料十分丰富，其极具特色的理论体系和应用形式，记述了我国人民的聪明才智和对医学的贡献，是中华民族优秀文化宝库中的重要内容。

本单元主要是以药物功效的分类详述中药的来源、异名、性味归经、功效主治、用量用法、主要成分、药理作用和使用注意。

📖 学习目标

1. **掌握**　中药类药膳原料的功效、用法用量、主治应用和使用注意。
2. **熟悉**　中药类药膳原料的药理作用。
3. **了解**　中药原料的主要成分。

中药药膳是在中医传统食疗应用的基础上，根据中医理论与饮食保健实践经验，将中药与某些具有药用价值的食物相配伍，采用我国独特的饮食烹调技术和现代科学方法制作而成，具有强身健体、防治疾病、延年益寿的功效。

任务一　解表药

凡以发散表邪、解除表证为主要作用的药物，称为解表药。

解表药具发汗之功效，通过发汗而达到发散表邪的作用，从而解除表证。部分解表药还可应用于水肿、咳喘、疹发不畅、风湿痹痛等病证。

紫苏　Zisu
《名医别录》

【来源】本品为唇形科植物一年生草本植物紫苏 *Perilla frutescens*（L.）Britt. 的干燥叶或干燥茎。又名苏叶。

【性味归经】辛，温。归肺、脾经。

【功效主治】1. 解表散寒，用于风寒表证。本品解表力弱，宜治外感风寒之轻证。

2. 行气宽中，本品系醒脾宽中，行气止呕之良药，且兼理气安胎之功。

3. 解鱼蟹毒，用于鱼蟹中毒所致的腹痛吐泻。

【用量用法】5~10g，煎服。不宜久煎。

【主要成分】含挥发油；主要成分为紫苏醛、紫苏酮、薄荷醛、薄荷酮等。

【药理作用】解热、镇静；可促进消化液分泌，增进胃肠蠕动；有抗诱变、抗氧化、抗炎等作用。

【使用注意】阴虚、气虚及温病患者慎服。

薄荷 Bohe
《新修本草》

【来源】本品为唇形科植物薄荷 *Mentha haplocalyx* Briq. 的干燥地上部分。又名升阳菜、夜息花。

【性味归经】辛，凉。归肺、肝经。

【功效主治】1. 疏风散热，用于风热感冒及温病卫分证。

2. 清利头目、利咽，用于风热上攻所致的咽喉肿痛、头痛目赤等证。

3. 透疹，用于麻疹不透及风疹瘙痒证。

4. 解郁，用于肝气郁滞证。

【用量用法】3~6g，煎服。后下。

【主要成分】含挥发油，主要成分为薄荷醇、薄荷酮、异薄荷酮、薄荷脑等多种成分。

【药理作用】祛痰、止痒、保肝、利胆、抗病毒、抗菌、镇痛、镇静等。

【使用注意】阴虚血燥者当慎用，体虚多汗者不宜用。

菊花 Juhua
《神农本草经》

【来源】本品为菊科植物菊 *Chrysanthemum morifolium* Ramat. 的干燥头状花序。又名节花、女节。

【性味归经】辛、甘、苦，微寒。归肝、肺经。

【功效主治】1. 疏散风热，用于风热表证及温病卫分证。本品为疏散风热之要药。

2. 清肝明目，用于目疾诸证。

3. 平抑肝阳，用于肝阳上亢之头痛眩晕证。

4. 清热解毒，用于热毒疮肿。常与清热解毒之品同用。

【用量用法】5~10g。煎服或入丸散。

【主要成分】含挥发油、菊苷、腺嘌呤、胆碱、黄酮、水苏碱、微量维生素 A、维生素 B1 等。

【药理作用】对金黄色葡萄球菌、多种致病杆菌及皮肤真菌均有一定抗菌作用。并有降压、缩短凝血时间、解热、抗炎、镇静作用。

【使用注意】气虚畏寒、食减泄泻者慎用。

葛根 Gegen
《神农本草经》

【来源】本品为豆科植物野葛 *Pueraria lobata*（Willd.）Ohwi 的干燥根。习称野葛。

【性味归经】甘、辛，凉。归脾、胃经。

【功效主治】1. 解肌退热，用于外感表证、颈项强痛。其解肌效优，长于缓解颈部肌肉紧张。

2. 透发麻疹，用于麻疹初起透发不畅。

3. 生津止渴，用于热病口渴及消渴证。

4. 升阳止泻，用于脾虚泄泻及热泻热痢。本品可鼓舞脾胃清阳之气上升而止泻，故尤适于脾虚泄泻。

【用量用法】l0～15g。煎服或入丸散。

【主要成分】主要含黄酮类物质大豆苷、大豆素、葛根素等。

【药理作用】能扩张冠状动脉血管和脑血管，增加冠状动脉血流量和脑血流量，有明显降压作用，葛根素能改善微循环，葛根还具有明显解热作用，并有轻微降血糖作用。

【使用注意】表虚多汗与虚阳上亢者慎用。

任务二　清热药

凡以清泄里热为主要功效，用以治疗里热证的药物，称为清热药。

本类药物药性寒凉，易伤脾胃，凡脾胃虚寒者当慎用；苦燥伤阴，热甚劫阴，故阴虚患者当慎用；阴盛格阳、真寒假热者忌用；注意中病即止，避免过服久服，损伤正气。

决明子　Juemingzi
《神农本草经》

【来源】本品为豆科植物决明 *CAssia obtusifolia* L. 或小决明 *Cassia tora* L. 的干燥成熟种子。又名草决明。

【药性】甘、苦、咸，微寒。归肝、大肠经。

【功效主治】1. 清热明目，善清肝明目而治肝热目赤肿痛、羞明多泪；也可用于治疗风热上攻所致的头痛、目赤、眩晕等。

2. 润肠通便，用于内热肠燥，大便秘结。

【用法用量】煎服，10～15g；用于润肠通便，不宜久煎。

【主要成分】含大黄酸、大黄素、决明素等蒽醌类物质，还含有决明苷、决明酮等。

【药理作用】本品的水浸出液、醇水浸出液及乙醇浸出液都有降低血压的作用；本品还有降低血浆总胆固醇和甘油三酯的作用。

【使用注意】气虚便溏者不宜用。

金银花　Jinyinhua
《新修本草》

【来源】本品为忍冬科植物忍冬 *Lonicera japonica* Thunb. 的干燥花蕾或带初开的花。又称双花、忍冬花。

【性味归经】甘，寒。归肺、心、胃经。

【功效主治】1. 清热解毒，本品善清解热毒，消散痈肿，系治阳性疮疡的要药，广泛用于各种热毒证。

2. 疏散风热，用于外感风热或温病初起。

另外，金银花加水蒸馏制成金银花露，有清解暑热之效，可用于暑热烦渴及小儿热疖、痱子等。

【用量用法】6～15g，煎服。外用适量。

【主要成分】含有挥发油、木犀草素、皂苷、绿原酸和异绿原酸等。

【药理作用】具有广谱抗菌作用，对金黄色葡萄球菌、痢疾杆菌等致病菌有较强的抑制作用，对钩端螺旋体、流感病毒及致病霉菌等多种病原微生物亦有抑制作用。

【使用注意】 凡脾胃虚寒及气虚疮疡脓稀者当忌用。

即学即练

善清解热毒、消散痈肿，广泛用于各种热毒证的清热药是（　　）。
A. 芦根　　　B. 金银花　　　C. 栀子　　　D. 决明子　　　E. 板蓝根

答案解析

生地黄　Shengdihuang
《神农本草经》

【来源】 本品为玄参科植物地黄 *Rehmannia glutinosa* Libosch. 的新鲜或干燥块根。又称鲜地黄或干地黄。

【性味归经】 甘，寒。归心、肝、肾经。

【功效主治】 1. 清热凉血，用于温病热入营血证及内伤血热之斑疹吐衄。本品系清热凉血、养阴生津的要药。

2. 养阴生津，用于津伤口渴及内热消渴。

【用量用法】 10～15g，煎服。鲜品加倍或捣汁服用，鲜品养阴力弱，清热凉血生津力强。

【主要成分】 含梓醇、苯甲酸、苷类、β-谷甾醇，及铁、锌、锰、铬等20多种微量元素等。鲜地黄含20多种氨基酸，其中精氨酸含量最高。干地黄中含有15种氨基酸，其中丙氨酸含量最高。

【药理作用】 有强心、利尿、防止肾上腺皮质萎缩、增强免疫力等作用。

【使用注意】 脾虚湿滞及腹满便溏者不宜用。

牡丹皮　Mudanpi
《神农本草经》

【来源】 本品为毛茛科植物牡丹 *Paeonia suffruticosa* Andr. 的干燥根皮。又名丹皮。

【性味归经】 苦、辛，微寒。归心、肝、肾经。

【功效主治】 1. 清热凉血，用于血热斑疹吐衄、虚热证和血热夹瘀证。亦可退虚热，系治无汗骨蒸的要药。

2. 活血散瘀，广泛用于妇科、内科、外科等血瘀证。

【用量用法】 6～12g，煎服。清热凉血宜生用，活血化瘀宜酒炒用，止血宜炒炭用。

【主要成分】 含牡丹酚、牡丹酚原苷、氧化芍药苷、苯甲酰芍药苷、挥发油、植物甾醇等。

【药理作用】 有镇静、解热、降压、抗心律失常、抗动脉粥样硬化、利尿、抗溃疡等作用；对痢疾杆菌、伤寒杆菌等多种致病菌及致病性皮肤真菌均有抑制作用。

【使用注意】 血虚有寒、孕妇及月经过多者慎用。

栀子　Zhizi
《神农本草经》

【来源】 本品为茜草科植物栀子 *Gardenia jasminoides* Ellis 的干燥成熟果实。又名山栀、越桃。

【性味归经】 苦，寒。归心、肺、三焦经。

【功效主治】 1. 泻火除烦，用于热病心烦、躁扰不宁。本品善泻三焦之火而除烦，尤善清心火，是治热病心烦之要药。

2. 清热利湿，用于湿热黄疸证。

3. 凉血解毒，用于热毒疮肿及血热出血证。

4. 消肿止痛，用于跌打损伤。可单用生粉调敷。

【用量用法】6～10g，煎服。

【主要成分】含栀子苷、栀子酮苷、黄酮类栀子素、藏红花素、藏红花酸和熊果酸等。

【药理作用】有利胆、降压、镇静作用；对多种皮肤真菌有抑制作用。

【使用注意】脾虚便溏者忌用。

芦根 Lugen

《名医别录》

【来源】本品为禾本科植物芦苇 *Phragmites communis* Trin. 的新鲜或干燥根茎。又名苇根、苇茎。

【性味归经】甘，寒。归肺、胃经。

【功效主治】1. 清热生津，止渴除烦，用于热病烦渴。

2. 清胃止呕，用于胃热呕吐。

3. 清肺止咳，用于肺热咳嗽，肺痈吐脓。

4. 清热利尿，用于热淋涩痛。

【用量用法】15～30g，煎服。鲜品用量加倍，或捣汁用。

【主要成分】含多糖、薏苡素、维生素、蛋白质等。

【药理作用】有解热、镇静、镇痛、降血压、降血糖等作用。

【使用注意】脾胃虚寒者忌用。

任务三　泻下药

凡能攻积、逐水，引起腹泻，或润肠通便的药物，称为泻下药。

适合用于药膳的只有润下药。润下药的作用较缓和，能滑润大肠而解除排便困难，且不致引起大泻，故对老年虚弱患者，以及妇女胎前产后等由于血虚或津液不足所致的肠燥便秘，均可应用。

火麻仁 Huomaren

《神农本草经》

【来源】本品为桑科植物大麻 *Cannabis sativa* L. 的种仁。又名麻子仁、火麻仁。

【性味与归经】甘，平。入脾、胃、大肠经。

【功效主治】润肠通便，兼有通淋、活血作用，临床上适用于老人、产妇及体弱津血不足的肠燥便秘者；还可由于血虚津亏，月经不调；消渴，热淋，风痹，痢疾；疥疮，癣癞。

【用量用法】10～15g，煎服。

【主要成分】含有饱和脂肪酸和不饱和脂肪酸（主要是油酸、亚麻酸、亚油酸）。还含有少量大麻酚和植酸。

【药理作用】具有润滑性缓泻、降血压、降血脂等作用。

【使用注意】脾胃虚弱之便溏者、孕妇以及肾虚阳痿、遗精者不宜使用。多食损血脉，滑精气，妇人多食发带疾。大量食用会导致中毒。

郁李仁　Yuliren

《医心方》

【来源】本品为蔷薇科植物郁李 *Prunus japonica* Thunb、欧李 *Prunus humilis* Bge. 或长柄扁桃 *Prunus pedunculata* Maxim. 的成熟种子。别名小李仁、大李仁、山梅子。

【性味与归经】辛、苦、甘，平。入大肠、小肠、脾经。

【功效主治】润肠通便，利水消肿。适用于津枯肠燥、食积气滞、腹胀便秘、水肿、脚气、小便不利。

【用量用法】3~9g，煎服。

【主要成分】含有苦杏仁甙、脂肪油、挥发性有机酸、粗蛋白质、纤维素、淀粉、油酸。还含有皂甙及植物甾醇、维生素 B_1 等。

【药理作用】具有泻下、抗炎、镇痛作用。

【使用注意】阴虚液亏者、孕妇慎用。

任务四　祛风湿药

凡以祛风湿、解痹痛为主要功效，用以治疗痹证的药物，称为祛风湿药。

痹证多属慢性疾病，治疗时间较长，为便于服用，可作酒剂或丸散剂服用。本类药多辛香苦燥，易耗伤阴血，故阴亏血虚者慎用。

木瓜　Mugua

《名医别录》

【来源】本品为蔷薇科植物贴梗海棠 *Chaenomeles speciosa*（Sweet）Nakai 的干燥近成熟果实。

【性味归经】酸，温。归肝、脾经。

【功效主治】1. 舒筋活络，用于风湿痹痛、筋脉拘挛及脚气肿痛。系治疗风湿顽痹、筋脉拘急的要药。

2. 除湿和胃，用于湿浊中阻所致的吐泻转筋。

另外，本品尚有消食生津之效，可用于消化不良、津伤口渴等。

【用量用法】6~9g，煎服。

【主要成分】本品含齐墩果酸、苹果酸、维生素 C、枸橼酸、酒石酸以及皂苷等。

【药理作用】有保肝、抑菌、抗肿瘤等作用。

【使用注意】胃酸过多者忌用。

五加皮　Wujiapi

《神农本草经》

【来源】本品为五加科植物细柱五加 *Acanthopanax gracilistylus* W. W. Smith 的干燥根皮。习称"南五加皮"，又称刺五加皮。

【性味归经】辛、苦，温。归肝、肾经。

【功效主治】1. 祛风湿，补肝肾，用于风湿痹痛及四肢拘挛。

2. 补肝肾，强筋骨，用于肝肾不足、腰膝酸软及小儿行迟。

3. 利水，用于水肿及脚气浮肿。

【用量用法】5~10g，煎服。

【主要成分】本品含丁香苷、刺五加苷、β－谷甾醇、β－谷甾醇葡萄糖苷、硬脂酸、棕榈酸、亚麻酸、挥发油等。

【药理作用】五加皮有抗炎、镇痛、镇静、抗应激作用。能降低血糖，并能抗肿瘤。

【使用注意】凡阴虚火旺、舌干口燥者忌用。

任务五　化湿药

凡以化湿运脾为主要功效，主治湿阻中焦的药物，称为芳香化湿药，即化湿药。

本类药多属辛香温燥之品，易耗气劫阴，故阴虚血燥及气虚者应当慎用；且其气芳香，富含挥发油，不宜久煎，如入汤剂多后下，避免降低疗效。

藿香　Huoxiang
《名医别录》

【来源】本品为系唇形科多年生草本植物广藿香 *Pogostemon cablin*（Blanco）Benth. 的干燥地上部分。又称土藿香。

【性味归经】辛，微温。归脾、胃、肺经。

【功效主治】1. 化湿，用于湿阻中焦证。为芳香化湿之要药。

2. 解暑，用于暑湿及湿温初起等病证。宜治暑月外感风寒。

3. 止呕，用于多种呕吐。不论寒热虚实之呕吐皆可。

【用量用法】3~10g，煎服。鲜品加倍。

【主要成分】含挥发油。挥发油中主要成分为广藿香醇，还有苯甲醛、丁香油酚、桂皮醛等。

【药理作用】有促进胃液分泌、抗菌等作用。

【使用注意】阴虚火旺者忌用。

砂仁　Sharen
《药性本草》

【来源】本品为系姜科多年生草本植物阳春砂 *Amomum villosum* Lour. 、绿壳砂 *Amomum villosum* Lour. var. xanthioides T. L. Wu et Senjen 或海南砂 *Amomum longiligulare* T. L. Wu 的干燥成熟果实。又称缩砂仁。

【性味归经】辛，温。归脾、胃、肾经。

【功效主治】1. 化湿行气，用于湿阻中焦及脾胃气滞证。本品功专中焦脾胃，为醒脾和胃之良药。

2. 温中止泻，用于脾胃虚寒之吐泻。可单用或研末吞服，亦可配干姜、附子等温里散寒药同用。

3. 安胎，用于妊娠气滞恶阻及胎动不安等病证。

【用量用法】3~6g，煎服。宜后下。

【主要成分】阳春砂含挥发油和皂苷，挥发油中主要成分为右旋樟脑、龙脑、乙酸龙脑酯、柠檬烯、橙花叔醇等。缩砂含挥发油，挥发油中主要成分为樟脑、莰烯等。

【药理作用】能增强胃的功能，促进消化液的分泌，可增进肠道蠕动等。

【使用注意】阴虚火旺者慎服。

豆蔻　Doukou

《名医别录》

【来源】本品为姜科植物白豆蔻 *Amomum kravanh* Pierre ex Gagnep. 或爪哇白豆蔻 *Amomum compactum* Soland ex Maton 的干燥成熟果实。

【药性】辛，温。归肺、脾、胃经。

【功效主治】1. 化湿行气，用于湿阻中焦及脾胃气滞证。

2. 温中止呕，尤以胃寒湿阻气滞呕吐最为适宜。

【用法用量】煎服，3~6g，入汤剂宜后下。

【主要成分】含挥发油，挥发油中主要成分为桉叶素、莳草烯及其环氧化物。

【药理作用】能促进胃液分泌，增进胃肠蠕动，制止肠内异常发酵，祛除胃肠积气；并能止呕。

【使用注意】热性呕吐者不宜用。

佩兰　Peilan

《神农本草经》

【来源】本品为菊科多年生草本植物佩兰 *Eupatorium fortunei* Turcz. 的干燥地上部分。又名兰草、女兰。

【性味归经】辛，平。归脾、胃、肺经。

【功效主治】1. 化湿，用于湿阻中焦证。为化湿和中之要药。

2. 解暑，用于外感暑湿及湿温初起等病证。

【用量用法】3~10g，煎服，鲜品加倍，不宜久煎。

【主要成分】含挥发油，油中含聚伞花素、乙酸橙花醇酯、麝香草氢醌等。

【药理作用】有抑菌、抗病毒、祛痰作用。

【使用注意】阴虚血燥、气虚者慎服。

任务六　利水渗湿药

凡是以通利水道、渗泄水湿为主要功效，主治水湿内停病证的药物，称为利水渗湿药，即利湿药。本类药物易耗伤阴津，故阴亏津少、肾虚遗精遗尿者，应慎用或忌用。

茯苓　Fuling

《神农本草经》

【来源】本品为多孔菌科真菌茯苓 *Poria cocs*（Schw.）Wolf 的干燥菌核。又名松苓。

【性味归经】甘、淡，平。归心、肺、脾、肾经。

【功效主治】1. 利水渗湿，用于水肿、小便不利等病证。为利水渗湿之要药。

2. 健脾，用于脾虚诸证。

3. 安神，用于心悸、失眠等病证。

【用量用法】10~15g，煎服。

【主要成分】本品含 β–茯苓聚糖、茯苓酸、蛋白质、脂肪、卵磷脂、胆碱、组氨酸、麦角甾醇等。

【药理作用】有利尿、镇静、抗肿瘤、保肝、抑菌、增强免疫功能的作用。

【使用注意】阴虚而无湿热者慎服。

 知识链接

茯苓全身都是宝，黑色外皮称为"茯苓皮"，皮层下的赤色部分称为"赤茯苓"，菌核中间抱有松根者称"茯神"。其中茯神长于宁心安神，赤茯苓长于清热利湿，而茯苓皮则专攻于利水消肿。

薏苡仁　Yiyiren
《神农本草经》

【来源】本品为禾本科植物草本薏 *Coicis Coix lachryma – jobi* L. var. *ma – yuen*（Roman.）stapf 的干燥成熟种仁。又称薏米。

【性味归经】甘、淡，微寒。归脾、胃、肺经。

【功效主治】1. 利水渗湿，尤宜于脾虚湿滞证。

2. 健脾止泻，用于脾虚泄泻等病证。

3. 除痹，用于湿痹、筋脉拘挛等病证。可单用煮粥，长期服用。

4. 清热排脓，用于肺痈或肠痈等病证。

【用量用法】9～30g，煎服。渗利湿热宜生用；健脾止泻宜炒用。

【主要成分】含脂肪油、薏苡仁酯、薏苡仁油、薏苡多糖等。

【药理作用】有抗肿瘤、解热、镇静、镇痛等作用。

【使用注意】脾虚无湿、大便燥结者慎服。

任务七　温里药

凡是以温里散寒为主要功效，主治里寒证的药物，称为温里药。

本类药物多辛热燥烈，易动火劫阴，故凡实热证、阴虚火旺或津血亏少者当忌用，孕妇及气候炎热时宜慎用。

实例分析

实例　姜分为干姜、生姜和炮姜。大家知道干姜可以温中散寒，那另外两种姜有什么用途？

问题　1. 生姜、干姜和炮姜用途一样吗？

2. 如果不一样，有什么不同？

答案解析

干姜　Ganjiang
《神农本草经》

【来源】本品为姜科姜 *Zingiber officinale* Rosc. 的干燥根茎。

【性味归经】辛，热。归脾、胃、肾、心、肺经。

【功效主治】1. 温中散寒，用于脾胃寒证。为温暖中焦之主药。

2. 回阳通脉，用于亡阳证。

3. 温肺化饮，用于寒饮咳喘。

【用量用法】3～10g，煎服。

【主要成分】含挥发油，挥发油中主要成分是姜烯、水芹烯、姜烯酮、姜辣素、姜酮、姜醇等。

【药理作用】有镇痛、抗炎、止呕、解痉、促进胃肠运动、促消化、强心等作用。

【使用注意】阴虚内热，或血热出血者忌用。

即学即练

主治脾胃寒证或亡阳证。称为温暖中焦之主药的温里药是（　　）。

答案解析　　A. 生姜　　　B. 炮姜　　　C. 干姜　　　D. 高良姜　　　E. 薏苡仁

吴茱萸　Wuzhuyu
《神农本草经》

【来源】本品为芸香科植物吴茱萸 *Evodia rutaecarpa*（Juss.）Benth.、石虎 *Evodia rutaecarpa*（Juss.）Benth. var. *officinalis*（Dode）Huang 或疏毛吴茱萸 *Evodia rutaecarpa*（Juss.）Benth. var. *bodinieri*（Dode）Huang 的干燥近成熟果实。

【性味归经】辛、苦，热。有小毒。归肝、脾、胃、肾经。

【功效主治】1. 散寒止痛，用于寒滞肝脉诸痛证。既可散肝之寒邪，又可疏肝之郁滞，为治寒郁肝脉诸痛之要药。

2. 降逆止呕，能温中散寒，疏肝降逆止呕，为治胃寒、脾胃虚寒及肝胃不和之呕吐的常用药。

3. 助阳止泻，用于虚寒泄泻。为脾肾阳虚之五更泄之常用药。

【用量用法】2～6g，煎服。外用适量。

【主要成分】含有挥发油、吴茱萸酸、吴茱萸碱、吴茱萸啶酮、吴茱萸精、吴茱萸苦素等。

【药理作用】有抗溃疡、止呕、镇痛、强心、促进血液循环等作用。

【使用注意】不宜多服久服，阴虚火旺者当忌用。

高良姜　Gaoliangjiang
《名医别录》

【来源】本品为姜科植物高良姜 *alpinia officinarun* Hance 的干燥根茎。又称良姜。

【性味归经】辛，热。归脾、胃经。

【功效主治】1. 散寒止痛，本品辛散温通，能散寒止痛，为治胃寒脘腹冷痛之常用药。

2. 温中止呕，本品性热，能温散寒邪、和胃止呕。治胃寒呕吐，多与半夏、生姜等同用；治虚寒呕吐，常与党参、茯苓、白术等同用。

【用法用量】煎服，3～6g。研末服，每次3g。

【主要成分】本品含挥发油，辛辣成分高良姜酚、高良姜素等。

【药理作用】有镇痛、抗炎、抗血栓、抗菌等作用。

【使用注意】不宜多服久服，阴虚火旺者忌用。

任务八　理气药

凡以疏畅气机为主要功效，主治气滞或气逆证的药物，称为理气药。

本类药性多辛温香燥，易耗气伤阴，故气虚阴亏者当慎用。破气药孕妇应当忌用。且本类药物气味多芳香，故不宜久煎。

陈皮　Chenpi
《神农本草经》

【来源】本品为芸香科植物橘 *Citrus reticulate* Blanco 或其栽培变种植物的干燥成熟果皮。又称广陈皮、新会皮、橘皮。

【性味归经】辛、苦，温。归脾、肺经。

【功效主治】1. 理气健脾，用于脾胃气滞证。本品辛行温通、芳香醒脾，为理气健脾之要药。

2. 燥湿化痰，用于湿痰、寒痰咳嗽等病证。本品为治痰之要药。

【用量用法】3～10g，煎服。

【主要成分】含有黄酮类化合物、挥发油、微量元素等。

【药理作用】调节胃肠平滑肌运动、助消化、抗溃疡、保肝利胆、祛痰平喘、抗氧化、抗炎、抗菌、抗病毒、止血、抗过敏等作用。

【使用注意】气虚、阴虚者慎服。

知识链接

陈皮自古以来以陈久者橘皮为佳，故名陈皮。鲜橘皮较为辛辣，气燥而烈，久置之后辛辣之味减弱，行而不峻，温而不燥，故临床常多用陈皮。

香附　Xiangfu
《名医别录》

【来源】本品为莎草科多年生草本植物莎草 *Cyperus rotundus* L. 的干燥根茎。

【性味归经】辛、微苦、微甘，平。归肝、三焦经。

【功效主治】1. 疏肝理气，用于肝郁气滞诸痛证。本品为疏肝解郁、行气止痛之要药，无论寒热虚实皆可应用。

2. 调经止痛，用于肝郁月经不调、痛经及乳房胀痛等病证。本品为调经止痛之要药。常与当归、柴胡及青皮等药相伍。

【用量用法】6～10g，煎服。醋炙止痛作用增强。

【主要成分】含挥发油、生物碱、黄酮类化合物及糖类化合物等。

【药理作用】有松弛内脏平滑肌、促进胆汁分泌、抑制子宫收缩、抗炎镇痛等作用。

【使用注意】气虚无滞者慎服。

薤白 Xiebai

《神农本草经》

【来源】本品为百合科多年生草本植物小根蒜 *Allium macrostemon* Bge. 或薤 *Allium chinense* G. Don 的干燥鳞茎。又称小根蒜、山蒜。

【性味归经】辛、苦，温。归肺、胃、大肠经。

【功效主治】1. 通阳散结，本品辛散苦降，温通滑利，既能温通胸阳，又善散阴寒痰湿之凝滞，为治胸痹之要药。

2. 行气导滞，用于脘腹胀痛及泻痢后重等病证。

【用量用法】5～10g，煎服。

【主要成分】本品含大蒜氨酸、甲基大蒜氨酸、大蒜糖等，含有前列腺素等。

【药理作用】有预防动脉粥样硬化作用；对痢疾杆菌、金黄色葡萄球菌、肺炎球菌有抑制作用。

【使用注意】气虚无滞者忌用，阴虚及内热者慎用，不耐蒜味者不宜用。

任务九 消食药

凡以消化食物积滞为主要攻效的药物，称为消食药，又称消导药。

消食药具有消化食积、健脾开胃、和中的功效，从而治疗饮食积滞证。广泛应用于宿食停留、脾胃虚弱所致的饮食不消、脘腹胀满、嗳气吞酸等。

山楂 Shanzha

《神农本草经集注》

【来源】本品为蔷薇科山楂属植物山里红 *Crataegus pinnatifida* Bge. var. major N. E. Br. 或山楂 *Crataegus pinnatifida* Bge. 的干燥成熟果实。

【性味归经】酸、甘，微温。归脾、胃、肝经。

【功效主治】1. 消食化积，用于各种食积证，尤以消油腻肉积见长。

2. 行气散瘀，用于泻痢腹痛、疝气痛及瘀血所致的胸胁痛、痛经、闭经、产后腹痛等。

3. 化浊降脂，用于高脂血症、冠心病、高血压病等。

【用量用法】煎服，10～15g；大剂量可用至30g。生山楂、炒山楂、焦山楂长于消食积，焦山楂、山楂炭长于止泻痢。

【主要成分】本品含黄酮类、三萜类、脂肪酸、维生素 C、无机盐等。

【药理作用】促进消化；降脂、抗动脉粥样硬化；强心、抗心律失常；降血压；抗氧化等。

【使用注意】胃酸分泌过多者或脾胃虚弱者慎用。

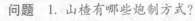 实例分析

实例 山楂的用途很多，有生食鲜山楂、山楂片泡茶、山楂炮制后入药等，山楂能缓解饮食不节导致的嗳气腹胀、腹痛腹泻等不适。

问题 1. 山楂有哪些炮制方式？

2. 山楂有哪些功效？

答案解析

鸡内金　Jineijin

《神农本草经》

【来源】本品为雉科动物家鸡 *Gallus gallus domesticus* Brisson 的干燥沙囊内壁，又称鸡肫皮。

【性味归经】甘、平。归脾、胃、小肠、膀胱经。

【功效主治】1. 健胃消食，用于饮食积滞，小儿疳积之证。本品消食力强，可用于多种食积证。

2. 涩精止遗，用于肾虚遗尿、遗精。

3. 通淋化石，用于泌尿系结石或胆结石等。

【用量用法】煎服，3~10g；研末服，效果较煎剂好，每次1.5~3g。

【主要成分】本品含胃激素、角蛋白、微量胃蛋白酶、淀粉酶、多种维生素、微量元素及多种氨基酸等。

【药理作用】促进胃液分泌量、助消化；抗动脉粥样硬化等。

【使用注意】无积滞者慎服。

任务十　止血药

凡能使机体内外出血停止的药物，称为止血药。

止血药具有治疗各种出血病证的功效，广泛应用于咳血、咯血、吐血、衄血、尿血、便血、崩漏以及外伤出血等。

槐花　Huaihua

《日华子本草》

【来源】本品为豆科植物槐 *Sophora japonica* L. 的干燥花及花蕾，花蕾称为"槐米"。

【性味归经】苦，微寒。归肝、大肠经。

【功效主治】1. 凉血止血，用于血热出血诸证，尤善清泄大肠之火，对痔血、便血等最为适宜。

2. 清泻肝火，用于肝火上炎证。

【用法用量】煎服，10~15g。止血多炒用，清热降火宜生用。

【主要成分】本品含三萜皂苷、黄酮类化合物、脂肪酸、β-谷甾醇等。

【药理作用】能显著缩短出血时间；有抗菌作用等。

【使用注意】脾胃虚寒及体内无实火者慎用。

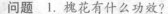 实例分析

　　实例　俗语说"门前一颗槐，不是招宝，就是进财"，槐在中国各地都有种植，开花时香气清幽，槐花常用来制作槐花饺子、槐花煎饼等食物，也有人用槐花煮水来清火。

　　问题　1. 槐花有什么功效？

　　　　　2. 槐的哪些部分还可以入药？

答案解析

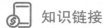
知识链接

　　槐角为槐的成熟果实，其功效与槐花相似，兼能润肠，常与地榆、当归、防风、黄芩、枳壳同用，制为槐角丸。治五种肠风泻血：粪前有血名外痔，粪后有血名内痔，大肠不收名脱肛，谷道四面胬肉如奶名举痔，头上有孔名为瘘。

三七 Sanqi
《本草纲目》

【来源】 本品为五加科植物三七 *Panax notoginseng*（Burk.）F. H. Chen 的根，别名参三七、田七、金不换等。

【性味归经】 甘、微苦，温。归肝、胃经。

【功效主治】 1. 止血散瘀，用于体内外各种出血，兼有瘀滞者尤宜。有止血不留瘀，化瘀不伤正的特点。

2. 消肿定痛，用于跌打损伤、瘀滞肿痛、痈疽破烂等。为伤科之要药。

【用法用量】 煎服，3～10g；研末吞服，1～1.5g。外用适量，研末涂或调敷。

【主要成分】 本品主要含皂苷、黄酮苷、氨基酸类化合物、多糖类化合物、挥发油含烯类化合物等。

【药理作用】 抗凝、抗心律失常、提高免疫功能、镇痛、抗炎、抗肿瘤等。

【使用注意】 孕妇慎服。

任务十一　活血化瘀药

　　凡以通行血液、消散瘀血为主要作用的药物，称为活血化瘀药。

　　活血化瘀药具有行血活血，使血脉通畅、瘀滞消散的功效，用于治疗瘀血病证，如癥瘕积聚、疮疡肿痛、月经不调、跌扑损伤等。

桃仁 Taoren
《神农本草经》

【来源】 本品为蔷薇科植物桃 *Prunus persica*（L.）Batsch 或山桃 *Prunus davidiana*（Carr.）Franch. 的成熟种子，别名扁桃仁、大桃仁等。

【性味归经】 苦、甘，平。有小毒。归心、肝、大肠经。

【功效主治】 1. 活血化瘀，用于血行瘀滞诸证。因善行滞血，祛瘀力强，故又称为破血药，是治疗多种血行瘀滞病证的常用药。

2. 润肠通便，用于肠燥便秘证。

3. 止咳平喘，用于肺气不降证。

【用法用量】 煎服，5～10g，捣碎用；制霜宜包煎。

【主要成分】 本品主要含苦杏仁苷、甾醇类化合物、有机酸类化合物、蛋白质等。

【药理作用】 有改善血流动力学，抗凝、抗血栓形成，润肠通便，抗炎，镇咳，促进子宫收缩等作用。

【使用注意】 本品有小毒，不可过服，孕妇忌用。

知识链接 ---

　　中药的毒性作为中药的性能之一，自古就比较重视，用药得当，毒可攻毒，用之不当，无毒也有毒。在有毒中药的使用过程中，应当注意以下四点：一是辨证施治，二是采用合适的入药剂型，三是把握用药剂量，四是适当选取佐使药物。随证加减、随时观察，才能去毒存用，用好每一味药物。

益母草　Yimucao
《神农本草经》

【来源】本品为唇形科植物益母草 *Leonurus japonicas* Houtt. 的新鲜或干燥地上部分，别名益母蒿、益母艾等。

【性味归经】苦、辛，微寒。归心、肝、膀胱经。

【功效主治】1. 活血调经，用于妇产科病证如痛经、月经不调、产后恶露不尽等，为妇产科要药，故名益母。

　　2. 利水消肿，用于瘀水互结之水肿及小便带血者。

　　3. 清热解毒，用于跌打损伤、痈疮、皮疹等。

【用法用量】煎服，10～30g；入膏、丸剂；外用捣敷、煎水洗。

【主要成分】本品主要含生物碱、萜类化合物、黄酮类化合物等。

【药理作用】有较强的兴奋子宫作用；能抗血小板聚集，抗血栓形成；保护心肌；提高细胞免疫功能；改善急性肾功能衰竭等。

【使用注意】无瘀滞及血虚者忌用。

任务十二　化痰止咳平喘药

　　凡以消除或祛除痰液、减轻或制止咳嗽和喘息为主要作用的药物，称为化痰止咳平喘药。

　　化痰止咳平喘药具温化、清化痰邪，止咳平喘的功效。从而治疗咳喘、中风、眩晕、瘰疬等病证。

桔梗　Jiegeng
《神农本草经》

【来源】本品为桔梗科植物桔梗 *Platycodon grandiflorum*（Jacq.）A. DC. 的根，别名铃当花。

【性味归经】苦、辛，平。归肺经。

【功效主治】1. 宣肺祛痰，用于肺气郁闭证所致的咳嗽痰多等。本品借助升提肺气而引诸药上行，被称为舟楫之剂。

　　2. 利咽，用于咽喉肿痛、喑哑、失音等。

　　3. 排脓，用于肺痈。

【用法用量】煎服，3～15g；或入丸、散剂。

【主要成分】本品主要含桔梗皂苷、桔梗皂苷元、黄酮类化合物、甾醇类化合物等。

【药理作用】能增加支气管黏液分泌、镇咳，抗炎，抗溃疡，扩血管，镇静，降血糖，降胆固醇等。

【使用注意】大剂量服用本品，可见恶心、呕吐。胃溃疡者慎服。

答案解析

即学即练

功能祛痰止咳、利咽、解毒排脓的药物是（   ）。

A. 皂荚　　　　B. 前胡　　　　C. 白前　　　　D. 桔梗　　　　E. 半夏

川贝母　Chuanbeimu

《神农本草经》

【来源】本品为百合科植物川贝母 *Fritillaria cirrhosa* D. Don、暗紫贝母 *Fritillaria unibracteata* Hsiao et K. C. Hsia、甘肃贝母 *Fritillaria przewalskii* Maxim.、太白贝母 *Fritillaria taipaiensis* P. Y. Li、布贝母 *Fritillaria unibracteate* Hsiao et k. c. Hsia var. wabuensis（S. Y. Tang et S. C. Yue）Z. D. Liu，S. Wang et S. C. chen 或梭砂贝母 *Fritillaria delavayi* Franch. 的鳞茎。别名贝母、川贝。

【性味归经】苦、甘，微寒。归肺、心经。

【功效主治】1. 化痰止咳，用于痰热郁肺证，以内伤久咳、燥热咳嗽者为宜。

2. 消肿散结，用于热结所致的肺痈、乳痈、瘰疬。

【用法用量】煎服，3～10g；研末服，1～2g。

【主要成分】本品主要含多种生物碱等。

【药理作用】镇咳、祛痰；降血压；抑菌等。

【使用注意】反乌头。脾胃虚寒及寒痰、湿痰者慎用。

实例分析

实例　张某，男，70 岁。近日傍晚外出后出现咳嗽时作，咳吐少量黄黏痰，咽痛，无恶寒发热，自行用川贝炖雪梨，服用 2 天后，咳嗽较前明显缓解。

问题　1. 川贝母有哪些功效？

2. 此案例中使用的是川贝母，请问可以使用浙贝母吗？川贝母与浙贝母的联系与区别是什么？

答案解析

胖大海　Pangdahai

《神农本草经》

【来源】本品为梧桐科植物胖大海 *Sterculia Lychnophora* Hance 的成熟种子。

【性味归经】甘，寒。归肺、大肠经。

【功效主治】1. 清肺利咽，用于肺热咳嗽证所致干咳无痰、咽喉肿痛等。

2. 润肠通便，用于大肠积热证。

【用法用量】开水泡服或煎服，2～4 枚。

【主要成分】本品种子外层主要含胖大海素，果皮含半乳糖、阿拉伯糖等。

【药理作用】杀菌；促进肠蠕动；能减轻痉挛性疼痛等。

【使用注意】年老体虚、便溏者慎用。

罗汉果 Luohanguo
《岭南采药录》

【来源】本品为葫芦科植物罗汉果 *Siraitia grosvenori* (Swingle) C. Jeffrey ex A. M. Lu et Z. Y. zhang 的果实。

【性味归经】甘，凉。归肺、大肠经。

【功效主治】1. 清肺化痰止咳，用于肺中郁热证所致的咳嗽、气喘等。

2. 利咽，用于咽喉红肿疼痛，声嘶喑哑。

3. 润肠通便，用于津伤便秘证。

【用法用量】煎服或泡服，10～30g。

【主要成分】本品主要含三萜皂苷类化合物，尚有大量的葡萄糖、蛋白质，种仁含有脂肪酸等。

【药理作用】镇咳、祛痰；促进排便；提高免疫功能、保肝、抑菌；降血糖等。

【使用注意】肺寒者慎用。

白果 Baiguo
《日用本草》

【来源】本品为银杏科植物银杏 *Ginkgo biloba* L. 的成熟种子，别名银杏子，佛指甲等。

【性味归经】甘、苦、涩，平，有毒。归肺经。

【功效主治】1. 敛肺定喘，用于哮喘咳嗽日久者，尤其是肺肾两虚之气喘者常用。

2. 止带缩尿，用于带下，尿频，遗尿，遗精。

【用法用量】捣碎煎服，5～10g。

【主要成分】本品主要含银杏毒素、蛋白质、脂肪、淀粉、多种氨基酸等。

【药理作用】能抑制多种致病菌；有一定的祛痰、免疫抑制、抗过敏等作用。

【使用注意】本品有毒，不可多食。

即学即练

答案解析

具有止咳平喘，止带之功的药物是（　　）。

A. 白果　　　B. 半夏　　　C. 苏子　　　D. 枇杷叶　　　E. 桑白皮

任务十三　安神药

凡以安神定志为主要作用的药物，称为安神药。安神药以镇惊或养心作用达到安神的功效，应用于心悸怔忡、失眠多梦、癫狂、惊风等病证。

酸枣仁 Suanzaoren
《神农本草经》

【来源】本品为鼠李科植物酸枣 *Ziziphus jujuba* Mill. Var. spinosa (Bunge) Hu ex H. F. Chou 的干燥成熟种子。别名枣仁、酸枣核等。

【性味归经】甘、酸，平。归心、肝经。

【功效主治】1. 宁心安神，用于心阴血不足证，为养心安神之要药。

2. 养肝，用于肝阴血虚证。

3. 敛汗，用于盗汗、自汗。

【用法用量】煎服，9~15g；研末吞服，1.5~2g。

【主要成分】本品主要含生物碱、三萜类化合物、黄酮类化合物，尚有大量的脂肪油、氨基酸、维生素C等。

【药理作用】有抑制中枢兴奋作用；抗心律失常、心肌缺血；抗氧化；益智；降血压、降血脂等。

【使用注意】有实邪者慎服。

实例分析

实例　《圣惠方》记载："治骨蒸，心烦不得眠卧，酸枣仁二两。以水二大盏半，研滤取汁，以米二合煮作粥，候临熟，入地黄汁一合，更微煮过。不即时候食之。"名曰酸枣仁粥。

问题　1. 酸枣仁有什么功效？

2. 酸枣仁可以直接服用吗？

答案解析

任务十四　补虚药

凡以补益虚弱为主要作用的药物，称为补虚药。

补虚药具补益之功效，通过调节人体气血阴阳虚衰的病理偏颇，从而治疗虚证，广泛应用于神疲乏力、自汗、面色苍白、闭经、骨蒸潮热、盗汗、肢厥等。

人参　Renshen
《神农本草经》

【来源】本品为五加科植物人参 *Panax ginseng* C. A. Mey. 的根。别名生晒参、红参、生晒山参等。

【性味归经】甘、微苦，微温。归脾、肺、心、肾经。

【功效主治】1. 大补元气，用于汗吐泻下、大出血以及其他疾病所致气虚欲脱者，为救急固脱之要药。

2. 补益心脾肺肾，具有大补元气、复脉固脱、益气摄血的功效，为补肺、补脾之要药。

3. 生津止渴，用于热伤气津之口渴及消渴证。

4. 安神定志，用于气血不足之心神不安证。

【用法用量】入药宜文火另煎，分次兑服，一般3~10g，大剂量30g；研末吞服，1~2g。

【主要成分】本品主要含多种人参皂苷、人参多糖、倍半萜类化合物、脂肪酸、酚酸、甾醇类化合物、磷脂、黄酮类化合物等多种成分。

【药理作用】有抗休克；强心，抗缺氧和保护心肌；抗应激；提高免疫功能；增强造血功能；调节中枢神经系统兴奋过程和抑制过程的平衡，抗疲劳；降血脂；降血糖；抗肿瘤；延缓衰老等作用。人参的药理活性常因机体机能状态不同而呈双向作用。

【使用注意】不宜与萝卜、藜芦及茶同食。

党参 Dangshen

《本草从新》

【来源】本品为桔梗科植物党参 *Codonopsis pilosula*（Franch.）Nannf.、素花党参 *Codonopsis pilosula* Nannf. var. *modesta*（Nannf.）L. T. Shen 或川党参 *Codonopsis tangshen* Oliv. 的干燥根。别名上党参、黄参等。

【性味归经】甘，平。归脾、肺经。

【功效主治】1. 补益脾肺，用于肺脾气虚轻证，此为本品的主要作用。

2. 补血生津，用于气虚致血虚津亏证。

【用法用量】煎服，9～30g。

【主要成分】本品主要含多糖、生物碱、氨基酸、甾醇等。

【药理作用】增强机体应激能力；增强机体免疫功能；延缓衰老；抗溃疡；升红细胞和血红蛋白；辅助抗肿瘤；升血糖等。

【使用注意】本品不宜与藜芦同用。

西洋参 Xiyangshen

《增订本草备要》

【来源】本品为五加科植物西洋参 *panax quinquefolium* L. 的根。别名花旗参、洋参等。

【性味归经】甘、微苦，凉。归心、肺、脾、肾经。

【功效主治】1. 补气养阴，用于气阴两伤证，尤其是肺气虚及肺阴虚证。本品补益元气之力弱于人参。

2. 清火生津，用于热伤气津所致的消渴、口干等。

【用法用量】另煎兑服，3～6g。

【主要成分】本品主要含三萜皂苷类化合物、糖类化合物、多炔类化合物、脂肪酸、磷脂、氨基酸、甾体化合物、维生素等。

【药理作用】有中枢抑制作用；能改善学习记忆能力，提高免疫功能，抗心律失常，抗疲劳，抗肿瘤等。

【使用注意】本品不宜与藜芦同用。

 实例分析

实例　有很多人喜欢用人参或者西洋参泡茶，提高机体免疫功能、抗疲劳，但同时有人食用后出现鼻出血、胸闷等不适症状。

问题　1. 两种参有区别吗？

2. 两种参各有什么功效？

答案解析

太子参 Taizishen

《中国药用植物志》

【来源】本品为石竹科植物异叶假繁缕（孩儿参）*Pseudostellaria heterophylla*（Miq.）Pax ex Pax et Hoffm. 的块根。别名孩儿参、童参等。

【性味归经】甘、微苦，平。归脾、肺经。

【功效主治】益气补阴，用于肺脾气阴两虚证。本品作用平和，为补气药中清补之品，多入复方，作为病后调补之药。

【用法用量】煎服，9~30g。

【主要成分】本品主要含环肽化合物、皂苷类化合物、脂肪酸及酯类化合物、甾醇类化合物、磷脂类化合物、多糖、氨基酸、微量元素等。

【药理作用】延缓衰老；增强免疫功能；调节消化功能；抗疲劳；抗应激等。

【使用注意】本品不宜与藜芦同用。

📖 知识链接

人参力强峻猛，主治元气虚脱的危重证候；党参性平和，益气养阴，主治气虚兼津伤；西洋参味苦性寒，益气清火生津，主治气阴两伤兼有虚火；太子参补益之力较前弱，兼补脾肺之阴。

黄芪 Huangqi
《神农本草经》

【来源】本品为豆科植物蒙古黄芪 *Astragalus membranaceus*（Fisch.）Bge. var. mongholicus（Bge.）Hsiao 或膜荚黄芪 *Astragalus membranaceus*（Fisch.）Bunge 的根。别名黄耆、绵黄芪等。

【性味归经】甘，微温。归脾、肺经。

【功效主治】1. 补气升阳、益卫固表，用于脾肺气虚证。凡气虚血亏之证皆可应用，为补中益气之要药。

2. 托毒生肌，用于气血不足致痈疽脓成不溃。

3. 利尿消肿，用于气虚水肿，小便不利。本品为治疗气虚水肿之要药。

【用法用量】煎服，9~30g。

【主要成分】本品主要含皂苷类化合物、多糖、异黄酮、脂肪酸、微量元素等。

【药理作用】有增强机体免疫功能，延缓衰老、抗氧化，升高白细胞、红细胞、血小板，保护心血管系统，抗炎，抗病毒，抗血栓等作用。

【使用注意】实证及阴虚阳亢者慎服。

大枣 Dazao
《神农本草经》

【来源】本品为鼠李科植物枣 *Ziziphus jujuba* Mill. 的成熟果实。别名红枣。

【性味归经】甘，温。归脾、胃、心经。

【功效主治】1. 补中益气，用于脾胃虚弱，气血不足。

2. 养血安神，用于心血不足证，为治疗脏躁之要药。

3. 缓和药性，用于药性峻猛或者有毒方剂中，可以保护胃气。

【用法用量】劈破煎服，6~15g 或 3~12 枚。

【主要成分】本品主要含多糖、生物碱、三萜酸类化合物、皂苷、甾醇类化合物、维生素 C 等。

【药理作用】催眠和提高睡眠质量；护肝；增强肌力；提高免疫功能；抗氧化、延缓衰老；抗肿瘤等。

【使用注意】痰湿内盛、蛔积腹痛、齿病者慎服。

甘草　Gancao

《神农本草经》

【来源】本品为豆科植物甘草 *Glycyrrhiza uralensis* Fisch.、胀果甘草 *Glycyrrhiza inflata* Batal. 或光果甘草 *Glycyrrhiza glAbra* L. 的根及根茎。别名甜草、蜜甘、粉草等。

【性味归经】甘，平。归心、肺、脾、胃经。

【功效主治】1. 补益心脾，用于心脾两虚证。补脾气时，其作用缓和，常作辅药使用，能"助参芪成气虚之功"。

2. 祛痰止咳，用于咳喘证。

3. 缓急止痛，用于脘腹挛急疼痛及四肢挛急作痛。

4. 清热解毒，用于热毒证，亦可辅助解多种药物和食物之毒。

5. 缓和药性，用于缓解某些药物的刺激性及调和汤药的味道。

【用法用量】煎服，3~10g。生用清热解毒，余蜜炙。

【主要成分】本品主要含三萜皂苷类化合物、黄酮类化合物、香豆素类化合物、生物碱、多糖等。

【药理作用】抑菌、抗病毒；有肾上腺皮质激素样作用；抗心律失常；保肝、抗溃疡；抗炎；镇咳、祛痰；抗肿瘤；解毒；抗氧化等。

【使用注意】反大戟、芫花、甘遂、海藻。湿浊中阻而脘腹胀满、呕吐及水肿者禁服。

山药　Shanyao

《神农本草经》

【来源】本品为薯蓣科植物薯蓣 *Dioscorea opposita* Thunb. 的根茎。别名薯蓣等。

【性味归经】甘，平。归脾、肺、肾经。

【功效主治】1. 益气养阴，用于消渴证之气阴两虚。

2. 补肺健脾固肾，用于三脏气阴亏虚证。补肺力度较和缓，本品为补脾健运之佳品。

【用法用量】煎服，15~30g。

【主要成分】本品主要含薯蓣皂苷元、多巴胺、山药碱、氨基酸、山药多糖、微量元素、甾醇类化合物等。

【药理作用】降血糖；抗溃疡；调节免疫功能；抗氧化；降血脂等。

【使用注意】实邪者慎服。

当归　Danggui

《神农本草经》

【来源】本品为伞形科植物当归 *Angelica sinensis*（*Oliv.*）Diels. 的根。别名干归、马尾当归、马尾归等。

【性味归经】甘、辛，温。归肝、心、脾经。

【功效主治】1. 补血调经，用于血虚诸证。本品既为补血之圣药，又为妇科调经之要药。

2. 活血止痛，用于痛经，闭经，跌打损伤，痹痛。为活血行瘀之要药。

3. 润肠通便，用于血虚肠燥便秘证。

【用法用量】煎服，6~15g。

【主要成分】本品含挥发油、多糖、有机酸、磷脂、氨基酸、无机元素等。

【药理作用】双向调节子宫平滑肌、抗促性腺激素；促白细胞、红细胞、血红蛋白恢复；抗血栓、降血脂、抗动脉硬化；抗心肌缺血；调节免疫功能；保肾；抗氧化、延缓衰老；抗炎镇痛；抗肿瘤等。

【使用注意】便溏者慎用。

阿胶　Ejiao
《神农本草经》

【来源】本品为马科动物驴 *Equus asinus* L. 的皮，经漂浸去毛后熬制而成的胶块。别名驴皮胶、傅致胶、盆覆胶。

【性味归经】甘，平。归肺、肝、肾经。

【功效主治】1. 补血，用于血虚诸证。本品为血肉有情之品，为补血要药，尤其以治疗出血而致的血虚证为佳。

2. 止血，用于出血诸证，为止血要药。

3. 滋阴润燥，用于阴虚证。

【用法用量】烊化兑服，5～15g。

【主要成分】本品主要含骨胶原、赖氨酸、精氨酸、胱氨酸、天门冬氨酸、谷氨酸等。

【药理作用】促进造血功能；止血；增加钙吸收；抗休克；提高免疫功能；抗疲劳等。

【使用注意】脾胃虚弱者慎用。

龙眼肉　Longyanrou
《神农本草经》

【来源】本品为无患子科植物龙眼树 *Dimocarpus longan* Lour. 的假种皮。别名桂圆。

【性味归经】甘，温。归心、脾经。

【功效主治】1. 补气养血，用于心脾两虚、气血不足证。

2. 安神，用于气血两虚所致的失眠，心悸怔忡，健忘等。

【用法用量】煎服，一般 10～20g，大量 30～60g。

【主要成分】本品主要含葡萄糖、蛋白质、脂肪和维生素等。

【药理作用】增强体质；抗焦虑；镇痛等。

【使用注意】有痰、饮、湿、火者忌服。

桑椹　Sangshen
《新修本草》

【来源】本品为桑科植物桑 *Morus alba* L. 的果穗。别名桑果。

【性味归经】甘、酸，寒。归肝、肾经。

【功效主治】1. 滋补阴血，用于肝肾阴虚证。本品作用平和。

2. 润燥，用于阴液亏耗证所致的口渴、消渴、便秘。

【用法用量】煎服，10～15g；或熬膏。

【主要成分】本品主要含维生素 B_1、维生素 B_2、胡萝卜素、脂肪酸、磷脂等。

【药理作用】提高免疫功能；促进造血功能等。

【使用注意】脾胃虚寒便溏者禁服。

黑芝麻　Heizhima

《神农本草经》

【来源】本品为脂麻科植物脂麻 *Sesamum indicum* L. 的成熟种子。别名乌麻子、黑油麻等。

【性味归经】甘，平。归肝、肾、大肠经。

【功效主治】1. 益精养血，用于精血亏虚证。本品性平和，极具营养，为滋养佳品，可延年益寿。

2. 润肠通便，用于肠燥便秘证。

【用法用量】煎服，9～15g；或入丸、散剂。

【主要成分】本品主要含油酸、亚油酸、植物甾醇、蛋白质、糖类、磷脂等。

【药理作用】抗氧化、延缓衰老；降血糖；降血压等。

【使用注意】便溏者慎服。

北沙参　Beishashen

《本草汇言》

【来源】本品为伞形科植物珊瑚菜 *Glehnia littoralis* Fr. Schmidt ex Miq. 的根。别名辽沙参等。

【性味归经】甘、微苦，微寒。归肺、胃经。

【功效主治】1. 养阴清肺，用于肺阴虚有热证。

2. 益胃生津，用于胃阴虚有热证。

【用法用量】煎服，5～10g。

【主要成分】本品主要含淀粉、多糖、香豆素类化合物、生物碱等。

【药理作用】免疫抑制；降温、镇痛；抑制肿瘤细胞增生等。

【使用注意】反藜芦。

石斛　Shihu

《神农本草经》

【来源】本品为兰科植物霍山石斛 *Dendrobium huoshanense* C. Z. Tang et S. J. Cheng、鼓槌石斛 *Dendrobium chrysotoxum* Lindl.、流苏石斛 *Dendrobium fimbriatum* Hook. 或金钗石斛 *Dendrobium nobile* Lindl. 的茎。别名林兰等。

【性味归经】甘，微寒。归胃、肾经。

【功效主治】1. 生津益胃，用于胃阴虚有热证。

2. 养阴清热，用于肾阴虚有热证。

【用法用量】煎服，6～12g；鲜品加倍。

【主要成分】本品主要含生物碱类化合物、多糖等。

【药理作用】促进胃液分泌；延缓衰老；降低血黏度；抗肿瘤等。

【使用注意】《本草经集注》："恶凝水石、巴豆。畏僵蚕、雷丸。"

麦冬　Maidong

《神农本草经》

【来源】本品为百合科植物麦冬 *Ophiopogon japonicus*（Linn. f.）Ker - Gawl. 的块根。别名麦门冬。

【性味归经】甘、微苦，微寒。归心、肺、胃经。

【功效主治】1. 滋阴润肺，用于肺阴虚有热证。

2. 益胃生津，用于胃阴虚有热证。

3. 清心除烦，用于心阴虚有热证。

【用法用量】煎服，6～15g。

【主要成分】本品主要含多种甾体皂苷、黄酮类化合物、氨基酸、多聚糖等。

【药理作用】提高免疫功能；降血糖；抗缺氧；清除自由基、延缓衰老等。

【使用注意】虚寒泄泻、风寒或者寒湿内侵者禁用。

枸杞子　Gouqizi

《神农本草经》

【来源】本品为茄科植物宁夏枸杞 *lycium bArbarum* L. 的成熟果实。别名枸杞红实、甜菜子等。

【性味归经】甘，平。归肝、肾经。

【功效主治】1. 补肾益精，用于肾精亏虚证，为平补肾精肝血之药。

2. 养肝明目，用于肝阴亏虚证所致的视物不清、两目干涩等。

【用法用量】煎服，10～15g。

【主要成分】本品主要含甜菜碱、多糖、多种氨基酸、维生素C、微量元素等。

【药理作用】增强免疫功能；延缓衰老；抗肿瘤；保肝、降血脂；促进造血功能；降血糖；降血压；抑菌等。

【使用注意】脾虚便溏者慎服。

即学即练

具有补肝肾阴、益精、补血，明目功效的药物是（　　）。

A. 百合　　　B. 麦冬　　　C. 玉竹　　　D. 石斛　　　E. 枸杞子

答案解析

鹿茸　Lurong

《神农本草经》

【来源】本品为脊椎动物鹿科梅花鹿 *Cervus nippon* Temminck 或马鹿 *Cervus elaphus* Linnaeus 等雄鹿头上尚未骨化而带茸毛的幼角，别名斑龙珠。

【性味归经】甘、咸，温。归肾、肝经。

【功效主治】1. 补肾阳、益精血、强筋骨，用于肾阳虚衰，精血不足所致的腰膝无力，小儿五迟。

2. 调冲任，用于冲任不固所致的崩漏、带下等。

3. 托疮毒，用于疮肿久溃不敛或久陷不起者。

【用法用量】入丸散剂，1～3g。

【主要成分】本品主要含雌二醇、脂肪酸、氨基酸、多胺类化合物、微量元素等。

【药理作用】抗氧化、延缓衰老；增强性功能、促进生殖系统发育；增强免疫功能；防治骨质疏松等。

【使用注意】有热者忌用。

冬虫夏草　Dongchongxiacao

《本草从新》

【来源】　本品为麦角菌科植物冬虫夏草菌 Cordyceps sinensis（BerK.）Sacc. 寄生在蝙蝠蛾科昆虫幼虫上的子座及幼虫尸体的复合体。别名虫草等。

【性味归经】　甘，温。归肺、肾经。

【功效主治】　1. 温补肾精，用于肾阳不足，精血亏少证。

2. 补肺固表，用于肺肾亏虚所致的劳嗽痰血等。本品为平补肺肾之佳品。

【用法用量】　煎服，5~15g；或入丸、散剂。

【主要成分】　本品主要含粗蛋白、脂肪、维生素、烟酸、多糖、微量元素等。

【药理作用】　增强免疫功能；抗肿瘤；保肾；保肝；改善肺功能、祛痰；抗自由基、延缓衰老；镇静等。

【使用注意】　有表邪者慎用。

任务十五　收涩药

以收敛固涩为主要作用的药物，称为收涩药。

收涩药多酸涩，具有治疗各种滑脱病证的功效，多应用于久咳、自汗、盗汗、脱肛、遗精、尿频、遗尿、带下等。

乌梅　Wumei

《神农本草经》

【来源】　本品为蔷薇科植物梅 Prunus mume（Sieb.）Sieb. Et Zucc. 的近成熟果实，别名黑梅、熏梅等。

【性味归经】　酸、涩，平。归肺、大肠、脾、肝经。

【功效主治】　1. 敛肺止咳，用于肺虚证所致的久咳不止。

2. 涩肠止泻，用于泄泻、痢下日久。本品为治疗久泻、久痢的常用药。

3. 止血，用于崩漏、便血等。

4. 生津止渴，用于虚热烦渴。

5. 安蛔，用于蛔厥证。本品极酸，为安蛔良药。

【用法用量】　煎服，3~10g。止血止泻宜炒炭用。

【主要成分】　本品主要含枸橼酸、苹果酸、琥珀酸等有机酸，齐墩果酸样物质，黄酮类化合物，甾醇类化合物等成分等。

【药理作用】　抑菌，抑制蛔虫活动，抑制肠道蠕动，抗肿瘤；乌梅炭能缩短凝血时间等。

【使用注意】　不宜多食久食。

莲子　Lianzi

《神农本草经》

【来源】　本品为睡莲科植物莲 Nelumbo nucifera Gaertn. 的成熟种子。别名莲蓬子等。

【**性味归经**】甘、涩，平。归脾、心、肾经。

【**功效主治**】1. 补脾止泻止带，用于脾虚久泻、带下等。

2. 益肾固精止带，用于肾虚精关不固证。

3. 养心安神，用于心肾不交所致的心神不宁、失眠等。

【**用法用量**】煎服，10～15g。

【**主要成分**】本品主要含淀粉、脂肪酸、蛋白质等。

【**药理作用**】调脂减肥；抗氧化；抗炎抑菌；抗抑郁等。

【**使用注意**】大便燥结者禁用。

 实例分析

实例　莲子是莲的成熟种子，在生活中常见，新鲜的莲子可直接食用，肉质细嫩，夏日可清心除烦。莲子还可用来煮粥、煲汤，口感清爽，营养价值也高。

问题　1. 莲子还有哪些功效？

2. 莲还有哪些部位可以入药？

答案解析

目标检测

答案解析

一、选择题

（一）A 型题（最佳选择题）

1. 既能解肌发表，又能升阳止泻的药物是（　　）

A. 升麻　　　　　　B. 葛根　　　　　　C. 柴胡　　　　　　D. 薄荷

2. 薄荷的主要成分是（　　）

A. 黄酮类化合物　　B. 挥发油　　　　　C. 生物碱　　　　　D. 皂苷类化合物

3. 兼有养阴生津的清热药是（　　）

A. 金银花　　　　　B. 生地黄　　　　　C. 栀子　　　　　　D. 升麻

4. 兼有利水消肿的润下药是（　　）

A. 郁李仁　　　　　B. 地黄　　　　　　C. 芦根　　　　　　D. 升麻

5. 治疗肉食积滞的药物是（　　）

A. 麦芽　　　　　　B. 山楂　　　　　　C. 神曲　　　　　　D. 鸡内金

6. 下列属于桃仁功效的是（　　）

A. 解毒消肿　　　　B. 通经止痛　　　　C. 利水渗湿　　　　D. 润肠通便

7. 在许多方剂中都可发挥调和药性作用的药物是（　　）

A. 白术　　　　　　B. 黄芪　　　　　　C. 山药　　　　　　D. 甘草

8. 具有安蛔功效的药物是（　　）

A. 乌梅　　　　　　B. 五倍子　　　　　C. 罂粟壳　　　　　D. 桑螵蛸

（二）X 型题（多项选择题）

1. 对解表药叙述正确的有（　　）

    A. 发散表邪　　　　　　　B. 解除表证　　　　　　　C. 发汗

    D. 可用于水肿　　　　　　E. 可用于风湿痹痛

2. 决明子的功效主治包括（　　）

    A. 清热明目　　　　　　　B. 润肠通便　　　　　　　C. 行气宽中

    D. 解鱼蟹毒　　　　　　　E. 生津止渴

3. 砂仁的功效主治包括（　　）

    A. 化湿行气　　　　　　　B. 温中止泻　　　　　　　C. 安胎

    D. 湿阻中焦及脾胃气滞证　E. 胎动不安

4. 吴茱萸的功效主治包括（　　）

    A. 温中散寒　　　　　　　B. 降逆止呕　　　　　　　C. 安胎

    D. 助阳止泻　　　　　　　E. 胎动不安

二、综合问答题

1. 简述清热药的概念及本类药物的特点。

2. 简述薄荷的功效主治有哪些。

3. 简述藿香的功效主治有哪些。

4. 槐花的主要功效和主治有哪些？

5. 山楂与鸡内金功效主治方面有何异同？

三、实例解析题

1. 李某，女，46 岁。因前日淋雨 1 次，次日感觉上身酸痛，浑身无力，怕冷，遇冷风吹背尤重，日渐加重，食欲欠佳，舌淡苔白，脉缓。试解析患者病证，并为其推荐中药。

2. 张某，男，72 岁。因习惯性便秘，近几日感觉复发，脘腹胀满，3 日未排便，喜冷恶热，口干舌燥，舌红苔黄，脉滑数。试解析患者病证，并为其推荐中药。

3. 赵某，女，48 岁。平时身体健康，近期因生活变故悲伤过度，自觉全身乏力、头晕，无心理会生活及工作事宜，食欲减退，夜寐稍欠佳，舌淡，苔薄白，脉细弱。赵某的朋友准备买些补品给她调理身体，面对药房诸多参类，不知选取哪一种比较合适，请帮忙选择并给予理由。

书网融合……

知识回顾　　　　　　微课　　　　　　习题

项目二　食物类

学习引导

食物，顾名思义为可食用之物，是指能被食用并经消化吸收后构成机体供给活动所需的能量或调节生理机能的无毒物质。唐朝《黄帝内经太素》中记载："空腹食之为食物，患者食之为药物"，反映出中医药"药食同源"的思想。

古代医药学家将中药的"四性""五味"理论运用到食物之中，认为每种食物同药材一样，具有寒热温凉之属性，亦有温阳补阴之功效。因此我们在药膳的加工制作过程中，不仅要重视药材、食材"四气""五味"的选择，更要重视药材与食材的合理配伍，方能制作出美味可口，且具有防治功效的中药药膳。

本单元主要是以食物功效的分类详述食物的基原、别名、性味、归经、功效应用、食用方法和注意事项。

任务一　粮食类 微课1

学习目标

1. **掌握**　粳米、糯米、小麦、玉米、黄豆、绿豆、甘薯和马铃薯的性味、归经、功效应用。
2. **熟悉**　小米的性味、归经、功效应用。
3. **了解**　芋头的性味、功效。

一、谷物类

谷物作为中国人的传统饮食，在我国的膳食中占有重要的地位。"谷物"涵盖的范围较广，包括大米、小麦、小米、大豆及其他杂粮。共同性味特点：甘、平，无毒，具有健脾益气和胃等作用，用于脾胃虚弱证，主要提供碳水化合物。

粳米

【来源】为禾本科植物粳稻的种仁。别名大米、粳米、白米、稻米。

【性味归经】性平，味甘。归脾、胃经。

【功效应用】具有补中益气、健脾养胃、止烦渴、止泄之功效，可用于脾胃虚弱引起的口淡纳差、腹胀腹泻、呕吐、口干渴、诸虚百损等。

【**食用方法**】制成粥、米饭、米糕等。

【**使用注意**】糖尿病患者不宜多吃。

 实例分析

　　实例　白虎汤出自《伤寒论》，由石膏、知母、粳米、炙甘草组成，以清热生津见长，主治伤寒阳明经证。现已广泛应用于气分、肺胃等各种无形热盛证，疗效甚佳。粳米在方中能起到益胃生津的功效，万不可弃之。

答案解析

　　问题　1. 粳米能够辅助药品治疗疾病的原理是什么？

　　　　　　2. 试举一例以粳米为原料的药膳方。

糯米

【**来源**】为禾本科植物糯稻的种仁。别名元米、江米。

【**性味归经**】性温，味甘。归脾、胃、肺经。

【**功效应用**】具有补中益气、健脾养胃、止虚汗、固胎的功效。适用于脾胃虚寒所致的反胃、食欲减少、泄泻和气虚引起的汗出、气短无力、妊娠胎动等。

【**食用方法**】可以制作成八宝粥、糯米团子、糙米糕、粽子等。此外，糯米还可以用来酿酒。

【**使用注意**】糯米难以消化水解，脾胃虚弱者，应该少食。

小米

【**来源**】为禾本科植物粟的种子。别名粟米。

【**性味归经**】性凉，味甘、咸。归脾、胃、肾经。

【**功效应用**】具有健脾和胃、补益虚损、安神的功效，可用于腹胀泄泻、神疲乏力及睡眠欠佳者。

【**食用方法**】煎汤或煮粥。

【**使用注意**】产后不能完全以小米为主食，应注意搭配。

玉米

【**来源**】为禾本科植物玉蜀的种子。别名玉蜀、苞米、玉高粱、棒子。

【**性味归经**】性平，味甘。归胃、肾、膀胱经。

【**功效应用**】有健脾开胃、利尿通淋、利胆、降压、降血脂的作用，适用于口淡纳差、腹胀腹泻、小便不利、胆道疾病、高血压、高血脂患者食用。

【**食用方法**】可以煮食或蒸食，也可做成各种玉米加工品。

【**使用注意**】玉米发霉后会产生致癌物质，严禁食用。

小麦

【**来源**】为禾本科植物小麦的种子。别名麸麦。

【**性味归经**】性凉，味甘。归心、脾、肾经。

【**功效应用**】具有养心安神、健脾益肾、除烦止渴的功效。可用于心神不宁，失眠，妇女脏躁证表现为烦躁不安、精神抑郁、悲伤欲哭者。

【**食用方法**】可做成面条、馒头、面包等多种食物。

【使用注意】小麦面畏汉椒、莱菔子。舌苔厚腻、胃脘痞满者忌吃小麦面食。

二、豆类

豆类食物总的特点是以味甘、性平为主，无毒，大部分具有补脾益气、利水消肿或清热作用。常用于脾胃虚弱证。

现代营养学表明，豆类主要含有蛋白质、不饱和脂肪酸、水溶性维生素、维生素、微量元素，是天然的营养佳品。

黄豆

【来源】为豆科植物大豆的种子。别名大豆。

【性味归经】性平，味甘。归脾、肾、大肠经。

【功效应用】具有益气补虚、温中暖下、益肾补阳、清热解毒、明目降压的功效。适用于脾气虚弱、消化不良、疳积泻痢、疮痈肿毒、肾气不足等。

【食用方法】可直接作为菜食，也可制成豆制品食用。

【使用注意】1. 黄豆易造成腹胀，消化不良者应少食。

2. 黄豆含有大量的嘌呤碱，能加重肝、肾的代谢负担。因此，肝肾功能不全者应慎食。

绿豆

【来源】为豆科植物绿豆的种子。别名青小豆。

【性味归经】性凉，味甘。归心、胃经。

【功效应用】具有清热解毒、消暑除烦、止渴健胃等功效，可用于暑热烦渴、疮毒痈肿等。

【食用方法】烧饭煮粥皆可。

【使用注意】脾胃虚寒者忌用；绿豆不宜煮得过烂，以免降低清热解毒的功效。

赤小豆

【来源】为豆科植物赤豆的种子。别名赤豆、红小豆。

【性味归经】性平，味甘、酸。归心、小肠经。

【功效应用】具有利尿消肿，健脾祛湿、退黄、养血、通乳等功效。可用于水肿、脚气、黄疸、气血不足及乳汁不通等。

【食用方法】可煮饭、煮粥，还可制成点心。

【使用注意】本品能通利水道，故尿多之人忌食。不可生食。

📖 **知识拓展**

此"红豆"非彼"红豆"

相思豆和赤小豆外形相仿，容易误食而导致中毒。相思豆为豆科攀缘藤本植物，又名红豆、相思子、爱情豆等，生长于我国南方，不同于我们日常生活中常吃的赤小豆（红小豆）。相思豆中含相思子毒蛋白，并含相思子碱、海巴佛林、胡芦巴碱及相思子酸等。相思子毒蛋白的毒性强烈，在非常低的浓度时，即可使红细胞发生凝集和溶血反应，对黏膜有强烈的刺激性，对其他细胞也产生毒害作用。

三、薯类

薯类作物又称根茎类作物，主要包括甘薯、马铃薯、芋类等。薯类是为人们提供蛋白质、碳水化合物的主要食物之一。

甘薯

【来源】 为薯蓣科植物甘薯的块茎。别名红薯、地瓜、番薯。

【性味归经】 性平、味甘。归脾、胃、大肠经。

【功效应用】 健脾益气、润肠通便。用于气虚乏力，大便干结等，在民间也有用它来治疗湿疹、黄疸、疳积等。

【食用方法】 可作为主食，可蒸、煮、烤食，又可加工成各种食品。

【使用注意】 发芽出现黑斑者严禁食用，消化不良及胃病患者不宜大量食用。

芋头

【来源】 为天南星科植物芋的块茎。别名毛芋。

【性味归经】 性平，味甘、辛。归脾、肺、胃经。

【功效应用】 补中益气、通便解毒、外用消肿止痛。可用于中气不足，虚弱乏力，大便干结及瘰疬痰核等。

【食用方法】 可作蔬菜，也可代粮，食用方法多种。

【使用注意】 1. 生者有毒，严禁食用。

2. 芋头含有较多的淀粉，食用过多会导致腹胀。

3. 芋头不宜与香蕉同食。

4. 气滞引起的胸闷、腹胀和两胁胀痛者忌食芋头。

马铃薯

【来源】 为茄科植物马铃薯的块茎。别名土豆、洋芋。

【性味归经】 味甘，性微寒。归脾、胃、大肠经。

【功效应用】 具有健脾和胃，缓急止痛，通利大便的功效。可用于脾胃虚弱、消化不良、脘腹痛及大便不畅的患者。现代研究表明，马铃薯含钾离子能置换体内钠离子，对高血压有辅助治疗作用。

【食用方法】 马铃薯有多种吃法，烹、炒、烧、炖均宜。

【使用注意】 生芽者严禁食用，因为含有少量龙葵碱，会引起呼吸麻痹。

即学即练

下列食物归脾胃经的是（　　）。

答案解析　A. 粳米　　　　B. 杏　　　　C. 芝麻　　　　D. 枸杞

任务二　蔬菜类

学习目标

1. **掌握**　冬瓜、丝瓜、南瓜、胡萝卜、莲藕、水芹和菠菜的性味、归经、功效应用。
2. **熟悉**　苦瓜、黄瓜、大白菜和卷心菜的性味、归经、功效应用。
3. **了解**　西红柿和空心菜的性味、功效。

　　蔬菜是供人们食用的植物类食物的总称。蔬菜中含有大量水分，通常为70%～90%，此外还含有少量蛋白质、脂肪、糖类、维生素、无机盐及膳食纤维。蔬菜类常分为瓜茄、根茎、茎叶三大类。

一、瓜茄类

苦瓜

【**来源**】为葫芦科植物苦瓜的果实。别名凉瓜。

【**性味归经**】性寒，味苦。归心、肝、脾、胃、肺经。

【**功效应用**】具有清热祛暑、明目解毒、利尿凉血之功效。可用于暑热烦渴、暑疖、痱子、目赤肿痛、尿血等。

【**食用方法**】可炒食、煮汤。

【**使用注意**】脾胃虚寒者慎用。

冬瓜

【**来源**】为葫芦科冬瓜属一年生蔓生或架生草本植物冬瓜的果实。别名白瓜、东瓜。

【**性味归经**】性凉，味甘、淡。归肺、大肠、小肠、膀胱经。

【**功效应用**】具有消热、利水、消肿的功效。对肝硬化腹水、肾炎水肿等疾病有良好的辅助治疗作用。

【**食用方法**】煮食。

【**使用注意**】1. 腹泻便溏、胃寒疼痛者忌食生冷冬瓜。

2. 月经来潮期间和寒性痛经者慎用。

3. 冬瓜与醋、鲫鱼相克，不宜配伍。

丝瓜

【**来源**】为葫芦科植物丝瓜或粤丝瓜的鲜嫩果实。别名天吊瓜、絮瓜、砌瓜。

【**性味归经**】性寒，味甘。归肝、胃经。

【**功效应用**】具有益气、通乳、化痰热之效，可用于疲乏、乳汁不通及痰多色黄者。

【**食用方法**】可凉拌炒食、烧食、做汤食或取汁用以食疗。

【**使用注意**】体寒者不宜。

南瓜

【来源】为葫芦科植物南瓜的果实。别名麦瓜、番南瓜、窝瓜。

【性味归经】性温，味甘。归脾、胃经。

【功效应用】具有补中益气、消炎止痛、解毒杀虫的功效，可用于脾胃气虚、营养不良、蛔虫病等。

【食用方法】食用方法很多，炒食、做汤、做馅料皆可。

【使用注意】气滞湿阻之病忌服。南瓜不宜与羊肉同食。

黄瓜

【来源】为葫芦科植物黄瓜的果实。别名胡瓜、王瓜、刺瓜。

【性味归经】性凉，味甘。归脾、胃、小肠经。

【功效应用】具有清热利咽、清热解毒、利尿通淋的功效，可用于咽喉肿痛、目赤肿痛、水火烫伤、尿频尿急等。近代有人用于减肥。黄瓜尾部含有较多的苦味素，苦味素有抗癌作用。

【食用方法】煮食、生吃。

【使用注意】其性寒，与油脂相遇，会导致腹泻。

西红柿

【来源】为茄科番茄属一年生或多年生草本植物的果实。别名番茄。

【性味归经】性微寒，味甘、酸。归肝、胃、脾经。

【功效应用】具有生津止渴、健胃消食、补气血的功效。可用于口渴、食欲不振、气血不足等。近代研究表明，西红柿煮熟吃对前列腺疾病有辅助疗效。

【食用方法】可以生食、煮食，加工成番茄酱、番茄汁。

【使用注意】1. 青色未熟的西红柿不宜食。

2. 烧熟时稍微加些醋，就能破坏其中的有害物质番茄碱。

3. 西红柿忌与石榴同食。

二、根茎类

莲藕

【来源】为睡莲科植物莲的根茎节部。别名光藕节、藕节疤、藕。

【性味归经】性平，味甘、涩。归心、脾、胃经。

【功效应用】生用具有清热生津、凉血、散瘀之功，可用于热病烦渴、吐血、热淋等；熟者能益血、止泻，还能健脾、开胃。

【食用方法】藕可生食、烹食、捣汁饮，或晒干磨粉煮粥。

【使用注意】产妇不宜过早食用。

胡萝卜

【来源】为伞形科植物胡萝卜的根。别名红萝卜。

【性味归经】性平，味甘。归肺、胃、脾经。

【功效应用】具有健脾消食、润肠通便、行气化滞、明目等功效。可用于食欲不振、腹胀、便秘等，亦适宜于癌症、高血压病、夜盲症、干眼症、皮肤干糙症的辅助治疗。

【食用方法】煮食、凉拌。

【使用注意】吃胡萝卜时不要喝酒。

白萝卜

【来源】为十字花科萝卜属植物白萝卜的根。别名莱菔。

【性味归经】性辛，味甘。归肺、脾经。

【功效应用】具有清肺热、消食、解毒、生津、利尿、通便的功效。用于肺热、消化不良、痰多色黄、大小便不通畅等。

【食用方法】可生食，炒食，做药膳，煮食，煎汤，捣汁饮，或外敷患处。

【使用注意】1. 萝卜性偏寒凉而利肠，脾虚泄泻者慎用。

2. 白萝卜主泻、胡萝卜为补，所以二者不宜同服。

三、茎叶类

菠菜

【来源】为藜科植物菠菜的带根全草。别名波斯菜。

【性味归经】性凉，味甘。归胃、肠经。

【功效应用】具有养血、止血、滋阴、润燥、通便之功效。用于血虚、衄血、痔疮便血、消渴、大便不通等。

【食用方法】炒食、煮汤、做馅、凉拌均宜。

【使用注意】婴幼儿、缺钙、软骨病、肺结核、肾结石、腹泻者不宜食生菠菜。

大白菜

【来源】为十字花科植物大白菜的叶。别名黄芽菜。

【性味归经】性凉，味甘。归胃、肠、膀胱经。

【功效应用】具有通利肠胃、消食健胃、防癌抗癌的功效。用于大便不通、饮食乏味、癌症的防治等。近代研究表明，大白菜能降低人体胆固醇水平，增加血管弹性，常食可预防动脉粥样硬化。

【食用方法】大白菜可以生吃、烹食或腌渍。

【使用注意】虚寒体质的人慎用。

📱 **知识链接**

白菜含有一种叫作吲哚-3-甲醛的化合物，它能促进人体产生一种重要的酶，这种酶能够有效抑制癌细胞的生长和扩散。在防癌食品排行榜中，白菜仅次于大蒜名列第二。白菜含有的微量元素钼，能阻断亚硝胺等致癌物质在人体内的生成，达到预防癌症的目的。白菜含有丰富的维生素C，具有很强的抗氧化性，能够阻止致癌物质的生成和抑制癌细胞的繁殖。

卷心菜

【来源】为十字花科草本植物结球甘蓝的茎叶。别名包心菜、洋白菜、结球甘蓝。

【性味归经】性平，味甘。归胃、肠经。

【功效应用】具有益气安神、补肾强筋、理气止痛的功效，用于睡眠不佳、多梦、关节屈伸不利、胃脘疼痛者。近代研究表明，卷心菜具有抗衰老、提高免疫力、防治高血压、防癌及美容的作用。在德国其被誉为"菜中之王"。

【食用方法】 大多炒食、凉拌，也可制作泡菜。

【使用注意】 卷心菜比大白菜含有的粗纤维多，脾胃虚弱者慎用。

空心菜

【来源】 为旋花科植物蕹菜的茎、叶。别名瓮菜。

【性味归经】 性寒，味甘。归肝、大肠经。

【功效应用】 具有清热凉血、利尿、润肠通便、清热解毒、利湿止血等功效。用于鼻衄、便秘、淋浊、便血、痔疮、痈肿等。

【食用方法】 可调汤、凉拌、煮面。

【使用注意】 空心菜性寒滑利，故脾胃虚寒、大便溏泄者应慎食。

水芹

【来源】 为伞形科植物水芹的茎。别名水英、刀芹。

【性味归经】 性凉，味甘、平。归肺、胃、膀胱经。

【功效应用】 有清热通淋、止吐、止泻、止血、止带之效。用于尿频尿急、呕吐腹泻，崩漏，白带等。

【食用方法】 可炒、可拌、可熬、可煲。还可做成饮品。

【使用注意】 脾胃虚弱、大便稀溏者慎用。注意水芹与旱芹的区别。

即学即练

具有利肠通便、清热除烦功效的蔬菜是（　　）。

答案解析 　A. 白菜　　　B. 胡萝卜　　　C. 菠菜　　　D. 香菜

任务三　野菜类

学习目标

1. 掌握　马齿苋和鱼腥草的性味、归经、功效应用。
2. 熟悉　枸杞叶的性味、归经、功效应用。
3. 了解　食用马齿苋和鱼腥草的注意事项。

野菜是指非人工种植的、可以食用的植物，靠风力、动物等传播种子自然生长，是大自然的宝藏之一。野菜无污染、营养丰富、清新可口，是绝佳的食材之一。许多野菜都具有药用价值，下面介绍常见的三种野菜。

马齿苋

【来源】 为马齿苋科一年生草本植物。别名马齿草、马苋、马齿菜。

【性味归经】性寒，味酸。归肝、大肠经。

【功效应用】具有清热解毒、凉血止血、止痢、清热除痘的功效。用于热毒血痢、痈肿疔疮、湿疹、便血、痔血、崩漏下血、痢疾、青春痘等。

【食用方法】可炒食、凉拌、作菜馅、菜羹。

【使用注意】1. 脾胃虚寒者慎用。

2. 不宜与甲鱼同食，否则会导致消化不良、食物中毒等。

3. 孕妇忌用，因其能引起子宫收缩。

鱼腥草

【来源】为三白草科植物蕺菜的带根全草。别名紫背鱼腥草。

【性味归经】性寒、味辛。归肺经。

【功效应用】具有清肺热、解毒利湿、利尿通淋的功效。用于肺热证、肺脓疡、湿热证、小便不利及蚊虫叮咬等的治疗。

【食用方法】内服或煎水熏洗或外敷。

【使用注意】虚寒证及阴性外疡忌服。

枸杞叶

【来源】为茄科植物枸杞的叶子。别名枸杞苗、枸杞菜。

【性味归经】性凉，味苦、甘。归心、肺、脾、肾经。

【功效应用】有补肝益肾、生津止渴、明目之效。用于腰膝酸软、烦渴、目赤昏痛、障翳夜盲等。

【食用方法】内服：煎汤，煮食或捣汁；外用：煎水洗或捣汁滴眼。

【使用注意】煮的时间不宜过长。

即学即练

马齿苋的功效是（　　）。

A. 凉血止痢　　　　　B. 清热解毒　　　　　C. 养血止血

D. 健脾止泻　　　　　E. 利湿通淋

答案解析

任务四　食用菌类

学习目标

1. 掌握　香菇、蘑菇和木耳的性味、归经、功效应用。

2. 熟悉　金针菇的性味、归经、功效应用。

3. 了解　食用香菇、蘑菇、木耳的注意事项。

食用菌是指子实体硕大、可供食用的蕈菌（大型真菌），通称为蘑菇。中国已知的食用菌有 350 多种，常见的有：香菇、草菇、蘑菇、木耳、银耳、竹荪、松口蘑（松茸）、红菇、灵芝、虫草和牛肝菌等。

食用菌的营养丰富，富含蛋白质、氨基酸，其含量是一般蔬菜和水果的几倍到几十倍。食用菌脂肪含量很低，而其中70%左右是对人体健康有益的不饱和脂肪酸。食用菌富含维生素 B_1、维生素 B_{12}，食用菌还富含多种矿物质元素：磷、钾、钠、钙、铁、锌、镁、锰等及其他一些微量元素。另外，食用菌富含的多糖具有抗癌作用。

香菇

【来源】为侧耳科植物香蕈的子实体。别名香菌、冬菇。

【性味归经】性平、凉，味甘。归胃、肝经。

【功效应用】具有扶正补虚、健脾开胃、抗肿瘤的功效。用于脾胃虚弱、食欲不振、吐泻乏力等。

【食用方法】炒食、做汤均可。

【使用注意】香菇为发物，疮疡肿毒、痤疮属热证者应慎食。

金针菇

【来源】为伞菌目口蘑科金针菇属。别名朴菇、冬菇。

【性味归经】性寒，味甘、咸。归肝、胃经。

【功效应用】具有补肝、益肠胃、抗癌的功效。可用于肝病、胃肠道炎症、癌症等。

【食用方法】炖食、炒食、凉拌均可。

【使用注意】脾胃虚寒者不宜食用。

蘑菇

【来源】为蘑菇目蘑菇科双胞蘑菇的子实体。别名双孢蘑菇、白蘑菇、洋蘑菇、肉菌、蘑菇菌。

【性味归经】性平，味甘。归胃、肠、肺经。

【功效应用】具有消食开胃、补中益气的功效。可用于消化不良，气虚疲劳者。

【食用方法】炒食、煮食均可。

【使用注意】蘑菇为发物，故对蘑菇过敏的人要忌食。

木耳

【来源】为真菌类木耳科植物木耳的子实体。别名黑木耳、木茸。

【性味归经】性平，味甘。归肺、脾、大肠、肝经。

【功效应用】具有补气、养血、润肺、溶栓、消结石的功效。常用于气虚血亏，肺虚久咳，血液黏稠及各种结石等。

【食用方法】一般以干品泡发后，炒食，做汤或凉拌均可。

【使用注意】1. 孕妇不宜。

2. 虚寒溏泻者慎服。

🌀 知识链接 ━━

新鲜木耳中含有一种化学名称为"卟啉"的特殊物质，因为这种物质的存在，人吃了新鲜木耳后，经阳光照射会发生植物日光性皮炎，引起皮肤瘙痒。相比起来，干木耳更安全。因为干木耳是新鲜木耳经过暴晒处理的，在暴晒过程中大部分卟啉会被分解掉。食用前干木耳又要用水浸泡换两到三遍水，这会将剩余的毒素溶于水，使干木耳最终无毒。

即学即练

下列选项不是黑木耳的功效（ ）。

A. 清热化湿   B. 润肺止咳   C. 养血止血   D. 降压抗癌

答案解析

任务五　果品类

学习目标

1. **掌握**　梨、桃、柿子、黑芝麻和花生的性味、功效应用。
2. **熟悉**　橘子和核桃的性味、功效应用。
3. **了解**　柚子和松子的性味、功效应用。

一、鲜果类

水果是指多汁且大多数有甜味可直接生吃的植物果实，新鲜的水果不但含有丰富的营养且能够帮助消化，并有减缓衰老、减肥瘦身、美容美白、明目、抗癌、降低胆固醇和补充维生素等保健作用。

梨

【来源】为蔷薇科植物白梨、沙梨、秋子梨等栽培种的果实。别名果宗。

【性味归经】味甘、微酸，性凉。归肺、胃经。

【功效应用】具有益气养阴、润肺化痰、润肠通便、解酒毒的功效。可用于热病津伤之烦渴、消渴、热痰、便秘、饮酒过多等。

【食用方法】以鲜食为主。

【使用注意】脾虚便溏及寒嗽者忌服。

桃

【来源】为蔷薇科植物桃或山桃的成熟果实。别名毛桃、蜜桃。

【性味归经】性温，味甘、酸。归肝、胃、大肠经。

【功效应用】具有养阴、生津、润燥通便、活血美容的功效。可用于口渴、肠燥便秘、痛经、闭经、面色暗斑等。

【食用方法】除鲜食外，还可加工成桃脯、桃干等。

【使用注意】内热偏盛、易生疮疖者慎用、糖尿病患者不宜多食。婴儿、孕妇、妇女月经过多者忌食。

柿子

【来源】为柿科植物柿的果实。别名米果。

【性味归经】性寒，味甘、涩。入心、肺、脾、胃、大肠经。

【功效应用】具有润肺化痰、清热生津、涩肠止痢、健脾止呃的功效，用于痰热咳嗽、口渴、口疮、热痢、便血及呃逆等。

【食用方法】一般人均可以食用，可鲜食或晒干制成柿饼。

【使用注意】凡脾胃虚寒、外感咳嗽者不宜食用。

橘子

【来源】为芸香科植物橘的果实。别名桔子。

【性味归经】性凉，味甘、酸。入肺、胃经。

【功效应用】具有生津止渴、健脾消食、化痰止咳的功效。适用于口渴、消化不良及咳嗽痰湿等。

【食用方法】一般人均可以食用。

【使用注意】橘络也是一味良药，具有通络、化痰的功效。

柚子

【来源】为芸香科常绿果树柚的果实。别名文旦。

【性味归经】性寒，味甘、酸。

【归经】入肺、脾经。

【功效应用】具有清肺热、健脾胃、止久咳、止痒等功效。适用于肺热、消化不良、老年人久咳不愈及皮肤瘙痒等。

【食用方法】一般人均可以食用。生食或榨汁均可。

【使用注意】1. 服用中西药期间，不能吃柚子。

2. 服避孕药的女性应忌食，柚子会阻碍女性对避孕药的吸收。

3. 柚子性寒，脾虚泄泻者慎食。

二、干果类

干果，即果实成熟时果皮成干燥状态的果子或者加工后的果实。果实在完全成熟后，由于含水分多少不同，还有干果和肉果的分别，成熟后果皮干燥的果实叫干果。它们大多含有丰富的蛋白质、维生素、脂质等。

松子

【来源】为松科植物红松的种子。别名松子仁、红松果。

【性味归经】性平，味甘。归肝、肺、大肠经。

【功效应用】具有补肾益气、养血润肠、润肺止咳的功效。可用于肾气不足、血虚便秘、肺虚咳嗽等。特别适合用脑过度人群食用。

【食用方法】一般人群均可食用。怀孕期间吃些松子对孕妇和胎儿都有好处。

【使用注意】含油脂不易消化，不宜多食。

黑芝麻

【来源】为胡麻科植物芝麻的成熟种子。别名胡麻。

【性味归经】性平，味甘。归肝、肾、大肠经。

【功效应用】有补肝肾、润五脏、益气力、填脑髓的作用，可用于治疗肝肾精血不足所致的眩晕、须发早白、脱发、五脏虚损、肠燥便秘等。

【食用方法】日常生活中，人们吃的多是芝麻制品，如黑芝麻汤圆、黑芝麻糊、芝麻酱和芝麻香油等。

【使用注意】中医认为，芝麻是一种发物，凡患痈疽疮毒等皮肤病者，应忌食。

<h3 style="text-align:center">核桃</h3>

【来源】为胡桃科植物胡桃的种子。别名胡桃。

【性味归经】性温，味甘。归肾经。

【功效应用】有固精强腰、温肺定喘、润肠通便的功效。可用于肾虚便秘、肾虚腰痛、虚寒喘咳等。有益于补充大脑所需的卵磷脂，达到养脑的作用。

【食用方法】可熟食也可鲜食。

【使用注意】脾胃虚弱者慎用。

<h3 style="text-align:center">花生</h3>

【来源】为豆科植物落花生的种子。别名落花生、长生果、长寿果。

【性味归经】性平，味甘。归脾、肺经。

【功效应用】具有抗衰老、凝血止血、通乳、安神益智的功效。可用于妇女产后乳汁不足者、生长发育期的青少年、出血性疾病患者、老年人及记忆力衰退者。

【食用方法】花生可以直接生食、炒食、煮食，也可煎汤食用。其中炖食花生最好，可以避免营养素的破坏，而且口感潮润、易于消化。

【使用注意】过敏者禁食。胆道疾病患者、血黏度高、有血栓疾患者均不宜食用。

即学即练

下列具有开胃理气功效的是（　　）。

答案解析　　A. 橘子　　　B. 梨　　　C. 桃　　　D. 杏

<h1 style="text-align:center">任务六　禽肉类</h1>

📖 **学习目标**

1. 掌握　鸡肉、鸭肉和鹅肉的性味、归经、功效应用。
2. 熟悉　鸽肉的性味、归经、功效应用。
3. 了解　鸡肉、鸭肉、鹅肉和鸽肉的食用方法及注意事项。

肉类是人们普遍喜爱的食物之一，其营养丰富，味美可口，俗话说，"无肉不欢"。肉类中含有优质蛋白质、脂肪、无机盐、维生素等。食肉不仅能让人产生饱腹感，而且肉类中所含蛋白质更接近人体，容易被人体吸收，从而让身体强壮。肉类食物中，人食用较多的是禽肉和畜肉这两种。禽肉包括鸡肉、鸭肉、鹅肉等，禽肉以高蛋白、低脂肪、高营养含量而著称。

鸡肉

【来源】为雉科动物家鸡的肉。别名肉鸡、家鸡。

【性味归经】性平，味甘。归脾、胃、肝经。

【功效应用】具有温中补脾、益气养血、补肾益精的功效。适宜体虚乏力、脾胃虚弱、气血不足者食用，亦可用于肾虚所致的小便频数、遗精、耳鸣耳聋、月经不调的患者。

【食用方法】一般人均可以食用。鸡肉的烹调方法很多，不但适用于热炒、油炸、红酱、熏烤、炖汤，而且适合冷荤凉拌、拼盘。鸡汤更是滋补的最佳汤品。

【使用注意】1. 鸡汤不应饮汤弃肉，营养不仅仅在鸡汤里。

2. 鸡肉中的磷含量较高，服用含铁剂时不能食用鸡肉。

3. 多吃鸡肉易生痰，故体胖、患严重皮肤疾病者宜少食或忌食。

4. 痛风、动脉硬化、冠心病和高血脂患者忌饮或慎饮鸡汤。

5. 鸡肉不宜与兔肉、鲤鱼、大蒜、芝麻、菊花、芥末、糯米同时食用。

鸭肉

【来源】是鸭科动物家鸭的肉。别名鹜、家凫、舒凫。

【性味归经】性微凉，味甘、咸。归脾、胃、肺、肾经。

【功效应用】鸭肉的营养价值与鸡肉相仿。但在中医看来，鸭子吃的食物多为水生物，故其肉味甘性凉，有清补、和胃、益肾、清虚热、利水消肿、止咳化痰等作用。凡体内有虚热之人更适宜食鸭肉。

【食用方法】一般人均可以食用。

【使用注意】1. 忌与兔肉、鳖、鳖肉、杨梅、核桃、木耳、胡桃、荞麦同食。

2. 寒性体质者应少食。

3. 感冒时不宜食用。

鹅肉

【来源】为鸭科动物家鹅的肉。别名家雁、舒雁。

【性味归经】性平，味甘。归胃、脾、肺经。

【功效应用】具有补虚益气，益胃止渴的功效，用于身体虚弱，营养不良；口渴少津等。

【食用方法】一般人均可以食用。

【使用注意】皮肤疮毒、瘙痒、痼疾肿瘤者忌食。

鸽肉

【来源】为鸡鸽科动物鸽子的肉。别名肉鸽、鹁鸽。

【性味归经】性平，味咸。归肝、肾经。

【功效应用】古话说"一鸽胜九鸡"，鸽肉具有补益肾气、强壮性机能、丰肌肤、愈合伤口的功效。适宜于肾气不足、性功能减退、皮肤暗斑皱褶及手术后的患者。

【食用方法】一般人均可以食用。

【使用注意】鸽肉可能会影响到子宫收缩，月经期、孕妇慎用。

即学即练

鸭肉的食用注意事项（　　）。

A. 感冒可吃　　　　　　　　B. 可以与鳖肉同食

C. 寒性体质者应少食　　　　D. 可以与兔肉同食

答案解析

任务七　畜肉类　微课2

学习目标

1. **掌握**　猪肉、牛肉和羊肉的性味、归经、功效应用。
2. **熟悉**　猪肉、牛肉和羊肉的食用方法。
3. **了解**　猪肉、牛肉和羊肉的食用注意事项。

畜肉中的家畜主要是猪、牛以及羊。畜肉含蛋白质丰富，一般在10%～20%之间。瘦肉比肥肉含蛋白质多。畜肉类食品，不仅含有人体的必需氨基酸，而且比例恰当，容易消化吸收。

猪肉

【来源】 为猪科动物猪的肉。别名猪、豕。

【性味归经】 性平，味甘、咸。归脾、胃、肾经。

【功效应用】 具有补虚强身、滋阴润燥、润泽肌肤的作用。适宜于病后体弱、产后血虚、营养不良、皮肤干燥者食用。

【食用方法】 一般人均可以食用。可煮汤、红烧、熘、酱、爆、焖。

【使用注意】 1. 多食或冷食易引起腹胀腹泻。

2. "鱼生热，肉生痰"，湿热痰多者慎食，风寒及病初愈者慎食。

3. 食用猪肉后不宜大量饮茶，易引起便秘。

牛肉

【来源】 为牛科动物黄牛或水牛的肉。别名黄牛肉、水牛肉。

【性味归经】 性平，味甘。归脾、胃经。

【功效应用】 具有补脾胃、益气血、强筋骨的功效。适宜贫血、腰膝酸软、体虚患者食用。

【食用方法】 一般人均可以食用。煎、煮、烹、炒、炖均可，其中清炖牛肉的营养比较丰富。

【使用注意】 1. 湿疹、皮肤瘙痒、肝病及肾病的患者应慎食。

2. 牛肉的肌肉纤维较粗糙，不易消化，脾胃虚弱者不宜多吃。

羊肉

【来源】 为牛科动物山羊或绵羊的肉。别名山羊肉、绵羊肉。

【性味归经】 性热，味甘。归脾、肾、心经。

【功效应用】具有健脾益胃、补益肝肾的功效，用于治疗脾胃虚寒所致的反胃、身体瘦弱、畏寒等，还可用于肾虚所致的腰膝酸软、性功能障碍等。

【食用方法】一般人均可以食用。各种方法烹调均可。

【使用注意】1. 羊肉甘温大热，为发物，过多食用可诱发宿疾。

2. 不可以铜锅煮之。

3. 凡外感时邪或内有宿热者忌服。

即学即练

羊肉的功效是（　　）。

A. 健脾益胃，补益肝肾的功效　　　　B. 润肺止咳

答案解析　　C. 凉血止血　　　　　　　　　　　D. 降压抗癌

任务八　奶蛋类

📖 学习目标

1. **掌握**　牛奶、羊乳和鸡蛋的性味、归经、功效应用。
2. **熟悉**　鸭蛋的性味、归经、功效应用。
3. **了解**　牛奶、羊乳、鸡蛋和鸭蛋的食用注意事项。

一、乳类

乳类食品是指以乳或是乳制品为主要原料，经混合调制和特定的工艺处理加工而成的一类动物性食品。可分为液体乳类、乳粉类、炼乳类、乳脂肪类、干酪类、其他乳制品类。乳类各种营养素齐全，必需氨基酸组成种类适宜，易于被消化吸收，乳味平和，气味怡人。

牛奶

【来源】乳牛分泌的乳汁。别名牛乳。

【性味归经】性微寒，味甘。归心、肺、胃经。

【功效应用】牛奶是最古老的天然饮料之一，被誉为"白色血液"，具有补虚损、益肺胃、生津润肠之功效，用于久病体虚、气血不足、营养不良、胃病及便秘患者。

【食用方法】宜温服。

【使用注意】1. 牛奶忌久煮，不宜空腹喝。

2. 牛奶不宜与果汁、醋、韭菜、菜花、生鱼、橘子等一起食用。

羊乳

【来源】为牛科山羊属动物山羊或绵羊属动物绵羊的乳汁。别名羊奶。

【性味归经】性微温，味甘。归心、肺、胃经。

【功效应用】具有补虚、润燥、和胃、解毒的功效，用于虚劳羸瘦、反胃、口疮、漆疮、蜘蛛咬伤等。

【食用方法】宜温服。

【使用注意】1. 肾病患者不宜服用，以免加重肾脏负担。

2. 慢性肠炎患者不宜服用，避免产生腹部胀气。

二、蛋类

常见的蛋类有鸡、鸭、鹅和鹌鹑蛋等。各种禽蛋的结构都很相似，主要由蛋壳、蛋清、蛋黄三部分组成。各种蛋类蛋白质含量相似，全蛋为12%左右，蛋类氨基酸组成与人体需要最为接近，营养价值较高，蛋清中含有脂肪酸，易于吸收，蛋类中还含有铁、钾、钠。镁、磷等微量元素。蛋类含维生素较少。

鸡蛋

【来源】是母鸡所产的卵。别名鸡子、鸡卵、滚头、剥之、甩果。

【性味归经】性平，味甘。归心、脾、肺经。

【功效应用】具有益气养血、安神益智、安胎止汗的功效。可用于疲劳虚弱、心悸失眠、胎动不安、自汗盗汗等。

【食用方法】煎、煮、蒸均可。

【使用注意】因茶中含酸化物质，与鸡蛋中的铁元素结合，影响胃肠的消化，故应少吃。

鸭蛋

【来源】为鸭科动物家鸭的卵。别名鸭子、鸭卵。

【性味归经】性凉，味甘、咸。归肺、胃经。

【功效应用】具有滋阴清热、生津益胃的功效。可用于肺阴亏虚、干咳少痰、咽干咽痛、胃阴亏虚、口渴干呕、大便干燥等。

【食用方法】一般人均可以食用。

【使用注意】鸭蛋不宜与鳖鱼、李子、桑椹同食。

📖 **知识链接**

国际上通用的巴氏消毒法主要有两种：一种是将牛奶加热到62~65℃，保持30分钟。采用这一方法，可杀死牛奶中各种生长型致病菌，灭菌效率可达97.3%~99.9%，经消毒后残留的只是部分嗜热菌及耐热性菌以及芽孢等，但这些细菌占多数的是乳酸菌，乳酸菌不但对人无害反而有益健康。第二种方法是将牛奶加热到75~90℃，保温15~16秒，其杀菌时间更短，工作效率更高。但杀菌的基本原则是能将病原菌杀死即可，温度太高反而会有较多的营养损失。

巴氏杀菌奶指对鲜牛奶采用低温（一般为72℃~85℃）的巴氏杀菌法加工成的牛奶，巴氏杀菌既能够达到安全饮用标准，又能最大程度地保留鲜牛奶的营养和风味。巴士杀菌法由法国微生物学家路易·巴斯德发明而得名。

即学即练

鸡蛋的功效是（　　）。

A. 益气养血　　　　B. 温中缓急　　　　C. 凉血止血　　　　D. 降低胆固醇

答案解析

任务九　水产类

 学习目标

1. 掌握　鳝鱼、鳗鱼、黄花鱼和带鱼的性味、功效、应用。
2. 熟悉　泥鳅、虾、蟹和海参的功效、应用。
3. 了解　鲍鱼、牡蛎和墨鱼的功效、应用。

一、鱼类

鱼肉富含动物蛋白质和磷质等，营养丰富，滋味鲜美，易被人体消化吸收，对人类体力和智力的发展具有重大作用。鱼体的其他部分可制成鱼肝油、鱼胶、鱼粉等。

鳗鱼

【来源】为鳗鲡科动物鳗鲡的全体或肉。分为河鳗和海鳗两种。别名白鳝、蛇鱼、风鳗、白鳗、鳗鲡。

【性味归经】性平，味甘。归脾、胃经。

【功效应用】具有补虚养血、补肾填精、抗痨的功效。可用于久病体虚、产后血虚、肾精不足、肺结核等；现代研究鳗鱼对骨质疏松、视力减弱、肝病患者的治疗有辅助疗效。

【食用方法】炖、烧、熘、蒸均可。

【使用注意】1. 鳗鱼不含维生素C，吃鳗鱼时应搭配一些含维生素C的蔬菜。

2. 感冒、发热、红斑狼疮患者忌食。

黄花鱼

【来源】为石首鱼科动物大黄鱼或小黄鱼的肉。别名黄鱼、石首鱼。

【性味归经】性平，味甘、咸。归胃、肾经。

【功效应用】具有健脾、安神、益气、填精之功效。可用于食欲不振、失眠、年老体弱、产后体虚等。

【食用方法】可红烧、糖醋、煨汤、清炖或配以其他菜做成汤、羹、菜等。

【使用注意】1. 黄花鱼是发物，哮喘患者和过敏体质的人应慎食。

2. 不能与荆芥同食。

带鱼

【来源】是鱼纲鲈形目带鱼科动物。别名鞭鱼、裙带鱼、海刀鱼、镰刀鱼。

【性味归经】性平，味甘、咸。归肝、胃、脾经。

【功效应用】具有补虚、解毒、止血、泽肤的功效。可用于病后体虚、产后乳汁不足、疮疖痈肿、外伤出血等，对脾胃虚弱、消化不良、皮肤干燥者尤为适宜。

【食用方法】清蒸、油煎、腌制均可。

【使用注意】1. 带鱼属动风发物，凡患有疥疮、皮肤过敏者忌食。

2. 癌症及红斑狼疮患者忌食。

3. 带鱼胆固醇含量较高，心血管病人以及高血脂病人应该少食或者不食。

黄鳝

【来源】为鳝科动物黄鳝的肉或全体。别名鳝鱼、鳝、海蛇。

【性味归经】性温，味甘。归肝、脾、肾经。

【功效应用】具有补气摄唾、补虚损的功效，用于口中唾液过多、妇女产后恶露不尽等。黄鳝有"水中鹿茸"之说，能够补肾壮阳。另外鳝血外用用于疥癣、痔瘘、口眼歪斜等。

【食用方法】可切段红烧、炒食、炖汤均可。

【使用注意】1. 黄鳝的血液有毒，误食会对人的口腔、消化道黏膜产生毒性作用。

2. 鳝鱼最好是在宰后即刻烹煮食用，因为鳝鱼死后容易产生组胺，易引发中毒现象，不利于人体健康。

3. 鳝鱼和菠菜不可一起食用，会导致腹泻。

4. 死鳝鱼不能吃。

泥鳅

【来源】为鳅科动物泥鳅的肉或全体。别名鳅、鳅鱼。

【性味归经】性平，味甘。归脾经。

【功效应用】泥鳅有"水中人参"之说，具有补中益气、除湿退黄、益肾助阳、止虚汗之功效、用于中气不足的少气懒言，湿热黄疸，肾气不足的遗精早泄、阳痿，气阴两虚的自汗盗汗等。

【食用方法】煮食或炖食均可。

【使用注意】1. 忌食没有炖煮熟透的泥鳅。

2. 不宜与狗肉同食。

二、贝类

贝类，属软体动物门中的瓣鳃纲（或双壳纲）。因一般体外披有 1~2 块贝壳，故名。常见的牡蛎、干贝、蛤、蛏等都属此类。

鲍鱼

【来源】属于单壳软体动物的肉。别名海耳、镜面鱼、九孔螺、将军帽。

【性味归经】性平，味甘、咸。归肝、肾经。

【功效应用】具有补虚滋阴、平肝清热、固肾明目的功效。其壳为石决明，具有平肝、凉肝、镇肝、明目退翳的功效。常用于高血压属肝阳上亢的头晕目眩、白内障患者食用，亦适宜于产后贫血、乳汁不下、月经不调的患者食用，是一种补而不燥的海产。

【食用方法】煎汤，煮食等

【使用注意】1. 尿酸高者不宜多吃。

2. 感冒发热者不宜食用。

牡蛎

【来源】动物牡蛎及其近缘动物的全体。别名生蚝。

【性味归经】性微寒，味甘、咸。归肝、胆、肾经。

【功效应用】具有收敛、镇静、解毒、镇痛的功效。适宜高血压病、糖尿病、高血脂、动脉硬化、尿频、遗精患者食用，亦适宜妊娠妇女、更年期妇女、体质虚弱的儿童及耳鸣肾亏患者、痰多郁结患者食用。

【食用方法】一般人均可以食用。

【使用注意】1. 便秘、消化不良、急慢性皮肤病者忌食。

2. 脾胃虚寒、慢性腹泻者不宜多吃。

三、其他水产类

虾

【来源】是甲壳亚门十足目游泳亚目动物虾的肉。

【性味归经】性温，味甘、咸。入脾、肾经。

【功效应用】具有补肾壮阳、抗早衰、增强人体免疫力和性功能的功效。适宜肾虚阳痿、腰膝酸痛、畏寒体虚、高胆固醇血症、冠状动脉硬化患者食用，也适宜孕妇、产后少乳无乳的妇女和神经衰弱之人食用。

【食用方法】一般人均可以食用。

【使用注意】1. 虾为发物，易诱发宿疾。

2. 体质过敏者不宜吃虾。

螃蟹

【来源】节肢动物门软甲纲十足目短尾下目动物。别名蟹。

【性味归经】性寒，味咸。归肝、胃经。

【功效应用】具有舒筋活络、活血化瘀之功效，可用于跌打损伤、筋伤骨折、风湿性关节炎引起的关节疼痛及各种瘀血证。

【食用方法】一般人均可以食用。

【使用注意】1. 蟹性寒，吃时要蘸姜末或醋汁，脾胃虚寒者不宜食用，死蟹禁食。

2. 不宜与茶水、柿子、荆芥、梨、花生、泥鳅、香瓜、冰制品同食。

3. 感冒、胃病、过敏者、肝炎活动期的人都不宜食蟹。

4. 冠心病、高血压、动脉硬化、高血脂的患者不宜吃蟹黄。

5. 孕妇不宜食蟹，尤其是蟹爪，有明显的堕胎作用。

墨鱼

【来源】属软体动物中的头足类墨鱼的全体。别名乌贼鱼、墨斗鱼、目鱼。

【性味归经】性平，味咸。归脾、胃经。

【功效应用】具有健脾益气，滋阴养血、调经止带的功效。适宜于口淡纳差、闭经、乳汁不足、白带过多者食用。

【食用方法】一般人均可以食用。

【使用注意】墨鱼与茄子相克，同食容易引起胃肠道不适。

海参

【来源】属海参纲动物海参的全体。

【性味归经】其性温补，味咸，足敌人参，故名海参。

【归经】归心、肾经。

【功效应用】具有益精髓，摄小便，壮阳疗痿的功效，可用于腰膝酸软、夜尿多、阳痿早泄等。现代研究表明，海参具有提高记忆力、延缓性腺衰老，防止动脉硬化、抗肿瘤、降血糖的功效。

【食用方法】一般人均可以食用。

【使用注意】1. 儿童一般不宜多吃。

2. 类风湿患者少吃或者不吃海参。

3. 伤风感冒、身体发热及腹泻者不宜进食。

4. 咳嗽痰多、舌苔厚腻者不宜食用。

5. 高尿酸血症患者不宜多食。

6. 肝肾功能不全者不适合用海参来滋补。

即学即练

海参的功效是（　）。

A. 止咳化痰　　　　　　　　　　B. 温中止痛

C. 益精髓，摄小便，壮阳疗痿　　D. 养血安神

答案解析

任务十　调味品与作（佐）料

学习目标

1. 掌握　大蒜、桂皮和味精的性味、归经、功效应用。

2. 熟悉　胡椒和生姜的性味、归经、功效应用。

3. 了解　八角茴香的性味、功效。

调味品是指能增加菜肴的色、香、味，促进食欲，有益于人体健康的辅助食品。它的主要功能是增进菜品质量，满足消费者的感官需要，从而刺激食欲，增进人体健康。从广义上讲，调味品包括咸味剂、酸味剂、甜味剂、鲜味剂和辛香剂等，像食盐、酱油、醋、味精、糖、八角茴香、花椒、芥末等都属此类。

作料是指在烹调中用来增加滋味的油、盐、酱、醋和葱、蒜、生姜、花椒等。面食、菜肴等做成后或临吃时所加的醋、酱油、香油和葱、蒜、生姜等调味配料。

胡椒

【来源】 为胡椒科植物胡椒的干燥近成熟或成熟果实。秋末至次春果实呈暗绿色时采收，晒干，为黑胡椒；果实变红时采收，用水浸渍数日，擦去果肉，晒干，为白胡椒。别名白胡椒、黑胡椒。

【性味归经】 性温，味辛。归胃、脾、肺、大肠经。

【功效应用】 具有温中理气、止痛止泻、开胃止呕、杀虫的功效。可用于寒痰食积、脘腹冷痛、反胃、呕吐清水、泄泻、虫积等。

【食用方法】 一般人均可以食用。

【使用注意】 1. 消化道溃疡、咳嗽咯血、痔疾、咽喉炎症、眼疾患者慎食胡椒。

2. 白胡椒的药用价值比黑胡椒稍高一些，调味作用稍次。它的味道相对黑胡椒来说更为辛辣，因此散寒、健胃功能更强。

大蒜

【来源】 为百合科植物大蒜的鳞茎。别名葫蒜、独蒜、独头蒜。

【性味归经】 性温，味辛。归脾、胃、肺经。

【功效应用】 具有行滞气、暖脾胃、解毒杀虫、止泻的功效。用于饮食积滞、脘腹冷痛、痈肿疮疡、疥癣、泄泻等。大蒜被喻为"土地里长出的抗生素"，临床对腹痛腹泻确有疗效。

【食用方法】 生食、捣泥。生吃需在空气中氧化15分钟。

【使用注意】 1. 阴虚火旺、肝热目疾、时行病后患者均忌服生品。

2. 敷脐、作栓剂或灌肠均不宜于孕妇。

3. 外用对局部有强烈的刺激性，不可过久敷。

八角茴香

【来源】 木兰科植物八角茴香的干燥果实。别名八角、大茴香、舶茴香、八角大茴。

【性味归经】 性温，味辛、甘。归胃、肝、脾、肾经。

【功效应用】 具有温中理气、健胃止呕、止痛的功效。可用于呕吐、腹胀腹痛、疝气痛。适宜于寒疝腹痛患者服用，也可以用于痛经患者。

【食用方法】 在日常调味中可直接使用，如炖、煮、腌、卤、泡等，也可直接加工成五香调味粉。

【使用注意】 阴虚火旺的眼病患者和干燥综合征、更年期综合征、活动性肺结核、支气管哮喘、痛风、糖尿病、热盛者少食甚至忌食。

桂皮

【来源】 樟属植物天竺桂、阴香、细叶香桂、肉桂或川桂等的树皮。别名肉桂、官桂或香桂。

【性味归经】 性温，味辛、甘。归心、肝、脾、胃、肾经。

【功效应用】 有暖脾胃、散风寒、通血脉之效。可用于腹冷胸满、呕吐噎膈、风湿痹痛、跌损瘀滞等病症。

【食用方法】 煎汤宜后下，或入丸、散。

【使用注意】 1. 桂皮香气浓郁，含有可以致癌的黄樟素，不宜长期食用。

2. 性热，所以夏季应忌食。

3. 有活血的作用，孕妇少食；便秘、痔患者忌食。

生姜

【来源】姜科植物姜的干燥根茎。别名姜根、鲜生姜。

【性味归经】性微温，味辛。归肺、脾、胃经。

【功效应用】具有解表散寒、温中止呕、温肺止咳、解毒的功效。用于风寒感冒、脾胃寒证、胃寒呕吐、肺寒咳嗽、解鱼蟹毒等。

【食用方法】煎服，切片、腌制、捣汁服。

【使用注意】生姜助火伤阴，故热盛及阴虚内热者忌服。

味精

【来源】以粮食为原料，经发酵提纯的谷氨酸钠结晶。别名味素。

【性味】性平，味酸。

【功效应用】具有滋补、开胃、助消化的功效。适宜于神经衰弱、大脑发育不全、肝昏迷恢复期、严重肝功能不全、胃溃疡及胃液缺乏者；亦适宜于智力不足、脑出血后遗的记忆障碍、癫痫小发作、精神运动性发作、胃纳欠佳、食欲不振者。

【食用方法】适宜在菜或汤将熟时加入食用。

【使用注意】1. 炒肉菜不用加味精。

2. 放醋的菜不用放味精。

即学即练

大蒜最佳的食用方法是（　　）。

A. 切片油炒   B. 煮熟使用

C. 捣碎即可食用   D. 生吃需在空气中氧化 15 分钟

答案解析

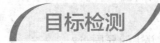

目标检测

答案解析

一、选择题

（一）A 型题（最佳选择题）

1. 具有散瘀作用的蔬菜是（　　）

 A. 丝瓜   B. 藕   C. 辣椒   D. 冬瓜

2. 孕妇不宜多吃的菌类是（　　）

 A. 香菇   B. 蘑菇   C. 木耳   D. 平菇

3. 不宜置于高温环境的调味剂是（　　）

 A. 糖   B. 盐   C. 味精   D. 酱油

4. 具有补肾壮阳功效的海产类是（　　）

 A. 虾   B. 扇贝   C. 鳗鱼   D. 牡蛎

5. 热性的畜肉是（　　）

 A. 猪肉   B. 牛肉   C. 兔肉   D. 羊肉

（二）X 型题（多项选择题）

1. 糯米的功效有（　　）

　　A. 补中益气　　　　　　B. 健脾养胃　　　　　　C. 止虚汗

　　D. 利尿消肿　　　　　　E. 利尿

2. 苦瓜的功效有（　　）

　　A. 清热祛暑　　　　　　B. 明目解毒　　　　　　C. 利尿凉血

　　D. 益气壮阳　　　　　　E. 祛风寒

3. 八角的功效有（　　）

　　A. 温中理气　　　　　　B. 杀虫止痛　　　　　　C. 健胃止呕

　　D. 温中除湿　　　　　　E. 祛风除湿

4. 泥鳅的功效有（　　）

　　A. 补中益气　　　　　　B. 益肾助阳　　　　　　C. 止虚汗

　　D. 除湿退黄　　　　　　E. 燥湿健脾

二、填空题

1. 具有补中益气作用的谷物有_____、_____。

2. 具有杀虫作用的蔬菜有_____、_____。

3. 马齿苋的功效是_____、_____、_____、_____。

4. 核桃具有_____、_____、_____的功效。

三、名词解释

1. 食物

2. 干果

3. 调味品

四、综合问答题

1. 简述粳米的功效应用。

2. 简述味精的使用注意事项。

3. 比较牛乳和羊乳的性味、功效、食用方法的异同点？

五、实例解析题

1. 请用猪肉、藕为原材料，自选药材，设计一道药膳（包括药膳名称、组成、制法、功效）。

书网融合……

　　知识回顾　　　　　微课1　　　　　微课2　　　　　习题

模块三
药膳配方

PPT

项目一　养生保健施膳

学习引导

养生保健是一种综合的维持健康的行为。本类药膳具增强体质、调摄精神、促进智力发育、延缓衰老等作用，用于调节和改善身心健康。养生保健类药膳适用于日常保健，能有效提高生活质量，同时对于各种亚健康状态、体质衰弱等有较好的调节作用。

养生保健类药膳通过饮食调节脏腑经络，平衡气血阴阳，是养生保健的最好方式，同时也是中医药膳学中最具特色的内容之一。本单元主要介绍养生保健常用药膳的组成、制法、主治与应用和使用注意，根据不同人群的健康需求，可分为健美瘦身、乌发美发、美容养颜、延年益寿、增视明目、聪耳助听、益智健脑、强力耐劳等八类。

应注意，多数药膳具有偏寒或偏热的倾向，若长期使用，应防止日久积寒或蕴热，出现阴阳失衡的病理状态。使用各类药膳时需遵循辨证施膳的原则，有针对性的运用具体药膳。

📖 学习目标

1. **掌握**　各类养生保健代表性药膳的组成、制作方法、功效及应用。
2. **熟悉**　熟悉本类药膳组方分析及使用注意。
3. **了解**　了解本部分中常用的各种药材和食材的功效和应用。

➤➤ 实例分析

实例　《黄帝内经》《伤寒杂病论》均已提出了养生的观点。华佗弟子就有漆叶青黏散用于延年益寿方剂的记载。随后魏伯阳《周易参同契》提出气功学等养生学说：养生保健类药膳，即药食为原料，经过加工制成膳食。它是中国传统的医学知识与烹调经验相结合的产物。可防病治病、保健强身、延年益寿。

问题　1. 请查阅资料简述养生保健类药膳的发展历程？
　　　　2. 养生保健类药膳一般有哪些分类？
　　　　3. 你认为应该如何正确使用养生保健类药膳？

答案解析

任务一　健美瘦身

健美瘦身药膳是具有减轻或消除肥胖、保持形体优美等作用的药膳。本类药膳多由具有利水化湿、健脾消食、补气助阳等功效的药食为主组成。常用药食有薏苡仁、山楂、茯苓等，方如荷叶减肥茶、茯苓饼子等。

荷叶减肥茶

【来源】《华夏药膳保健顾问》

【组成】鲜荷叶60g（干荷叶约15g），生山楂10g，生薏苡仁10g，橘皮5g。

【制法用法】

1. 鲜荷叶洗净晒干，研为细末；或干荷叶直接研末。

2. 生山楂、生薏苡仁和橘皮皆晒干研为细末，所有药味混合均匀。

3. 以上药末装入纱布袋或无纺布袋，放入开水瓶中，冲沸水，加塞，浸泡30分钟即可饮用。

4. 以此代茶，日用1剂，水饮完后可再加开水浸泡。连服3~4个月。

【功效】理气行水，化湿导滞，降脂减肥。

【主治与应用】脾虚湿盛证。适用于脾虚湿盛所致的纳呆、体倦怠动、舌苔厚腻、单纯性肥胖、高脂血症等。

【方解】本方所主，为痰气交阻、脾失健运所致的脂肪堆积，形体肥胖之证。治宜健脾消食，升清降浊，降脂减肥。方中荷叶味甘，性平，入肝、脾、胃经，有利水湿、升清阳、清热解暑等作用，《本草纲目》谓其能"生化元气，裨助脾胃，涩精浊，散瘀血"，因其有利水湿、健脾胃之力，故现代多用其为降脂减肥主药。薏苡仁长于健脾利湿，为脾虚湿停者常用之药，可与荷叶共奏健脾利湿、降脂减肥之功。山楂酸甘微温，入脾胃，消食积，长于消肉食积滞，用之佐荷叶，助其化湿降脂。橘皮辛香温散，能开脾气，助运化。诸药合用，共成理气利水、化食导滞、降脂减肥之效，故能达到湿去肥减之目的。根据上述组方原理，本膳不仅能用于单纯性肥胖、高脂血症，也可作为糖尿病、脂肪肝、胆石症等病的日常饮料。

【使用注意】本膳方多寒凉之药，故肥胖有阴虚征象者不宜食用，恐利水更伤阴津；若阳虚较重，则本方温阳乏力，亦不宜用。

茯苓饼子

【来源】《儒门事亲》

【组成】白茯苓120g，精白面60g，黄蜡（即蜂蜡）适量。

【制法用法】1. 将茯苓碾成极细粉末。

2. 与白面混合均匀，添加适量水，使其成稀糊状。

3. 以黄蜡代油，入锅制成煎饼，当主食食用。

4. 每周食用1~2次。

【功效】健脾抑胃，饱腹减食。

【主治与应用】脾气虚证。适用于脾胃运化失调，胃强脾弱所致的多食难化、体倦怠动、单纯性肥胖、食欲旺盛等。

【方解】 方中重用茯苓，其味甘淡、性平，《本经》谓其"久服安魂养神，不饥延年"，具有健脾和胃、宁心安神、渗湿利水之功。其药性缓和，可益心脾、利水湿，补而不峻，利而不猛，既可扶正，又可驱邪，在本方中起健脾助运、运化水湿之功。制饼本应油煎，此膳取蜡代油，不含油类物质，又可饱腹、抑制食欲。此方原为古人"辟谷绝食"之用，白面合茯苓，可益脾胃；诸药食合用，共奏健脾消食、抑胃减肥之功。

【使用注意】 本方食后可致食欲降低，凡营养不良、贫血、脾虚食欲不振、神经性厌食者等禁用；老年人脱肛和小便多者不宜食用。

鲤鱼汤

【来源】《备急千金药方》

【组成】 鲤鱼1条（重约500g），白术15g，生姜、白芍、当归各9g，茯苓12g。

【制法用法】 1. 鲤鱼去鳞片、肚肠，洗净备用。

2. 将后5味切成黄豆大小的丁，加水熬汁，去药渣，以药汁煮鱼，鱼熟后加入调味品即可。

3. 食鱼喝汤，1日内分3~5次服完。

【功效】 健脾养血，利水减肥。

【主治与应用】 脾虚痰盛证。适用于肝脾两虚，水气不化所致的痰湿型肥胖，小便不利、头晕、四肢浮肿者，多见于女性。

【方解】 方中鲤鱼下气利水，当归养肝血以营经，白芍敛阴柔肝，白术健脾燥湿，茯苓清肺和脾。熬药汁煮鱼，使肝血充而肝气调和，脾气化而水湿得运。肝脾调和，小便通利，痰湿水气自小便而去，则浮肿肥胖得消。本方原用于妇人妊娠水气、腹部肿大，小便不利等，其功效历千年而不衰。历代医家对本方的运用范围具有扩展，近年来多用于减肥，适用于肝脾不足、水气不化的痰湿型肥胖患者。

【使用注意】 实证上火及感冒者忌食。

任务二 乌发美发

乌发美发药膳是具有促使和保持头发黑亮浓密、防止头发折损脱落等作用的药膳。《素问·六节藏象论》中有云："肾者，其华在发，其主在骨"，本类药膳多由具有滋养肝肾、培补精血等功效的药食为主组成。常用药食有何首乌、黑芝麻、黑豆、核桃等，方如七宝美髯蛋、煮料豆等。

七宝美髯蛋

【来源】《本草纲目》卷十八引《积善堂经验方》

【组成】 制何首乌90g，白茯苓60g，怀牛膝30g，当归30g，枸杞子30g，菟丝子30g，补骨脂40g，生鸡蛋10个，大茴香6g，肉桂6g，茶叶3g，生姜、食盐、白糖、酱油各适量。

【制法用法】 1. 将上述诸料一起放入砂锅中，加适量水没过药食材。

2. 用武火煮沸，再改小火慢煮10分钟，取出鸡蛋，剥去蛋壳，再放回汤中小火继续炖煮20分钟即可。

3. 每日食2~3个鸡蛋。

4. 含药的卤水可重复使用3~4次，每次加入鸡蛋10个同煮。卤水需冷藏防腐，每次煮蛋可稍加调味品。

【**功效**】益肝肾，乌须发，壮筋骨。

【**主治与应用**】肝肾不足证。适用于肝肾不足所致的须发早白、脱发、发枯、不育、腰膝酸软等。

【**方解**】本药膳来源于著名乌发方剂"七宝美髯丹"，结合民间茶叶蛋的制作方法，改良成药膳形式，使治病方剂变成美味可口的膳食。本方中制何首乌补肾气而涩精气，是传统乌发泽发药物，茯苓交通心肾而渗脾湿，牛膝强筋骨而益下焦，当归辛温以养血，枸杞子甘平而补水，菟丝子益三阴而强精气，补骨脂助命火而暖丹田，七味均为固本强肾之药，合用能使荣卫调适，精血充沛，共成补肾养肝、乌须黑发之功。其余大茴香、肉桂等为制作茶叶蛋常用调味品，亦有暖肾之效，与诸药相辅相成。加上鸡蛋本身的补益作用，使本药膳作用更盛。

【**使用注意**】大便溏泻及有湿痰者不宜食。根据《本草纲目》《本草衍义》等记载，服用期间忌食萝卜、动物血、大蒜、葱白等。

即学即练

在乌发美发药膳中常常出现何首乌，请问如果药膳组方中写何首乌，你会用（　　）。

答案解析　　A. 生首乌　　　B. 制首乌　　　C. 熟首乌　　　D. 三者皆可

煮料豆

【**来源**】《增补内经拾遗方论》

【**组成**】制何首乌、枸杞子各24g，生地黄、熟地黄、当归、炒杜仲、牛膝各12g，菊花、甘草、川芎、陈皮、白术、白芍、牡丹皮各3g，黄芪6g，黑豆500g，食盐18g。

【**制法用法**】1. 以上诸药与黑豆同煮。

2. 煮透后去药，将黑豆晒干即成。

3. 做零食随意取食，每天30～50g。

【**功效**】补益肝肾，乌须黑发，固齿明目。

【**主治与应用**】精血不足证。主要适用于肝肾精血亏虚所致的须发早白，牙齿松脱，视物模糊，眩晕心悸，面唇色淡，爪甲不荣等。

【**方解**】本方中制何首乌补肝肾益精血而乌发，枸杞子滋补肝肾而明目，牛膝、杜仲补肝肾强筋骨以固齿，均为主药。辅以熟地、当归、川芎、白芍四物养血活血，以增补益肝肾之力；黄芪、白术、甘草、陈皮健脾益气以助气血生化之源。佐以生地、丹皮、菊花等寒凉药，一则平衡方中药性之寒热，二则清热凉肝以强明目之效。黑豆为本膳主料，其味甘性平，长于益肾健脾，与方中诸药同煮，药助食力。食盐可引药入肾，增强补肾之力。诸味药食合用，使肝肾精血足，毛发得其所养而须乌发泽，实为乌发、固齿、明目之良膳。

【**使用注意**】腹满便溏、痰湿素盛或外感时邪者均不宜用。

任务三　美容养颜

美容养颜药膳是指具有保护、滋润皮肤，改善面部气色作用的药膳。本类药膳主要由具有滋补阴血、养益精气、排除瘀血痰浊等功效的药食为主组成。常用药食有当归、白芍、熟地黄、蜂蜜、黄精、冬瓜子、百合等。药膳方有红颜酒、燕窝粥、五白糕等。

 知识链接

　　我国食疗、中草药美容的历史悠久，源远流长。早在数千年前殷纣时代就有胭脂美容的记载。春秋战国时期，美容剂的使用更为普遍，除粉脂涂面、画眉外，已出现简单的内服美容剂了。我国第一部药学专著《神农本草经》中记载了数十味具有令面色悦泽、抗老润肤、去面部黑斑、辟体臭口臭、疗面疮酒渣等的中药，如白芷"长肌肤，润泽颜面，可做面脂"等，并明确提出"面脂"等美容剂型。唐代《千金药方》和《千金翼方》中收载了一百多首美容方剂，并详细记载了方剂的组成、配制、功效和用法。宋代出版的《太平圣惠方》《圣济总录》《太平惠民和剂局方》等大型中医方书中，中医美容方药内容尤为丰富，收集具有增白驻颜、乌发固齿、延年润肤等作用的美容方剂达数百首。元代的《御药院方》是我国现存最早且比较完整的宫廷处方集，该书中记载的"玉容散""皇后洗面粉""七白膏"等都具有很好的美容效果。明清两代许多著名典籍如《普济方》《古今医统大全》《本草纲目》《景岳全书》等，都从医药理论、方法、方剂等不同角度丰富了中医美容的内容。如《奇效良方》中的"容颜不老方"，《鲁府禁方》中的"杨太真红玉膏"等都能使面色红润悦泽。以上历史说明，我国古代医家不仅重视中药的疗效，也注意到了中药的美容养颜作用。这些中药食疗及药膳知识的累积，为中医美容学的发展奠定了基础。

红颜酒

【来源】《万病回春》卷四

【组成】核桃仁、小红枣各120g，甜杏仁30g，酥油60g，白蜜120g，黄酒约2000ml。

【制法用法】1. 核桃仁去皮捣碎，红枣捣碎。

2. 甜杏仁去皮去尖，煮四、五沸，晒干，捣碎。

3. 将酥油和白蜜放置于加热容器里，待溶化后继续加热煮10分钟，趁热用纱布过滤。

4. 将溶化、过滤后的酥油、白蜜倒入酒中，随后将捣碎的核桃仁、小红枣、甜杏仁倒入酒中。

5. 制备后的酒加盖封存，置阴凉干燥处，定时摇匀，浸21天后开取。

6. 每日早、晚空腹饮服，每次10～20ml。

【功效】滋补肺肾，健脾和胃，滋润肌肤，悦养容颜。

【主治与应用】脾肾两虚证。适用于脾肾两虚所致的面色憔悴、未老先衰、皮肤粗糙等。

【方解】红颜酒又名"不老汤"。本方中核桃，味甘，性平温，具黑须发、通润血脉、补气养血之功；小红枣补中益气，养血安神；杏仁富含油脂，能润泽皮肤，以除皱纹；白蜜调补脾胃，润肤生肌；酥油味甘微寒，有补五脏、益气血之功效。诸药食合用，可使颜面娇美，细嫩如玉。

【使用注意】阴虚火旺者忌服。

燕窝粥

【来源】《本草纲目拾遗》

【组成】燕窝10g，糯米100g，冰糖10g。

【制法用法】1. 将燕窝放入开水中闷泡，水冷后换清水。

2. 摘去绒毛和杂质，洗净，盛入碗中，加清水100ml，上蒸笼蒸30分钟，致燕窝完全涨发。

3. 糯米加清水浸泡24小时，洗净入锅，煮沸，待米粒煮开时加入燕窝、冰糖，文火煮熬至熟烂，即可食用。

4. 每日1次，连服7～10天。

【功效】润肺补脾，养阴润燥，延年驻颜。

【主治与应用】元气虚损证。适用于元气虚损、痨瘵所致的面色不华、容颜憔悴、咳嗽痰喘等。

【方解】本方中燕窝味甘，性平，能养阴润燥、补中益气、健脾止汗，为温补强壮之品，滋补作用极佳，对食欲不佳、腹胀腹泻也有一定的缓解作用；再配合糯米温中健脾止泻，冰糖补中和胃润肺，为营养价值极高的滋补药膳。

【使用注意】肺胃虚寒，湿痰停滞及有表邪者忌用。

 实例分析

> 实例　"容颜不老方"是我国古代中药美容经典配方之一，收载于明代《奇效良方》一书中，具有健脾助运、营养肌肤的功效。民间曾流传一首朗朗上口的方歌："一斤生姜半斤枣，二两白盐三两草，丁香沉香各五钱，四两茴香一处捣。煎也好，点也好，修合此药胜如宝。每日清晨饮一杯，一世容颜长不老"。
>
>
> 答案解析
>
> 问题　请根据方歌写出"容颜不老方"的配方组成。

任务四　延年益寿

延年益寿药膳是指具延缓衰老，延长寿命，提升生命质量等作用的药膳。本类药膳主要由具有平补五脏、调节阴阳、调和气血等功效的药食为主组成。常用药食有人参、黄芪、鸽、鳖、鱼等，药膳方如补虚正气粥、八宝饭等。

补虚正气粥

【来源】《圣济总录》

【组成】炙黄芪30g，人参3g（或党参15g），粳米100g，白糖少许。

【制法用法】1. 将黄芪、人参（或党参）切薄片，冷水浸泡30分钟。

2. 置入砂锅煎沸后改用小火炖成浓汁。

3. 取汁后，再加水煎取二汁，去渣。

4. 将一二煎药液合并，分2份于每日早晚同粳米加水适量煮粥。

5. 粥成后，入白糖少许，稍煮即可。人参亦可制成参粉，调入黄芪粥中煎煮。

6. 每日服1剂。3～5天为1疗程，间隔2～3天后再服。

【功效】补正气，疗虚损，健脾胃，抗衰老。

【主治与应用】脾胃虚弱证。适用于脾胃虚弱所致的心慌气短，体虚自汗，脾虚久泻，食欲不振等五脏虚衰、年老体弱之证。

【方解】本方原名为"补虚正气粥饮"，本膳主全身正气虚损，身体衰弱，具补益五脏、调养气血，使正气复而精神得养本之功。方中黄芪味甘，微温，可补气升阳，益卫固表，主治一切气衰血虚之证。人参，味甘、淡，性平，大补元气，用于一切气血、津液不足之证。两药合用，与粳米煮粥，增强补气作用；且粳米补脾胃、养气血，熬煮为粥，不仅补气壮力，更能和胃养气，有助于虚损之证的恢复。

【使用注意】服用期间，忌食萝卜、茶叶。热证、实证者忌服。

八宝饭

【来源】《方脉正宗》

【组成】芡实、山药、莲子肉、茯苓、党参、白术、薏苡仁、白扁豆各6g，糯米150g，白糖适量。

【制法用法】1. 先将党参、白术、茯苓煎煮取汁。

2. 糯米清洗干净，将芡实、山药、莲子肉、薏苡仁、白扁豆打成粗末，与糯米混合。

3. 加入党参、白术、茯苓的煎液和冰糖，上笼蒸熟。当主食食用。

亦可直接将诸药食加水煮熟，当主食食用。亦可研为细末，沸水冲成糊状服用，名曰"长寿粉"。

【功效】益气健脾，养生延年。

【主治与应用】脾虚体弱证。适用于脾虚体弱所致的食少，便溏乏力等。

【方解】本方中的党参、白术、茯苓为"四君子汤"的基本组成，具益气健脾之功。山药平补脾肾；芡实、莲子肉健脾涩精；白扁豆、薏苡仁健脾渗湿；糯米润养脾阴。诸药制成饭食，共成补脾益气之方。食之日久，可望脾胃健运、气血生化有源，形神得养，天年颐和。

【使用注意】阴虚津枯者不宜久服。此方偏甜腻，胃弱腹胀者不宜。

 知识链接

延年益寿糕点类方3首：

1. 九王仙道糕（《万病回春》）由莲子肉12g，炒麦芽、炒白扁豆、芡实各6g，炒山药、白茯苓、薏苡仁各12g，柿霜3g，白糖60g，粳米100~150g组成。以上各药共研为细末，和匀，蒸糕。酌量服食，连服数周。功效：养神扶元，健脾胃，进饮食，补虚损，生肌肉，除湿热。

2. 八仙长寿糕（《医学集成》）由黄芪、人参、茯苓、山药、莲子、芡实、薏苡仁、白扁豆各30g，糯米500g组成。以上各药食炒黄、研成细粉，加白糖150g，打成糕。随意使用。功效：补养脾胃，益寿延年。

3. 阳春白雪糕（《寿世保元》）由白茯苓、山药、芡实、莲子各12g，陈仓米30g，糯米30g，白糖60g组成。先将前4味共研为细末，再与陈仓米，糯米混合，用布袋盛放瓦罐内，蒸熟后取出，加白糖搅匀，操作一块，印作饼子，晒干收贮。酌量服用，连服数周。功效：养元气，健脾胃。

任务五 增视明目

增视明目药膳是指具有保护眼睛，增强视力作用的药膳。本类药膳主要由具有滋补精血、养肝益肾、清肝明目等作用的药食为主组成。常用药食有菊花、桑叶、枸杞子、夜明砂、动物肝脏等，药膳方如归杞桂圆酒、猪肝羹等。

归杞桂圆酒

【来源】《摄生秘剖》

【组成】当归身（酒洗）30g，龙眼肉240g，枸杞子120g，甘菊花30g，白酒浆3500ml，烧酒 1500ml。

【制法用法】1. 诸药用绢袋盛之，悬于坛中。

2. 再入二酒，封固，贮藏 1 月余即可。

3. 不拘时饮之。

【功效】补肾滋精，益肝补血，养心安神。

【主治与应用】精血不足证。适用于肝肾不足、精亏血虚所致的目暗不明，头昏头痛，面色萎黄，心悸失眠，腰膝酸软。

【方解】本方又名"养生酒"，方中当归味甘、辛，性温，入肝、心、脾诸经，能补血活血、养肝调经。为补肝血之圣药。龙眼肉能养血益脾、大补气血，适用于体虚老弱、气血不足者，与当归相配，加强补血养血作用。枸杞子滋补肝肾，益精明目，用于肝肾不足之头晕目眩。甘菊花疏风散热，养肝明目。杞菊配伍，滋补肝肾而益肝肾之体，疏散风热而散肝经之邪，补肝明目之力益强。白酒则活血行气，推助药力。全方以补养肝肾为主，佐以疏风散邪，治疗肝肾精血不足而致的目暗不明等症。

【使用注意】阳气不足所致的上述诸症，如患湿热、痰饮等疾，则不宜服用。

猪肝羹

【来源】《太平圣惠方》

【组成】猪肝 100g，葱白 15g，鸡蛋 2 枚，豆豉 5g，食盐、酱油、料酒、淀粉适量。

【制法用法】1. 将猪肝切成小片，加食盐、酱油、料酒、淀粉抓匀。

2. 葱白切碎，鸡蛋打散，备用。

3. 先以水煮豆豉至烂，下猪肝、葱白，临熟时将鸡蛋倒入。

4. 佐餐食之。

【功效】补养肝血，护肝明目。

【主治与应用】肝血两虚证。适用于肝血不足所致的老人视物昏花、双目干涩或青年近视、远视。

【方解】本方中猪肝、鸡蛋均为血肉有情之品，营养丰富，能补益人体精血。猪肝以脏补脏，滋养肝血；葱白温通阳气；豆豉富含卵磷脂，能营养视神经。诸料合用，共同发挥补益肝脏、明目之功效。对老年人视力衰退有缓解作用，对儿童、青年也有视力保护作用。

【使用注意】高脂血症者慎用。

任务六　聪耳助听

聪耳助听药膳是指具有缓解或消除耳鸣耳聋的作用，以改善或恢复听力为主的药膳。主要由具有补益肝肾、补益精血、疏风散热、清肝胆实火、行气通窍等作用的药食为主组成。常用药食有磁石、石菖蒲、何首乌、猪肾等，药膳方如熘炒黄花猪腰、黄酒炖公鸡等。

熘炒黄花猪腰

【来源】《家庭药膳》

【组成】猪腰 500g，黄花菜 50g，姜、葱、蒜、食用油、食盐、糖、芡粉各适量。

【制法用法】1. 将猪腰切开，剥去筋膜，去臊腺，漂净，切腰花块。

2. 黄花菜水泡发，撕成小条。

3. 炒锅中放植物油烧热，先放入姜、葱、蒜等辅料，煸炒出香味，再放入猪腰爆炒。

4. 炒至猪腰变色熟透，添加食盐、黄花菜、糖等翻炒，再加入芡粉，待汤汁明透起锅。

5. 随餐服用。

【功效】 补肾益损，固精养血。

【主治与应用】 肾精不足证。适用于肾精不足所致的耳鸣耳聋、头晕乏力以及生殖机能减退等。

【方解】 方中以猪腰、黄花菜为主料。猪腰味咸，性平，有补肾养阴之功；黄花菜味甘，性平，能养血平肝、利尿消肿，常用于治疗肾虚耳鸣、腰痛、产后乳汁不下。两味合用，治疗肾虚耳聋耳鸣效果更加。亦可用于男子阳痿，产妇乳少、产后身痛等肾精亏损者。

【使用注意】 本膳渗利之性较强，故肾阳虚寒、尿频者不宜食。

即学即练

在中药药膳中熘炒黄花猪腰的主要作用是（　　）。

答案解析　　A. 补肺　　　　B. 补心　　　　C. 补肾　　　　D. 补脾胃

黄酒炖公鸡

【来源】《古今医统大全》

【组成】 嫩公鸡1只（约500g），黄酒500～1000ml，花椒、食盐、食用油各适量。

【制法用法】 1. 将嫩公鸡宰杀去毛及内脏，洗净切大块，焯水后待用。

2. 炒锅中放植物油烧热，将鸡块入油锅煸炒至表面熟色时，加黄酒，量盖住鸡肉即可。

3. 中火煮至肉烂熟，入花椒、食盐适量，再用文火煮10分钟起锅即可。

4. 顿食或分顿食用。

【功效】 补肾助阳，通脉聪耳。

【主治与应用】 肾阳虚证。适用于肾阳虚所致的耳鸣耳聋、小便频数、精少精冷。

【方解】 本方中以公鸡、黄酒为主料。公鸡，味甘平，性微温，能温中益气，益精填髓。黄酒甘温，温中益气，有补气养颜的作用。《食疗本草》称酒能"行百药""通脉、养脾气"。两味合用，补而不滞，通行上下，适用于肾虚耳鸣、脾阳虚损诸证。

【使用注意】 感冒发热、咳嗽者以及阴虚火旺者忌食；有热性病者慎食。

任务七　益智健脑

益智健脑类药膳是指具有改善大脑功能，提高智力之功的药膳。主要由具有补肾益精、养心健脾、开通心窍等作用的药食为主组成。常用药食如人参、茯苓、益智仁、山药等。方如山莲葡萄粥、琼玉膏等。

山莲葡萄粥

【来源】《中华药粥谱》

【组成】 生山药50g，莲子50g，葡萄干50g，白糖适量。

【制法用法】 1. 生山药洗净切片，莲子和葡萄干洗净。

2. 以上三味一同放入开水锅中熬成粥，加入白糖拌匀即可。

3. 每日早晚温热服食。

【功效】健脾益气，养心益智。

【主治与应用】心脾两虚，心神失养证。适用于心脾气血不足所致的身体瘦弱、烦躁失眠、口燥咽干、身疲乏力、遗精盗汗、记忆力减退等。

【方解】本方中山药味甘，性平，能益气养阴，滋补脾、肺、肾诸脏，《日华子本草》谓其"主泄精，健忘"；莲子味甘涩，性平，可补脾止泻，益肾固精，养心安神，《神农本草经》谓其"补中，养神，益气力"；葡萄干为滋补果品，味甘涩，性平，能益气强志，养心除烦。三者合食可补益心脾，对久病体衰、心神失养者甚宜。

【使用注意】糖尿病患者禁食。

琼玉膏

【来源】《洪氏集验方》引申铁瓮方

【组成】人参60g，白茯苓200g，白蜜500g，生地黄汁800g。

【制法用法】1. 将人参、白茯苓打成粗粉，加白蜜、生地黄汁一起搅拌均匀，装入瓷质容器内，封口。

2. 大锅内加水，将装药物之瓷器放入，隔水煮熬，先武火，后文火，熬煮3天3夜，取出。

3. 重新将容器口密封，将容器浸入冷水中（勿使冷水渗入），浸泡1天后取出。

4. 再将容器放入原锅内熬煮一昼夜即成。

5. 每日2次，每次10ml，温服。

【功效】健脾补肾，益精填髓，滋肾健脑。

【主治与应用】气阴不足，精髓亏虚之证。常用于气阴精髓不足所致的神疲乏力、心悸气短、记忆力减退等。

【方解】本方以生地黄为主料，补肾阴，益精血。人参补益肺气，化生元气。茯苓健脾，培土固本。白蜜味甘入脾，润肺。全方皆温良和厚之品，尤适用于身体虚弱或久病之后的智力减退者。

【使用注意】阳虚畏寒、痰湿过盛者不宜多食。

任务八　强力耐劳

强力耐劳药膳是指具增强体力、强筋壮骨作用的药膳。常由具有补肝强筋、滋肾壮骨、健脾等作用的药食为主组成。常用药食如人参、白芍、牛膝、动物蹄筋、瘦肉等。药膳方如牛骨膏、田七白芍蒸鸡等。

牛骨膏

【来源】《济众新编》

【组成】黄犍牛骨（带骨髓者）500～1000g，怀牛膝20g，黄酒150ml，生姜、葱、食盐各适量。

【制法用法】1. 大锅中加足水，放入牛骨、牛膝熬煮。

2. 煮沸后加入黄酒，煎至水耗至半，过滤，去牛骨、牛膝不用，放入容器中，待其凝固。

3. 凝后去除表面浮油。

4. 上火熬化，煮沸后用小火煮30分钟，加入生姜、葱、食盐少许调味。

5. 随量饮用，或佐餐饮用。

【功效】滋补肝肾，强筋壮骨，益精填髓。

【主治与应用】肝肾不足证。适用于肝肾不足引起的腰膝酸软，或用于骨损伤者的辅助治疗。

【方解】本方中以带髓牛骨为主料，据《食物本萃》记载，牛骨髓"味甘温，主安五脏，平三焦，温骨髓，补中，续绝伤，益气"，本方用之亦是"以骨补骨、以髓填髓"之意。辅以牛膝，入肝肾二经，有滋补肝肾，强筋健骨之功，又善下行，长于治疗下半身的腰膝筋骨酸痛。是治疗肝肾不足，腰膝酸软的要药。两味熬制成浓膏，用于强壮筋骨，增强体力。

【使用注意】高脂血症患者不宜食用，感冒期间勿服。

田七白芍蒸鸡

【来源】《中华临床药膳食疗学》

【组成】三七20g，白芍30g，肥母鸡1500g，黄酒50ml，生姜20g，葱50g，食盐适量。

【制法用法】1. 将鸡处理干净，剁成核桃大小块状，分10份装入蒸碗中。

2. 取三七一半打粉备用，另一半蒸软后切成薄片。

3. 白芍加水煎煮，去渣取汁。

3. 葱、姜切片，与三七片一起分成10份，摆入各碗面上，加入白芍水煎液、黄酒、食盐，上蒸笼蒸约2小时。

4. 出笼后取原汁装入勺内，加三七粉煮沸约2分钟，加盐调味，分装入碗中即可。

5. 佐餐食用。

【功效】养血补虚，强筋壮骨。

【主治与应用】气血不足，筋骨失养证。适用于气血不足、体虚气弱者及产妇。

【方解】本方中三七味甘、微苦，性温，活血止痛，多用于外伤出血、跌打损伤等血分证，民间认为其能补益，强筋壮骨。白芍酸甘微寒，能养血柔肝舒缓筋脉。两药合用，即强骨，又柔筋，使筋骨强健。鸡肉可温中益气，合以辅料，能温补散寒，调畅气血。对气血不足而筋骨痿软者，有补益作用。

【使用注意】三七有活血化瘀作用，故孕妇慎用。本膳性偏温，阴虚火旺、虚热口干者忌用。

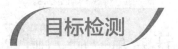

答案解析

一、选择题

（一）A型题（最佳选择题）

1. 下列具有健美瘦身作用的药膳是（   ）

   A. 猪蹄汤　　　　　　　　B. 荷叶减肥茶

   C. 煮料豆　　　　　　　　D. 琼玉膏

2. 药膳茯苓饼子出自（   ）

   A.《食疗本草》　　　　　　B.《本草纲目》

   C.《膳夫经手录》　　　　　D.《儒门事亲》

3. 七宝美髯蛋具备的养生保健功效为（   ）

   A. 健美瘦身　　　　　　　B. 乌发美发

   C. 增力耐劳　　　　　　　D. 益智健脑

（二）X 型题（多项选择题）

1. 琼玉膏的膳方组成包括（　　）

  A. 人参   B. 茯苓   C. 白蜜

  D. 地黄汁   E. 冰糖

2. 山莲葡萄粥中的"山"和"莲"分别指（　　）

  A. 山药   B. 麦冬   C. 莲子

  D. 荷叶   E. 莲藕

二、填空题

1. 养生保健常用药膳，根据不同人群的健康需求，可分为_____、_____、_____、_____、
_____、_____、_____、_____等。

2. 田七白芍蒸鸡的功效为_____。

三、综合问答题

1. 在药膳茯苓饼子中用黄蜡代替食用油具有什么作用？

2. 简述黄酒炖公鸡的功效和应用。

3. 简述补虚正气粥的制备方法、功效和应用。

四、实例解析题

大伟同学是个刚刚步入大学的 18 岁新生，然而一头早来的"白发"给了他很大困扰。

请问：1. 请从中医的角度解释大伟为什么会"年少白头"呢？

   2. 请为他推荐 2 种药膳帮他恢复一头潇洒的黑发吧！

书网融合……

知识回顾 习题

PPT

项目二　中医体质施膳

学习引导

体质是人类个体在生命过程中,在先天禀赋和后天获得的基础上所形成的形态结构、生理功能和心理状态方面综合的、相对稳定的固有特质,是人类在生长、发育过程中所形成的与自然、社会环境相适应的人体个体特征。中医学历来重视对人体体质的研究,早在《黄帝内经》中就有按照形体特征、饮食习惯、情志因素等进行人体体质的阐述及分类,历代不少医家也提出了不同的体质分类方法,本单元主要参照中华中医药学会 2009 年 4 月 9 日发布的《中医体质分类与判定》标准进行体质分类。通过中医理论指导,对除平和质外的其他八种偏颇体质类型进行了特征归纳及常用药膳方推荐,以达到调整体质偏颇或养生防病的目的。

本单元主要是以中医体质分类为依据,辨析气虚体质、阳虚体质、阴虚体质、痰湿体质、瘀血体质、湿热体质、气郁体质、特禀体质的药膳调养原则,并推荐常用药膳食疗方。另外,平和体质人群可根据养生保健需求参考本模块项目一的内容。

学习目标

1. **掌握**　各药膳的组成、制法用法、功效及应用。
2. **熟悉**　各药膳的组方分析和使用注意。
3. **了解**　各药膳中涉及的辅料用量。

任务一　阳虚质施膳

阳虚质是指以阳气虚损、机体功能减退或衰弱、产热不足为特征的体质状态,多因先天不足、病后体虚或年老脾肾阳衰所致,以畏寒怕冷、手足不温等虚寒表现为主要特征。易患痰饮、水肿、泄泻等病,感邪易从寒化,对外界环境适应能力上,耐夏不耐冬,易感风、寒、湿邪。阳虚质可分为心阳虚、脾阳虚、肾阳虚等,多共同有畏寒肢冷,喜热饮食,精神不振,舌淡胖嫩,脉沉迟表现。阳虚质人群施膳原则是温补阳气、温肾健脾,肾阳是人体一身阳气的根本,脾为气血生化之源,温肾健脾可以起到鼓舞脏腑阳气作用。常用的药食有冬虫夏草、杜仲、肉苁蓉、牛肉、羊肉、狗肉、海参等,药膳方如虫草炖老鸭、苁蓉粥、枸杞炖羊肉、期颐酒、黑豆炖狗肉等,饮食注意忌食生冷、寒凉食物,避免加重阳气的损伤。

虫草炖老鸭

【来源】《本草纲目拾遗》

【组成】冬虫夏草10g，老雄鸭1只，骨头汤适量，葱、姜、黄酒、胡椒粉、盐、味精适量。

【制法用法】1. 鸭宰杀后，去净毛、内脏、爪，放沸水中余一下，捞出晾凉。

2. 冬虫夏草用温水洗净，鸭头顺颈劈开，纳入冬虫夏草，用棉线缠紧。

3. 适量葱、姜放入鸭腹，处理好的鸭子置盆中，放入骨头汤、盐、胡椒粉、黄酒，上笼用武火蒸2个小时，至鸭肉熟烂即成。取出后拣去葱、姜，加味精。佐餐食用。

【功效】补肾助阳，养肺益精。

【主治与应用】肾阳虚衰，肾不纳气证。适用于病后虚损、身体羸弱、腰膝酸软、阳痿遗精以及久咳虚喘等。

【方解】本方中冬虫夏草味甘，性温，具有补肾益精、益肾壮阳、补肺平喘的功效；老雄鸭温阳补虚；上述药、食合为膳方，具有补肾助阳、养肺益精的功效。

【使用注意】外感表邪咳嗽、气喘者不宜食用。

肉苁蓉粥

【来源】《圣济总录》

【组成】精羊肉100g，肉苁蓉15g，鹿角胶10g，葱白7根，鸡子2枚，粳米100g。

【制法用法】1. 肉苁蓉、葱白加适量清水，煮烂去渣取汁。

2. 精羊肉洗净切碎后放入砂锅，加适量水煮至肉烂，再加入洗净的粳米同煮至米开汤稠，加入肉苁蓉汁、鹿角胶、鸡子同煮片刻停火，盖紧盖焖5分钟即可。空腹佐餐食用。

【功效】温阳补虚。

【主治与应用】肾阳虚衰证。适用于久积虚冷，阳气衰乏，身体羸弱，畏寒肢冷，男子精寒滑泄，女子宫冷不孕等。

【方解】本方中肉苁蓉性温，味甘、咸，具有补肾阳、益精血的功效；鹿角胶性温，味甘、咸，为血肉有情之品，具有补肾壮阳、益精血的功效；羊肉性热，味甘，具有温中补虚、补肾壮阳的功效；粳米益气健脾；鸡子煮熟性温补虚；上述药食合为膳方，具有温阳补虚的功效。

【使用注意】热性病证者忌食，如外感发热、阴虚内热、痰火壅盛者忌食。

枸杞炖羊肉

【来源】《滋补保健药膳食谱》

【组成】羊腿肉1000g，枸杞子50g，葱、姜、料酒等调料适量。

【制法用法】1. 羊腿肉整块用开水煮透，放冷水中洗净血沫，切块。

2. 锅中油热时，下羊肉、姜片煸炒，烹入料酒炝锅，翻炒后倒入枸杞子、清汤（约2000毫升）、盐、葱烧开，去浮沫，文火炖约1~1.5小时，待羊肉熟烂，去葱、姜，入味精。佐餐食用。

【功效】温肾益精。

【主治与应用】肾阳不足、肾精亏虚证。适用于肾阳不足导致的腰膝冷痛、手足不温，入冬尤甚者，宜做冬令之补品。此外，男子阳痿、早泄，女子月经不调、性欲减退，及年老体弱者也可以选方调理。

【方解】本方中羊肉性热，味甘，具有温中补虚、补肾壮阳的功效；枸杞子味甘，性平，具有补肾益精的功效；上述药、食合为膳方，具有温肾益精的功效。

【使用注意】热性病证者忌食。

期颐酒

【来源】《同寿录》

【组成】淫羊藿 180g，仙茅 250g，肉苁蓉、菟丝子各 180g，金钗石斛、牛膝、枸杞子各 120g，当归、陈皮各 120g，黑豆 250g，红枣 250g，好黄酒 15kg，好烧酒 35kg。

【制法用法】1. 上述诸药制为粗末，装入纱布袋，浸于上述 2 种酒中。

2. 固封容器，隔水加热 1.5 小时，然后取出。

3. 埋于土中 7 天后取出。适量饮用，一般 15～30ml，每日 1 次。

【功效】补肾阳、益精血。

【主治与应用】肾阳不振、精血亏虚证。适用于偏于阳虚体质者，尤其是年老肾阳不振、精血不足导致的腰酸无力，小便频数，耳鸣，视物昏花等。

【方解】本方中淫羊藿、仙茅均性温，味辛，具有温肾助阳，强筋健骨的功效；肉苁蓉性温，味甘、咸，具有补肾阳、益精血的功效；枸杞子味甘，性平，具有补肾益精的功效；菟丝子性温，味甘，具有补肾精、养肝血功效；当归、红枣、黑豆补血养血；石斛养胃气、益胃阴，助红枣、黑豆补脾阴；陈皮芳香醒脾，加于诸补药中可避免腻滞之弊；上述药、食合为膳方，具有温肾益精的功效。

【使用注意】阴虚火旺者忌食。

📖 **知识链接** --

泡药酒注意事项：①植物药应最大程度地除去药材中的杂质、污泥。②浸酒的药材应干燥，才能保证药酒的效能。③一切含有有毒成分的矿物药均不应用来浸酒。④药酒浸泡时间不宜过长，根据药材配方情况，一般 1 个月即可。⑤泡酒的容器宜用玻璃瓶、瓦罐，不要用金属容器。⑥尽量遵医嘱调配处方，不可随意调配中药浸泡药酒。

药酒饮用注意事项：高血压、中风、肝肾系统疾病、糖尿病以及湿疹等禁用。

黑豆炖狗肉

【来源】《食疗本草学》

【组成】狗肉 500g，黑豆 120g，生姜、花椒、食盐等调料适量。

【制法用法】1. 狗肉整块用开水煮透，放冷水中洗净血沫，切块。

2. 将狗肉与黑豆同加水煮至烂熟，加生姜、花椒、食盐等调味。佐餐食用。

【功效】温肾助阳。

【主治与应用】肾阳不足证。适用于肾阳不足导致的腰膝冷痛、手足不温等。另外，肾虚耳聋、遗尿、尿频也可以选用调理。

【方解】本方中狗肉性温，味咸，具有温肾助阳、补中益气的功效；黑豆性平，味甘，具有健脾利湿，补肾养血的功效；上述药、食合为膳方，具有温肾助阳的功效。

【使用注意】凡阴虚火旺有入夜热甚、盗汗、五心烦热等症状者忌食。

任务二　阴虚质施膳

阴虚质是指因体内精血津液等阴液物质亏少，以虚热证候为主要表现的体质状态。多因先天不足或后天失养所致，以口燥咽干、手足心热等虚热表现为主要特征。易患消渴、虚劳、遗精早泄、失眠等病，感邪易从热化，对外界环境适应能力上，耐冬不耐夏，不耐暑、热、燥邪。阴虚质可分为心阴虚、肺阴虚、肝阴虚、肾阴虚，多共同有手足心热、口燥咽干、鼻微干、喜冷饮、大便干燥、舌红少津、脉细数等表现。阴虚质人群施膳原则以滋阴润燥、调补肝肾为主，肝藏血，体阴而阳用，肾阴是人体一身阴气的根本，调补肝肾可以起到滋阴潜阳的作用。常用的药食有麦冬、玉竹、沙参、石斛、西洋参、黄精、银耳、百合、甲鱼等，药膳方如玉竹乌梅饮、生地黄精粥、沙参百合汤、鳖肉滋肾汤、益寿鸽蛋汤等，饮食注意忌辛辣、燥热食物，以防燥热损伤阴液。

 实例分析

　　实例　阴虚体质多见于老年人，更年期男女，精神压力过重、睡眠不足、精力消耗过多的中年人。

　　问题　1. 阴虚体质人群有哪些发病倾向？

　　　　　　2. 阴虚体质人群的施膳原则是什么？

答案解析

玉竹乌梅饮

【来源】《中国药膳学》

【组成】 玉竹、北沙参、石斛、麦冬各9g，乌梅5枚，冰糖适量。

【制法用法】 将上述诸药、食洗净后煎汤，代茶饮。

【功效】 养阴清热，生津止渴。

【主治与应用】 阴虚火旺证。适用于热病后期，阴液伤损，烦热口渴或夏季炎热多汗口渴等。

【方解】 本方中玉竹、北沙参、石斛、麦冬均性微寒，味甘，具有益胃生津、滋阴清热的功效；方中乌梅性平，味酸、涩，具有敛阴生津的功效，与上述甘寒药物配伍起"酸甘柔润化阴"之功；加适量冰糖起调味及酸甘化阴的功效。上述药、食合为膳方，具有养阴清热、生津止渴的功效。

【使用注意】 温热病早期阴液未伤者、湿温病未化燥者、脾胃虚寒者忌食。

 即学即练

（　　）化阴是中医养阴治法之一，该专业术语最早由成无己《注解伤寒论》中提出。

答案解析　　A. 酸甘　　　　B. 酸苦　　　　C. 辛苦　　　　D. 咸苦

生地黄精粥

【来源】《百病饮食自疗》

【组成】 生地、制黄精、粳米各30g。

【制法用法】 1. 生地、制黄精洗净后，用适量冷水浸泡半小时。

2. 上述药物入砂锅煮沸后改文火煎汁，保留药渣取第一遍药汁，加适量水煎煮第二次，方法同第一遍。

3. 合并两次煎液，加入洗净的粳米熬粥至黏稠。佐餐食用。

【功效】 滋阴补肾、益气生津。

【主治与应用】 肾阴亏虚证。适用于肾阴不足，绝经前后头目昏眩、心烦易怒、失眠、手足心发热等。

【方解】 本方中生地性寒，味甘，具有清热养阴生津的功效；黄精性平，味甘，具有补肾填精、补脾益气、养阴润肺的功效；粳米补中益气、止烦渴。上述药、食合为膳方，具有滋阴补肾、益气生津的功效。

【使用注意】 中寒泄泻、痰湿痞满气滞者忌食。

沙参百合汤

【来源】《强身食制》

【组成】 沙参、百合各12g，银耳9g，蜜枣4枚，猪瘦肉200g。

【制法用法】 1. 银耳发透，去蒂洗净，猪肉洗净切片。

2. 沙参、百合装入纱布袋内，扎口，与蜜枣同放入锅内加水煮沸，下猪肉片炖1小时。

3. 再放入银耳，继续炖45分钟，调味食用。佐餐食用。

【功效】 滋阴润肺。

【主治与应用】 肺阴亏虚证。适用于肺燥干咳少痰，咽喉干燥，痰中带血等。

【方解】 本方中沙参性微苦、微寒，味甘，具有养阴清肺、益胃生津的功效；百合性寒，味甘，具有养阴润肺、清心安神的功效；银耳味甘，性平，具有滋阴润肺、益胃生津的功效；蜜枣具有补中益气、调和上述药食寒凉之性的功效；猪瘦肉性平，味甘、咸，具有滋阴润燥的功效。上述药、食合为膳方，具有滋阴润肺的功效。

【使用注意】 风寒咳嗽及脾胃中寒便溏者忌食。

鳖肉滋肾汤

【来源】《四川中药志》

【组成】 甲鱼1只（300克以上者），枸杞子30g，熟地黄15g，山药15g，女贞子15g。

【制法用法】 1. 宰杀甲鱼，剁去头、爪，揭去鳖甲，套取内脏洗净，切成小方块。

2. 处理好鳖肉放入锅中，再放入洗净的枸杞子、熟地黄，加适量清水武火烧开，后改用文火炖熬至鳖鱼熟透。去药，食肉喝汤，佐餐食用。

【功效】 滋补肝肾。

【主治与应用】 肝肾阴虚证。适用于肝肾阴虚导致的腰膝酸软、骨蒸潮热、头昏眼花、舌红少津等。

【方解】 本方中鳖肉味甘，性平，具有滋补肝肾、滋阴凉血的功效；枸杞子味甘，性平，具有滋补肝肾、益精的功效；山药味甘，性平，肺、脾、肾三脏同补，具有健脾、养肺、固肾、益精的功效；女贞子味甘、苦，性平，具有滋补肝肾、清热明目、乌须黑发的功效；熟地黄味甘，性温，具有滋阴补血，益精填髓的功效。上述药、食合为膳方，具有滋阴补肾的功效。

【使用注意】 脾胃虚寒者忌食。

益寿鸽蛋汤

【来源】《四川中药志》

【组成】 枸杞子10g，龙眼肉10g，制黄精10g，鸽蛋4枚，冰糖50g。

【制法用法】1. 将枸杞子、龙眼肉、制黄精均洗净切碎,待用;冰糖砸碎装在碗内。

2. 锅置中火上注入清水约 750ml,加入以上 3 味中药同煮,待煮沸约 15 分钟后,再把鸽蛋逐个打破下入锅内,同时将碎冰糖下入锅中同煮至熟即成。空腹佐餐食用。每日服 1 次,连服 7 日。

【功效】滋补肝肾,益阴养血。

【主治与应用】肝肾阴虚、气血亏虚证。适用于肝肾阴虚、肺阴亏虚等导致的腰膝酸软、干咳少痰、头晕目眩、烦热失眠等。

【方解】本方中枸杞子味甘,性平,具有滋补肝肾、益精明目的功效;黄精味甘,性平,具有补肾填精、补脾益气、养阴润肺的功效;龙眼肉性温,味甘,具有健脾养血的功效。三药配伍,大补五脏之阴,滋阴润燥生津。鸽蛋为蛋中上品,补虚强身健体,佐以冰糖调味及甘甜清润辅之。上述药、食合为膳方,具有滋补肝肾、益阴养血的功效。

【使用注意】消渴、腹胀或有痰火者不宜服用。

任务三　气虚质施膳

气虚质是指以机体元气不足,功能减退为特征的体质状态,多因先天不足、后天失养,或年老体弱,或久病重病,或过劳所致,以疲乏、气短、自汗等气虚表现为主要特征。易患感冒、内脏下垂等病,或病后康复缓慢,对外界环境适应能力差,不耐风、寒、暑、湿邪。气虚质多见于元气不足或脏腑之气不足,其临床表现为平素语音低弱,气短懒言,容易疲乏,精神不振,易出汗,舌淡、脉虚等。对气虚质人群的施膳原则是以大补元气、健脾补中为根本,脾胃为后天之本,气血生化之源,五脏六腑之气赖此化生,常用的药食有人参、党参、黄芪、大枣、糯米、粳米、鸡肉、鸽肉等,药膳方如黄芪蒸鸡、人参莲肉汤、鸽肉参芪汤等。饮食注意忌食生冷苦寒、辛辣燥热、肥甘厚味及破气耗气之品。

气虚质人群可出现气血亏虚或以血虚为主的表现,药膳调补上需气血双补或以补血为主,除上述补气药食外,补血常用药物及食物有当归、阿胶、制首乌、熟三七、红枣、乌鸡、牛肉等,药膳方如神仙鸭、人参桂圆蜜膏、参枣米饭等具有气血双补功效;药膳方如三七蒸鸡等以补血功效为主。

黄芪蒸鸡

【来源】《随园食单》

【组成】嫩母鸡 1 只,黄芪 30g,黄酒 15g,葱、姜各 10g,胡椒粉 2g,盐适量。

【制法用法】1. 鸡宰杀后去毛、爪及内脏,洗净,入沸水锅内焯至皮伸,再用冷水冲洗,沥干。

2. 黄芪洗净后塞入鸡腹内,将鸡放入容器内,加入葱、姜、黄酒、食盐、适量清水,上笼用武火蒸 1.5~2 个小时,至鸡肉熟烂即成。取出后加入胡椒粉、盐等调味,佐餐食用。

【功效】益气健脾,养血补虚。

【主治与应用】脾气虚证。适用于平素脾虚食少、乏力,气虚自汗,易患感冒,血虚眩晕,四肢麻木及中气下陷之久泻、脱肛、子宫下垂等。并可作为病后体虚及营养不良、贫血、慢性肾炎、内脏下垂等患者的膳食。

【方解】本方中鸡肉味甘,性平,具有温中补脾、益气养血的功效;黄芪味甘,性微温,具有补益脾肺、益气固表的功效。上述药、食合为膳方,具有益气健脾、养血补虚的功效。

【使用注意】外感风热,症见发热、微恶寒、咳嗽、咳黄痰、咽喉疼痛者不宜食用。

人参莲肉汤

【来源】《经验良方》

【组成】人参10g，莲子（去心）10枚，冰糖30g。

【制法用法】1. 人参、莲子放入碗中，加入适量清水浸泡至透。

2. 加入适量冰糖，置蒸锅内武火煮沸后改文火隔水蒸炖1小时左右。喝汤、吃莲肉。

3. 人参可连续使用3次，次日再加莲子、冰糖和水适量，如前法蒸炖和服用，到第3次时，可连同人参一起吃完，温服。

【功效】益气健脾。

【主治与应用】脾气虚证。适用于平素体虚气弱，神疲乏力，自汗，脾虚食少，泄泻等。

【方解】本方中人参性甘、微温，味微苦，具有大补元气、补脾益肺的功效；莲子味甘、涩，性平，具有补脾益胃、养心安神、涩肠固精的功效；冰糖调味，且润肺益阴。上述药、食合为膳方，具有益气健脾的功效。

【使用注意】服用此药膳期间不可服食破气食物；实证、热证者忌服。

鸽肉参芪汤

【来源】《补品补药与补益良方》

【组成】白鸽1只，黄芪30g，山药30g，党参15g。

【制法用法】1. 白鸽宰杀，去毛、内脏，切块后入砂锅。

2. 上述药物洗净后装入纱布袋，扎口，入砂锅。

3. 加入适量清水，文火炖至鸽肉熟，去药渣。隔日服食1次，连服3~6次。

【功效】补气健脾益胃。

【主治与应用】脾胃气虚证。适用于素体气虚，表现为气短懒言、神疲乏力、自汗、食欲减退等。

【方解】《本草纲目》中记载"鸽羽色众多，唯白色入药"，中医学认为鸽肉有补肝壮肾、益气补血、清热解毒、生津止渴等功效。黄芪性微温，味甘，具有补气升阳、益卫固表的功效；山药性平，味甘，具有益气健脾之功；党参性平，味甘，为补气要药；上述药、食合为膳方，具有补气健脾益胃的功效。

【使用注意】阴虚火旺者不宜食用。

神仙鸭

【来源】《验方新编》

【组成】人参3g，大枣、白果、莲子各49枚，鸭子1只，黄酒、酱油各10g。

【制法用法】1. 鸭子宰杀，去毛、内脏及爪，洗净，入沸水锅内焯至皮伸，再用冷水冲洗，沥干，用干净纱布搌干水。

2. 用竹签在鸭子的表皮上戳些小孔，将黄酒、酱油混匀，均匀涂抹在鸭子表面及腹腔内。

3. 将大枣去核、白果去壳去心、莲肉去心、人参打粉共同调匀，塞入鸭腹内。

4. 将鸭子放置在盆中上笼用武火蒸2.5~3个小时，至鸭肉熟烂即成。佐餐食用，每日1~2次。

【功效】健脾益胃，补气养血。

【主治与应用】脾气虚证。主证常表现为食少、乏力、腹泻、腹胀等。亦可用于病后体弱、营养不良、贫血、糖尿病等。亚健康或健康人群可用作日常食养保健。

【方解】本方中鸭子性平，味甘、咸，具有补虚、健脾益胃的功效；人参性温，味甘、微苦，大补元气、补脾益肺；大枣性温，味甘，补中益气；莲子性平，味甘、涩，补脾益胃；白果滋肾润肺、固涩阴精；上述药、食合为膳方，具有健脾益胃、补气养血的功效。

【使用注意】外感风热，症见发热、微恶寒、咳嗽、咳黄痰、咽喉疼痛者不宜食用。

参枣米饭

【来源】《醒园录》

【组成】党参 10g，红枣 20 枚，糯米 250g，白糖 50g。

【制法用法】1. 红枣洗净，与党参同煮 30 分钟，然后将参、枣与药汁分开。

2. 糯米洗净，加适量水放于小盆中，隔水蒸熟，扣于盘中，把党参、大枣摆于上面。

3. 另用锅将药汁、白糖熬成浓汁，浇在枣饭上。早晚餐服用。

【功效】健脾益气。

【主治与应用】脾气虚证。适用于平素脾虚气弱，倦怠乏力，食少，便溏，浮肿等。

【方解】本方中党参性平，味甘，具有补益脾肺、补血生津的功效；大枣性温，味甘，具有补中益气的功效；糯米性温，味甘，具有补中益气、健脾养胃、止虚汗的功效；上述药、食合为膳方，具有健脾益气的功效。

【使用注意】凡属阴虚火旺及身体健壮者不宜服用，糖尿病患者忌食。

人参桂圆蜜膏

【来源】《良药佳馔》

【组成】人参 50g（或党参 250g），桂圆肉 120g，蜂蜜 250g。

【制法用法】1. 人参（或党参）、桂圆肉洗净，加入冷水（约为药物体积的三倍量）浸泡药材 2 小时。

2. 入砂锅武火煮沸后改文火煎汁约 1 小时至浓稠，保留药渣取第 1 遍药汁；加水第 2 次、第 3 次煎汁，方法同第 1 遍。

3. 合并 3 次煎液，武火煮沸后浓缩药汁至略黏稠状，加入蜂蜜 250g，改文火慢熬收膏，边熬边搅拌，直至蜜膏拉扯成旗或滴水成珠（即将膏汁滴入清水中凝结成珠不散）即可。每次 1 汤匙，开水冲服，每日 2 次。

【功效】益气健脾养心。

【主治与应用】心脾气血两虚证。适用于素体脾胃虚弱，心血不足之身体消瘦、精神不振、乏力倦怠、食少懒言、腹泻、心悸等。

【方解】本方中人参性温，味甘，具有大补元气、益气健脾补虚的功效；龙眼肉性温，味甘，具有益气养血、安神的功效；上述药、食合为膳方，具有益气健脾养心的功效。

【使用注意】素体阴虚、湿热内蕴或外感风热者忌用。

📖 **知识链接**

膏方历史悠久，起于汉唐，最早在《内经》中就有关于膏剂的记载，如马膏，主要供外用，东汉张仲景《金匮要略》记载的大乌头膏、猪膏发煎是内服膏剂的最早记载。唐代《千金方》中个别"煎"已与现代膏方大体一致，如苏子煎，王焘《外台秘要》有"煎方六首"。宋朝膏逐渐代替煎，基本沿袭唐代风格，用途日趋广泛，如南宋《洪氏集验方》收载的琼玉膏，沿用至今。明清时期膏方发展进入成熟阶段，命名、制剂方法基本固定，数量大增、运用日益广泛，到近现代膏方在上海、江浙及广东广泛使用，尤以上海为甚。

三七蒸鸡

【来源】《天府药膳》

【组成】三七20g，母鸡1只，料酒、姜、葱、味精、食盐各适量。

【制法用法】1. 母鸡宰杀后去毛、去爪、去内脏、洗净切块装入盆中。

2. 取10g三七磨粉备用，余下者上笼蒸软切成薄片，生姜洗净切成大片，葱切成节。

3. 切片三七与鸡肉同放入盆中，葱、姜摆在鸡上，注入适量清水，加入料酒、盐，上笼蒸约2小时取出，拣去葱、姜，加入适量食盐、味精调味。

4. 把三七粉撒入盆中拌匀。喝汤食肉，佐餐食用。

【功效】养血补虚。

【主治与应用】血虚证。适用于素体虚弱，面色萎黄或苍白，舌淡，脉细等。

【方解】本方中三七味甘、微苦，性温，熟服可补益健体，具有补血的功效；《本草纲目拾遗》记载：人参补气第一，三七补血第一，味同而功亦等，故称人参、三七，为中药之最珍贵者。鸡肉为益气养血之佳品，上述药、食合为膳方，具有养血补虚的功效。

【使用注意】孕妇忌食。

任务四 痰湿质施膳

痰湿质是指以体内痰湿较盛为特征的体质状态，多因先天遗传，或起居失常，或七情内伤，或饮食不节导致脾失健运进而水液代谢障碍，停聚成痰，痰湿凝聚所致，以形体肥胖、腹部肥满、口黏苔腻等痰湿表现为主要特征，对外界环境适应能力上，对梅雨季节及湿重环境适应能力差。易患消渴、中风、胸痹等病。临床表现为面部皮肤油脂较多，多汗且黏，胸闷，痰多，口黏腻或甜，喜食肥甘甜黏，苔腻，脉滑。痰湿形成易导致气滞血瘀，痰湿质人群施膳原则是健脾利湿，或兼以温肾助阳，或兼以宣肺利水，或兼以行气化瘀，因脾主运化水液，为"生痰之源"；肺为水之上源，主宣发肃降，通调水道，为"贮痰之器"；肾主水，主持和调节水液代谢。常用的药食有薏苡仁、茯苓、白扁豆、芡实、淮山药、兔肉、鲫鱼、粳米、粟米等，药膳方如清爽茶、薏苡仁粥、茯苓包子等，饮食注意忌食生冷瓜果、冷饮及肥甘油腻煎炸之品。

清爽茶

【来源】《常用特色药膳技术指南（第一批）》

【组成】荷叶（干）3g或鲜品10g，生山楂5g，普洱茶2g。

【制法用法】1. 将荷叶洗净，切成细丝；生山楂洗净切丝备用。

2. 将荷叶丝、生山楂丝、普洱茶放入茶壶中，少量沸水冲入，摇晃数次，迅速倒掉沸水，以洗茶。

3. 将沸水冲入壶中，盖上盖子，浸泡10分钟后即可饮用。待茶水将尽，再冲入沸水浸泡续饮。可服用1个月以上，如有效，可持续服用更长时间。

【功效】利湿化痰，清热活血。

【主治与应用】脾虚痰湿盛者。适用于症见肥胖、脘腹胀满、舌苔腻等脾虚痰湿者。

【方解】本方中荷叶性平，味苦、涩，具有醒脾利湿，清暑，升发清阳的功效；生山楂性微温，味酸，具有健脾消食、活血化瘀、行气消滞的功效；普洱茶多产自云南，以云南大叶种晒青毛茶为原料，经发酵加工而成，外形色泽褐红，内质汤色红浓明亮，香气独特陈香，滋味醇厚回甘，具有清热利湿、消食祛痰等功效，上述药、食合为膳方，具有利湿化痰，清热活血的功效。

【使用注意】脾胃虚弱而无积滞之气虚便溏者忌食。

薏苡仁粥

【来源】《本草纲目》

【组成】薏苡仁 60g，粳米 60g，盐 5g，味精 2g，香油 3g。

【制法用法】1. 将薏苡仁洗净捣碎，粳米洗净备用。

2. 薏苡仁碎、粳米同入砂锅，加适量清水，同煮熬成粥。

3. 粥熟后调入盐、味精、香油。早晚分 2 次佐餐食用。

【功效】健脾补中，利湿消肿。

【主治与应用】脾虚湿盛证。可作为痰湿质人群日常调理；也可用于水肿，小便不利，脾虚泄泻，湿痹筋脉挛急，四肢屈伸不利等。

【方解】本方中薏苡仁，性淡，味甘，具有健脾益胃，渗湿利水的功效，其微寒而不伤胃，健脾而不碍湿，渗润而不过利，为一优良的淡渗清补之品；粳米健脾益胃，上述药、食合为膳方，具有健脾补中，利湿消肿的功效。

【使用注意】孕妇忌食。

即学即练

薏苡仁被称为"世界禾本科植物之王"，以下不属于薏苡仁功效的是（　　）。

答案解析　A. 利水渗湿　　　B. 清热排脓　　　C. 除痹　　　D. 理气宽中

茯苓包子

【来源】《中国药膳学》

【组成】茯苓 50g，面粉 400g，鲜猪肉 500g，调料适量。

【制法用法】1. 茯苓去皮，水浸后蒸软切片，煮汁 3 次，每次约加水 400ml，煮约 1 小时，合并滤汁，浓缩至 500ml。

2. 待药汁温热后缓慢倒入面粉中，边倒边用筷子搅拌至面粉成棉絮状，后进行揉搓，直至面粉揉至表面光滑，干湿适中，然后盖上面团发酵。

3. 猪肉剁细，加酱油、姜末、食盐、麻油、绍酒、葱花、胡椒粉、骨头汤各适量，搅拌成馅。

4. 面团发成后加碱水适量，揉匀，以其面、馅包成 20 个生胚，上笼武火蒸 15 分钟。佐餐适量食用。

【功效】健脾宁心，利水渗湿。

【主治与应用】脾虚湿盛。适用于症见体倦乏力、食少纳呆、腹胀便溏、舌淡胖、心神不安、心悸失眠等。

【方解】本方中茯苓性平，味甘淡，甘能补，淡能渗，甘淡属土，用补脾阴，土旺生金，兼益肺气，此外还有宁心安神之功。茯苓煮水取药汁，保留功效，做成色、香、味俱全传统面点，发挥健脾宁心，利水渗湿的功效，对痰湿质明显人群有调理作用。

【使用注意】肥胖人群适量食用。

任务五　湿热质施膳

湿热质是指因湿浊蕴热引起的湿热内蕴的体质状态，多因久居湿地、先天不足，或长期饮酒、喜食肥甘厚味引起外感湿邪或内生湿邪，蕴而化热而导致虚实夹杂之证，以面垢油光、口苦、苔黄腻为主要特征，对外界环境适应能力上，对夏末初秋湿热气候、湿重或气温偏高环境较难适应。易患痤疮、湿疹、酒齄鼻、慢性结肠炎、胆囊炎等病。临床表现为面垢油光，口苦口干，身重困倦，大便黏滞不畅或燥结，小便短黄，男性易阴囊湿疹，女性易带下增多，舌质偏红，苔黄腻，脉滑数。湿热质人群施膳原则是清热化湿，分消走泄。饮食上宜用清热泻火、化湿利水的食物进行调理，同时注意顾护脾胃。常用的药食有薏苡仁、赤小豆、荷叶、芦根、苦瓜、藕、丝瓜、冬瓜、豆腐、空心菜、马齿苋、白菜、鸭肉、绿豆、小米等，药膳方玉米须炖蚌肉、丝瓜叶粥、苡仁赤豆汤等，饮食注意忌食辛辣、厚味、甜腻、烟酒之品。

玉米须炖蚌肉

【来源】《家庭食疗手册》

【组成】玉米须100g，蚌肉150g，姜、葱、黄酒、调料适量。

【制法用法】1. 玉米须洗净，装入纱布袋，扎口。

2. 蚌肉洗净切片，和玉米须一同放入砂锅内，加姜、葱、黄酒、清水各适量，武火烧沸后，转文火炖至蚌肉熟。食肉饮汤，隔日服1次。

【功效】清肝利胆，利尿泻热。

【主治与应用】湿热蕴结肝胆。适用于症见口苦咽干、小便短黄、舌红苔黄腻者。也可应用于高血压、糖尿病、急性肾炎水肿、尿路感染、泌尿系结石、黄疸型肝炎、胆囊炎等症调养。

【方解】本方中玉米须性平味甘，具有利尿、泻热、平肝、利胆的功效；蚌肉性寒味甘、咸，具有清热、滋阴、解毒功效。上述药、食合为膳方，具有清肝利胆、利尿泻热功效。

【使用注意】脾胃虚寒者忌食。

丝瓜叶粥

【来源】《慈山参人》

【组成】丝瓜叶15g，粳米50g，姜汁、白砂糖适量。

【制法用法】1. 丝瓜叶擦去细毛，用姜汁洗净，加适量清水煎煮后去渣取汁。

2. 再将粳米洗净后放入锅中，加适量清水与上述药汁共同熬煮成粥。佐餐食用。

【功效】凉血解毒，清热除烦。

【主治与应用】湿热蕴结大肠。适用于症见口苦咽干、大便黏滞不畅、舌红苔黄腻者。也可用于热痢和血痢的治疗。

【方解】本方中丝瓜叶味甘，性寒，入胃、大肠经，具有清热利湿、凉血解毒的功效；粳米味甘、性平，入脾、胃经，具有健脾益胃、除烦止渴的功效。上述药、食合为膳方，共奏凉血解毒、清热除烦之功。

【使用注意】脾胃虚寒者忌食。

苡仁赤豆汤

【**来源**】《疾病的食疗与验方》

【**组成**】薏苡仁 30g，赤小豆 30g，红枣 5 枚，白砂糖适量。

【**制法用法**】1. 薏苡仁、赤小豆洗净后入砂锅中，加适量清水，武火煮沸后转文火慢熬 1 小时。

2. 再加入大枣、白砂糖同煮约半小时，至豆熟烂后出锅。佐餐食用。

【**功效**】清热解毒，健脾利湿。

【**主治与应用**】湿热内蕴证。适用于湿热体质，每逢夏季或夏秋之交出现身热不扬、肢体困重、眼眵或分泌增多、口苦咽干、小便短黄、舌红苔黄腻者。

【**方解**】本方中薏苡仁性凉，味甘淡，具有利水渗湿、健脾、清热的功效；赤小豆性平，味甘、酸，入大肠、小肠经，具有利水除湿、清热解毒的功效；大枣性温，味甘，缓解薏苡仁、赤小豆寒凉之性，同时增强健脾除湿的功效；白砂糖调味。上述药、食合为膳方，具有清热解毒、健脾利湿的功效。

【**使用注意**】脾胃虚寒者忌食。

任务六　血瘀质施膳

血瘀质是指以机体血行不畅、瘀血内阻为特征的体质状态，多因先天不足，或后天外伤，或七情内伤等引起，以肤色晦暗、舌质紫暗等血瘀表现为主要特征，对外界环境适应能力上，不耐受寒邪。易患癥瘕、胸痹、眩晕、出血等，女性容易出现月经不调、痛经、闭经等。临床表现为肤色晦暗，色素沉着，容易出现瘀斑，口唇暗淡，舌暗或有瘀点，舌下络脉紫暗或增粗，脉涩。血瘀质人群施膳原则是活血祛瘀、行气散结，兼有肝气郁结者需疏肝解郁。饮食上宜多食用活血祛瘀的食材，气郁与血瘀常常互为因果，宜配伍行气功能的食材。常用的药食有玫瑰花、桃仁、当归、月季花、益母草、艾叶、川芎、黑木耳、黑豆、芹菜、红糖、荸荠、佛手、荠菜等，药膳方如黑豆红花汤、黑木耳红枣汤、月季花杏仁粥等，饮食注意忌食寒凉、收涩之品。

黑豆红花汤

【**来源**】《家庭食疗手册》

【**组成**】黑豆 50g，红花 5g，红糖适量。

【**制法用法**】黑豆、红花加水适量，炖至黑豆熟透，放入适量红糖。饮汤食豆，日 2 次。

【**功效**】滋补脾肾，活血通经。

【**主治与应用**】气滞血瘀证。适用于血瘀导致的月经不调、闭经，或面部瘀斑，唇、舌暗，或舌有瘀斑者。

【**方解**】本方中黑豆性平，味甘，具有活血利水，健脾益肾的功效；红花性温，味辛，具有活血化瘀，通经止痛的功效，《本草纲目》指出：红花活血润燥，止痛散肿，通经；红糖性温，味甘，具有补中缓急，和血行瘀的功效，同时有调味之效。上述药、食合为膳方，具有滋补脾肾，活血通经的功效。

【**使用注意**】孕妇忌食；中病即止。

黑木耳红枣汤

【**来源**】《补养篇》

【组成】黑木耳 30g，红枣 20 枚，蜂蜜少许。

【制法用法】黑木耳洗净，红枣去核，加适量清水炖煮约 1 小时，加入少量蜂蜜调味。早晚各 1 次。

【功效】益气健脾，活血行瘀。

【主治与应用】气虚血瘀证。适用于血瘀导致的月经不调，多见月经量多、夹有血块，面色苍白，唇、舌色暗，舌有瘀斑者。

【方解】本方中黑木耳性平，味甘，具有补气养血、活血祛瘀的功效；红枣性温，味甘，具有健脾养血的功效。上述药、食合为膳方，具有益气健脾、活血行瘀的功效。

【使用注意】孕妇忌食。

月季花杏仁粥

【来源】验方

【组成】粳米 30g，杏仁 3g，月季花适量，白砂糖适量。

【制法用法】1. 粳米、杏仁分别洗净，锅内加适量清水煮沸后，放入粳米、杏仁搅匀。

2. 把一部分月季花倒入锅中，文火熬煮约 40 分钟后，加入适量白糖，搅拌片刻，煮至白糖完全溶化。

3. 把剩余的月季花撒入锅中，将煮好的甜粥盛出即可。佐餐食用。

【功效】活血调经，理气宽胸。

【主治与应用】气滞血瘀证。适用于血瘀导致的月经不调、痛经、闭经、胸胁胀痛等。

【方解】本方中月季花性温，味甘，具有活血调经、疏肝解郁的功效；杏仁性温，味辛，具有润肺、美白、润肠通便的功效；与粳米同熬成粥品，共同起活血调经、理气宽胸的功效。

【使用注意】孕妇忌食。

任务七　气郁质施膳

气郁质是指以机体气机郁滞、气行不畅为特征的体质状态，多因先天不足、忧郁思虑过度等引起，以神情抑郁，忧虑脆弱等气郁表现为主要特征，对外界环境适应能力上，对精神刺激适应能力较差、不适应阴雨天气。易患失眠、脏躁、梅核气、百合病及郁证等。临床表现为神情抑郁，情感脆弱，烦闷不乐，舌淡红，苔薄白，脉弦。气郁质人群施膳原则是疏肝解郁、调畅气机，同时兼以理气开郁、调脾柔肝。常用的药食有佛手、茉莉花、月季花、玫瑰花、萝卜、芹菜、豌豆等，药膳方如玫瑰糕、佛手茶、茉莉花糖水等，饮食注意少食肥甘黏腻、收敛酸涩之品。

 实例分析

实例　《红楼梦》中林黛玉平素多愁善感，爱生闷气，还敏感多疑，这是典型的气郁体质。

问题　1. 气郁体质施膳原则是什么？

2. 气郁体质药膳调养建议及代表方有哪些？

答案解析

玫瑰糕

【来源】《膳食保健》

【组成】玫瑰酱100g（或干玫瑰花25g），大米粉、糯米粉各250g，白糖100g。

【制法用法】1. 大米粉与糯米粉拌匀，糖用水化开，调入玫瑰酱（或干玫瑰花揉碎拌入），糖水徐徐拌入粉内，两手迅速搅拌，使粉均匀受潮，并泛出半透明色，成糕粉。糕粉湿度为：手捏一把成团，放开一揉则散开。

2. 糕粉筛过后放入糕模内，用武火蒸12～15分钟。适量佐餐食用。

【功效】理气活血，疏肝解郁。

【主治与应用】肝气郁滞证。适用于气郁导致的情志不舒、郁郁寡欢、胸中郁闷、胀满、腹痛等。

【方解】本方中玫瑰花性温，味辛、甘，入肝、脾经，具有疏肝理气、和血散瘀的功效，《随息居饮食谱》载："浸油泽发，焙粉悦颜"，做成玫瑰糕，更具药膳色、香、味、形、效特色。

【使用注意】孕妇忌食。

 知识链接

《红楼梦》中贾宝玉被罚后，欲饮乌梅汤而不得，改服玫瑰清露。原因就是被打后存在气滞血瘀、肝气郁结的病机，如果使用酸、涩乌梅汤，虽有生津止渴之功，但是受伤部位容易出现气血运行不畅表现而延缓愈合。玫瑰清露中玫瑰花具有疏肝理气、和血散瘀、疏肝解郁之功，符合被责罚、挨打后辨证施膳的原则。

佛手茶

【来源】验方

【组成】鲜佛手15～30g（干品6～10g）。

【制法用法】佛手切片洗净后，置于杯中，用沸水冲泡，加盖焖15分钟，可连续冲泡2～3次。代茶饮。

【功效】疏肝理气，和胃止痛。

【主治与应用】肝气郁滞证。适用于气郁导致的情志不舒、郁郁寡欢，脘腹胀满、消化不良、食欲不振、恶心呕吐，女性经前乳房胀痛等。

【方解】本方中佛手性温，味辛、苦，归肝、脾、胃、肺经，具有芳香理气、化痰止咳、和胃止呕、疏肝健脾的功效。

【使用注意】孕妇忌食，阴虚火旺者慎用。

茉莉花糖水

【来源】《常见病的饮食疗法》

【组成】茉莉花5g，白砂糖10g。

【制法用法】茉莉花洗净后置于杯中，用沸水冲泡，加入适量白砂糖后调味。代茶饮。

【功效】疏肝解郁，理气止痛。

【主治与应用】肝气郁滞证。适用于气郁导致的胸胁胀痛，女性经前乳房胀痛等。

【方解】本方中茉莉花气味芳香，性凉，味辛、甘，入心、肝经，具有理气和中、开郁避秽、清热解毒的功效。加入适量白砂糖，入肺、脾、胃经，以补中缓急，润肺生津。

任务八　特禀质施膳

特禀质是指以机体或存在生理缺陷，或易出现过敏反应为特征的体质状态。多因先天禀赋异常，或有畸形，或有生理缺陷等引起。特禀质可分为三种类型：第一种是易于发生过敏反应的过敏性体质；第二种是遗传性疾病体质；第三种是母体怀孕期间因不良因素导致胎儿疾病的胎传性体质，以过敏反应、生理缺陷等为主要特征。对外界环境适应能力上，适应能力差，如过敏体质者对易致过敏的季节适应能力差，易引发宿疾。临术表现为过敏体质者常见哮喘、风团、咽痒、鼻塞、喷嚏等；易患遗传性疾病者，有垂直遗传、先天性、家族性特征；患胎传性疾病者，具有母体影响胎儿个体生长发育及相关疾病特征。特禀质人群常有卫气不固的表现，施膳原则为益气固表、调养先天、培补肾精肾元。常用的药食有乌梅、葛根、黄芪、山药、大枣、枸杞、薏苡仁、莲子、蜂蜜、桑椹、猪肉、粳米、猕猴桃、蓝莓、蜂蜜等，药膳方如乌梅抗敏汁等，饮食上忌生冷、辛辣、肥甘厚味及各种"发物"，以免引发宿疾。

知识链接

发物一般是指富有营养或刺激性，特别容易诱发某些疾病（尤其是旧病、宿疾）或加重已发疾病的食物。发物的禁忌在饮食养生和饮食治疗中都具有重要意义。《本草纲目》指出：凡服药，不可杂食肥猪犬肉，油腻羹鲙，腥臊陈臭诸物。凡服药，不可多食生蒜、胡荽、生姜、诸果、诸滑滞之物。常见发物有食用菌、海鲜类、蔬菜（竹笋、芥菜、菠菜、薤、姜、花椒、胡椒、椿芽）、禽畜类（公鸡、鸡头、鸡翅、鸡爪、猪头肉、鹅肉、鹅蛋、鸭蛋、驴肉、獐肉、牛肉、羊肉、狗肉）等食物。

乌梅抗敏粥

【来源】 广东省中医院儿科验方

【组成】 乌梅2枚，陈皮1g，山药10g，黄芪6g，粳米50g，大枣2枚，生姜1片，成年人服用上述药物可加倍。

【制法用法】 1. 上述药材、食材洗净备用。

2. 加适量清水浸泡药材约半小时，入砂锅中先用武火煮沸后改文火继续煮30分钟，去渣取汁。

3. 将粳米放入药汁中，加姜片煮至米烂，每日晨起服食。

【功效】 补脾益肺，益气固表。

【主治与应用】 小儿过敏性鼻炎。适用于季节性过敏性鼻炎，出现鼻塞、打喷嚏、流鼻涕等症状。

【方解】 过敏性鼻炎多因先天禀赋不足、肺脾气虚、季节变化或环境因素导致外感风邪侵袭，肺卫不固所致。本方中乌梅性平，味酸、涩，具有敛肺止咳，生津止渴的功效；陈皮性温，味辛、苦，具有理气调中，燥湿化痰的功效；黄芪性温，味甘，具有益气固表的功效；山药性平，味甘，具有补脾益肺，固肾益精的功效；大枣性温，味甘，具有补中益气，调和药性的功效，山药、黄芪、红枣三药合用具有益气固表，健脾益肺固肾的功效；生姜性微温，味辛，具有疏风散寒的功效。上述药、食合为膳方，具有补脾益肺，益气固表的功效。

【使用注意】 阴虚火旺者或湿热质、实热证者忌服。

金橘固表茶

【来源】《中医食疗养生学》

【组成】 金橘30g，西洋参10g，黄芪15g，甘草6g。

【制法用法】 将上述四物置于茶壶中，沸水冲泡，弃头道水，再加入沸水泡5~8分钟，可连续冲泡2~3次。代茶饮。

【功效】 益气润肺，固表和中。

【主治与应用】 季节性过敏性鼻炎而出现鼻塞、打喷嚏、流鼻涕等症状。

【方解】 过敏性鼻炎多因先天禀赋不足，肺脾气虚，因季节变化或环境因素导致外感风邪侵袭、肺卫不固所致。本方中金橘性微温，味甘、酸，具有敛肺止咳、生津止渴的功效；西洋参性寒，味苦、微甘，具有补气养阴生津的功效；黄芪性温，味甘，具有益气固表的功效；甘草性温，味甘，具有补中益气，调和药性的功效。上述药、食合为膳方，具有益气润肺、固表和中的功效。

【使用注意】 湿热质、实热证者忌服。

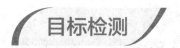

答案解析

一、选择题

（一）A型题（最佳选择题）

1. 阳虚质辨证要点一般不包括（　　）

　　A. 畏寒肢冷　　　　　B. 舌淡胖嫩　　　　　C. 手足不温　　　　　D. 急躁易怒

2. 虫草炖老鸭的主要功效是（　　）

　　A. 滋阴降火，安神定志　　　　　　　　　　B. 补肾助阳，养肺益精

　　C. 活血化瘀，通络止痛　　　　　　　　　　D. 疏肝理气，健脾止泻

3. 阴虚质的施膳原则是（　　）

　　A. 温补阳气，温肾健脾　　　　　　　　　　B. 疏肝解郁，健脾理气

　　C. 滋阴润燥，调补肝肾　　　　　　　　　　D. 清热化湿，分消走泄

4. 玉竹乌梅饮中乌梅的功效是（　　）

　　A. 敛阴生津　　　　　B. 涩肠止泻　　　　　C. 清热泻火　　　　　D. 益气健脾

（二）X型题（多项选择题）

1. 痰湿质人群从辨证出发，重在调理的脏腑有（　　）

　　A. 肺　　　　　　　　B. 脾　　　　　　　　C. 肾　　　　　　　　D. 心

2. 清爽茶的组成有（　　）

　　A. 干荷叶　　　　　　B. 普洱茶　　　　　　C. 生山楂　　　　　　D. 薏苡仁

3. 湿热质人群常见的表现有（　　）

　　A. 面垢油光　　　　　B. 口苦口干　　　　　C. 身重困倦　　　　　D. 舌苔黄腻

4. 薏仁赤豆汤中薏苡仁的主要功效是（　　）

　　A. 利水渗湿　　　　　B. 健脾利尿　　　　　C. 理气宽中　　　　　D. 清热燥湿

二、填空题

1. 中医九种体质主要是参照中华中医药学会 2009 年 4 月 9 日发布的《中医体质分类与判定》标准进行的体质分类，可分为平和质、_____、_____、_____、_____、_____、_____、_____、_____9 种体质。

2. 益寿鸽蛋汤的功效为_____。

三、综合问答题

1. 请简述气虚质的辨证施膳原则？并写出三个具有气血双补功效的药膳食疗方名称？

2. 简述人参桂圆蜜膏的功效和应用。

3. 简述参枣米饭的制备方法、功效和应用。

四、实例解析题

王某，男，28 岁。经常自觉口苦口臭，面部痤疮明显，经久不愈，舌质偏红，苔黄腻，脉滑。

请问：1. 依据中医体质辨识，王某的体质分型可能为哪一型？

2. 适合王某体质施膳的原则是什么？可以推荐哪款药膳方进行调养？

书网融合……

知识回顾

习题

项目三　中医内科疾病施膳

学习引导

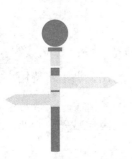

　　中医认为，内科疾病的产生是机体的阴阳失调所致。《素问·骨空论》曰："调其阴阳，不足则补，有余则泄。"药膳就是通过补虚泻实调整机体的阴阳平衡，以达到"阴平阳秘"的正常生理状态，从而恢复身体健康。

　　本单元主要是以常见内科疾病阐述疾病特点、药膳原则、辨证施膳。

学习目标

1. **掌握**　内科常见疾病药膳的组成、制法用法、功效、应用和使用注意等。
2. **熟悉**　治疗内科常见疾病药膳的配方规律。
3. **了解**　本部分中常用到的各种药食的功效和应用。

任务一　中风

　实例分析

　　实例　穆某，男，68岁。患者有高血压病史10年，平素时有头晕头痛。6小时前因和家人争吵，突然出现右半身瘫痪，言语不利。现症见：神志清楚，右侧上下肢活动障碍，麻木不仁，口角歪斜，舌强语謇，伴头晕头痛，口苦口干，心烦易怒，大便干结，舌质红，苔黄，脉弦数。

　　问题　1. 该病如何诊断？

　　　　　　2. 该病的证型？

　　　　　　3. 如何设计患者的药膳食谱？

答案解析

　　中风是以猝然昏仆，不省人事，半身不遂，口舌歪斜，言语不利为主要表现的一类疾病，病轻者可无昏仆而仅见口舌歪斜及半身不遂等症状。西医学中的脑血栓形成、脑栓塞、脑出血、蛛网膜下腔出血、脑血管痉挛等脑血管疾病，以及周围性神经麻痹等，均属于中医"中风"的范畴。中风多因内伤积损致气血亏虚、肝肾阴虚，又因情志失调、劳倦过度、饮食不节等诱发，导致阴阳失调、气血逆乱、上犯冲脑、壅阻清窍。根据病位深浅和病情轻重的不同，中风可分为中经络和中脏腑。中经络多无神志障碍，中脏腑则以神志昏蒙为特点。中脏腑又因邪正虚实的不同，有闭证和脱证之分。邪气盛为闭证，正气虚为脱证。根据发病时间长短，中风可分为急性期、恢复期和后遗症期。

因中风患者多有高血压病，因此药膳应限制食盐摄入，原料以清淡食物为主，如新鲜蔬菜、水果，豆类制品等，忌食肥甘厚腻之品，以免助湿生痰。中脏腑昏迷的患者，可以鼻饲流质饮食为主。有内热者，可适当加入绿豆汤、菜汁、果汁等甘寒清热之品，忌食辣椒、胡椒、浓茶、咖啡等刺激性饮食。中风恢复期或后遗症期，可适当使用一些动物性食品补益气血，如猪肉、鸭肉，不宜食用鸡、牛、羊等燥热之品。

芹菜肉丝

【来源】《中医饮食疗法》

【组成】芹菜 500g，猪瘦肉 100g，菜油、食盐、味精、葱、姜、淀粉各适量。

【制法用法】1. 将芹菜去叶洗净，切成 3 厘米长的段，入沸水中焯片刻，捞出，沥干水待用。

2. 将猪瘦肉洗净，切成细丝，加入淀粉、食盐抓匀上浆。

3. 炒锅中倒入菜油，烧热后放入葱丝、姜丝爆香，倒入肉丝滑炒至散，待肉丝炒熟，再放入芹菜段、食盐、味精，翻炒均匀，出锅装盘。

4. 佐餐食用。

【功效】清热平肝，滋阴养血。

【主治与应用】肝阳上亢证。适用于平素头目眩晕，突然肢体麻木、活动不利，或半身不遂，口舌歪斜，语言不利，舌质红，苔腻，脉弦滑者。亦可用于高血压、动脉粥样硬化、高脂血症等。

【方解】方中芹菜性凉，味甘，入肝、胃经，善养阴平肝，清利头目，是肝阳上亢患者理想的保健食品。猪瘦肉能补肝、益精、养血，为滋补佳品。二者配伍，荤素搭配，补而不腻，既能清热平肝息风，又能滋阴润燥养血，标本兼治。

【使用注意】因芹菜性凉，体质虚寒或大便稀溏者不宜长期服用。

竹沥生姜汁

【来源】《全幼心鉴》

【组成】竹沥汁 20ml，生姜汁 10 ml，牛黄 0.2g，鲜橘汁 100 ml。

【制法用法】1. 将三汁混合，调入牛黄即成。

2. 将上药汁分 2 次适温鼻饲，每日 1 剂，连用 3 ~ 5 剂。

【功效】清热豁痰开窍。

【主治与应用】中脏腑闭证之痰热闭窍证。适用于中风昏迷而兼有面赤身热、气粗口臭、舌苔黄腻、脉弦数等表现的痰热内闭患者。

【方解】方中牛黄性凉，味甘、苦，入心、肝二经，善清心开窍，豁痰定惊；竹沥性寒，味甘，清热化痰；生姜性温，味辛，豁痰开窍；鲜橘汁性温，味甘、酸，既有营养价值，又能化痰湿。诸味合用，具有清热豁痰开窍作用。

【使用注意】中脏腑阴闭者忌用。

参附回阳煎

【来源】《中医食疗学》

【组成】人参 10g，制附片 9g，龙骨 30g，牡蛎 30g，黑豆 50g。

【制法用法】1. 将龙骨、牡蛎、制附片放入砂锅中，加适量清水，烧开后，改用小火煎煮 30 分钟，滤渣，取汁。

2. 将黑豆放入上液再煎，直至黑豆熟烂，滤取上清液。

3. 将人参单煎，滤渣，取汁；将二汁对匀，上液适温，分 2 次鼻饲。

4. 每日 1 剂，重者每日 2 剂。

【功效】回阳救逆，益气固脱。

【主治与应用】中脏腑脱证之阴竭阳亡证。适用于突然昏仆，不省人事，目合口开，面色苍白，气息低微，手撒肢冷，小大便自遗，汗出肢冷，脉细微欲绝者。

【方解】方中人参甘温补虚，有大补元气、复脉固脱、生津养血等功效；制附片为"回阳救逆第一要药"，《本草汇言》言其"凡属阳虚阴极之候，肺肾无热证者，服之有起死之殊功"；龙骨、牡蛎均能收敛固涩，常相须为用，治疗各种滑脱之证；黑豆有健脾补虚、补肾益阴功效，与温阳的制附片配伍，取"阳得阴助而生化无穷，阴得阳升而源泉不竭"之效。全方共建回阳救逆、补气固脱之功。

【使用注意】制附片有毒，久煎可消除毒性，口尝至无舌麻为度。

地龙桃花饼

【来源】《常见病的饮食疗法》

【组成】干地龙 30g，红花 20g，赤芍 20g，当归 50g，川芎 10g，桃仁 50g，黄芪 100g，玉米面 400g，小麦面 100g，白糖 100g。

【制法用法】1. 将干地龙用酒浸泡去其腥味，然后烘干，研为细面。

2. 将红花、赤芍、当归、川芎、黄芪浓煎取汁。

3. 将地龙粉、玉米面、小麦面、白糖倒入药汁中调匀，做成圆饼。

4. 将桃仁碾碎，略炒，均匀地撒在饼上，入烤炉烤熟即可。

5. 每次食用 1~2 个，每日 2 次。

【功效】益气补虚，活血通络。

【主治与应用】中风后遗症之气虚血瘀证。适用于中风后肢体痿软无力，半身不遂，口舌歪斜，语言不利，舌质淡紫或有瘀斑，苔腻，脉细涩者。也可用于其他原因引起的偏瘫、截瘫，或肢体痿软等。

【方解】本方由《医林改错》之补阳还五汤化裁而成。重用黄芪，乃因其能大补脾胃之气，气旺则血行，瘀去络通；当归、桃仁、红花、川芎、赤芍相伍，活血兼以养血，无破血伤血之弊；地龙咸寒，性善走窜，能清热、息风、通络。用大量补气药与少量活血药相配，使气旺则血行，活血而不伤正。再加上健脾和胃的玉米面、小麦面，共收益气补血，活血通络之效。

【使用注意】因本方中多为活血化瘀药，故孕妇忌用，月经量多者、出血病证、大便稀溏者慎用。

任务二　眩　晕

眩晕是以头晕眼花为主症的一类病证。眩即眼花，晕即头晕，两者常并见。轻者闭目即止，重者如坐车船，旋转不定，不能站立，或伴有恶心、呕吐、汗出，甚则仆倒等症状。眩晕常由于情志不遂、年高体弱、久病劳倦、饮食不节等病因，导致风、火、痰、瘀扰乱清窍或气、血、精不足，髓海失养。相当于西医的高血压病、低血压病、低血糖、贫血、梅尼埃病、脑动脉硬化、椎－基底动脉供血不足、神经官能症等疾病。

肥胖、高血压病、脑动脉硬化及老年眩晕患者，饮食宜低脂、低盐，如谷物、新鲜蔬菜，适量摄入肉、蛋、奶类，忌食辛辣、煎炸、烧烤、油腻等燥热助湿生痰食物。肝阳上亢型眩晕，宜选用芹菜、苦瓜、豆腐、西瓜、葡萄、梨、甲鱼等滋阴平肝之品。痰浊中阻型眩晕，少食肥甘厚腻之物，多吃萝卜、海带、冬瓜、薏苡仁、枇杷等祛痰化湿之品。气血亏虚型眩晕，应多摄入瘦肉、猪肝、鸡蛋、牛奶、豆类等高蛋白的食物。

天麻鱼头 💻微课1

【来源】《中国药膳学》

【组成】 天麻25g，川芎10g，茯苓10g，鲜鲤鱼1条（约重1500g），料酒、食盐、酱油、麻油、胡椒粉、白糖、味精、葱、生姜、湿淀粉各适量。

【制法用法】 1. 将鲜鲤鱼去鳞、鳃和内脏，洗净。

2. 将川芎、茯苓切片，与天麻一同放入米泔水中，浸泡4~6小时；捞出天麻置米饭上蒸透，趁热切成薄片待用。

3. 将天麻薄片、川芎和茯苓放入鱼腹中，加入生姜、葱、清水，蒸30分钟。

4. 鱼蒸好后，拣去生姜、葱，调入酱油、食盐、白糖、味精、胡椒粉、麻油、湿淀粉、清汤等，煮沸，浇在鱼上即成。

5. 佐餐食用。

【功效】 平肝息风，活血止痛。

【主治与应用】 肝阳上亢证。适用于眩晕，头胀痛，烦躁易怒，失眠多梦，口干口苦，面色潮红，肢麻震颤，舌红苔黄，脉弦数者。亦可用于头痛、失眠等。

【方解】 方中天麻润而不燥，长于平肝息风，《珍珠囊》言其能"治风虚眩晕头痛"；川芎辛香升散，既能活血定痛，又能入肝行血，平抑肝阳，为"血中气药"；茯苓味甘而淡，有健脾、利水、安神之效。鲤鱼"为诸鱼之长，为食品上味"，味美可口，易于消化，能开胃健脾、利水消肿，与中药配伍，既能滋养肝肾，又能利小便，平肝阳。

【使用注意】 因本方中茯苓、鲤鱼均能利尿，凡津液亏虚、血虚者慎用。

山药芝麻糊

【来源】《中医药膳学》

【组成】 山药15g，黑芝麻120g，粳米60g，鲜牛奶200g，冰糖120g，玫瑰酱6g。

【制法用法】 1. 将粳米洗净，清水浸泡约1小时，捞出沥干；山药洗净，切成小颗粒；黑芝麻洗净沥干，炒香。

2. 将山药、黑芝麻、粳米放入盆中，加入鲜牛奶和适量水调匀，磨碎，滤汁待用。

3. 另取锅中加入清水、冰糖，溶化，过滤后煮沸，将山药、黑芝麻、粳米汁液慢慢倒入锅内，不断搅动，加入玫瑰酱搅拌成糊状，熟后起锅即可。

4. 早、晚各服食一小碗。

【功效】 滋阴补肾，益脾润肠。

【主治与应用】 肝肾阴虚证。适用于头晕目眩，腰膝酸软，两目干涩，视力减退等。亦可用于须发早白、记忆力减退等。

【方解】方中山药性平，味甘，能滋补肾气，兼能养肾阴；黑芝麻性平，味甘，具有滋补肝肾，养血润肠的作用。长期服用，还可乌发润肤，强身健体，延年益寿。

【使用注意】因黑芝麻润肠，大便稀溏者慎用。

归芪蒸鸡

【来源】《民间食疗方》

【组成】炙黄芪100g，当归20g，嫩母鸡1只（约1500g），料酒、味精、胡椒粉、精盐、葱、生姜各适量。

【制法用法】1. 将鸡宰杀后洗净，焯去血水，沥干水待用；黄芪、当归洗净，切片。

2. 将当归、黄芪装于鸡腹内，加入姜、葱、食盐、料酒、胡椒粉，注入适量清水，上笼用武火蒸，水沸后蒸约2小时，至鸡肉熟烂。

3. 出笼后去姜、葱，加适量味精调味，装盘即成。

4. 佐餐食用。

【功效】补气生血。

【主治与应用】气血亏虚证。适用于头晕目眩，神疲懒言，动则尤甚，劳累即发，面色、唇甲不华，心悸，舌淡，脉细弱等。亦可用于久病体虚，年老体衰，产后妇女等。

【方解】取当归补血汤之意，方中重用大补脾肺之气的黄芪，用量为当归的5倍，有形之血生于无形之气；当归性温，味甘，质润，补血活血，为补血要药。大量黄芪配伍少量当归，阳生阴长，气旺血生。鸡肉性温，味甘，具有温中益气，补血养肝的作用，营养价值丰富，与黄芪、当归合用，共奏益气补血之功。

【使用注意】湿热内阻，饮食积滞或外邪未除者，均不宜服用。

任务三　头　痛

头痛是指以头部疼痛为主症的疾病。包括西医学的偏头痛，紧张性头痛，三叉神经性头痛，高血压病、动脉硬化、鼻窦炎、神经官能症引起的头痛等。头痛的病因较多，或外感六淫之邪，或内伤痰浊、瘀血痹阻经脉而上扰清窍，或肝阴不足、肝阳偏亢，或气血阴阳亏损、清窍失养均可导致头痛的发生。头痛根据病因的不同分为外感头痛和内伤头痛，外感头痛多为感受六淫所致，发病较急，以实证为主；内伤头痛多因情志失调、饮食劳倦、久病体虚引起，起病缓慢，以虚证、虚实夹杂证为主。

外感头痛多为实证，膳食宜清淡，慎用补益的食物。内伤头痛属痰湿者，宜食健脾除湿的食物，如山药、薏苡仁、橘子等，少食滋腻生湿之品。内伤头痛属虚证者，应根据证型的不同选用补虚食物，如肉类、蛋类、海鲜类、山药、龙眼肉、莲子等。

川芎白芷炖鱼头

【来源】《家庭食疗手册》

【组成】川芎、白芷各3~9g，鳙鱼头50g，葱、胡椒、生姜、盐各适量。

【制法用法】1. 将鱼头去鳃洗净，然后将川芎、白芷、葱、胡椒、生姜放入砂锅内，加水适量，武火烧沸。

2. 再以文火炖30分钟，入盐调味即成。

3. 每日早晚吃鱼喝汤。

【功效】 祛风散寒，活血止痛。

【主治与应用】 风寒表证兼血瘀。适用于风寒之头风、头痛、鼻渊等，症见恶寒、额痛、周身疼痛等，可用于风湿痹痛，症见四肢拘挛痹痛等，也适用于因瘀血引起的疼痛。

【方解】 方中川芎能祛风止痛，通达气血，活血散瘀，为治头痛之要药；白芷辛温，芳香上达，能解表散寒，祛风止痛；配以葱、姜、胡椒，既能调和菜肴之味，又能增强发汗解表之功。鳙鱼头，即花鲢鱼头，甘温无毒，其肉细腻，其味鲜美，可暖胃散寒，止头晕头痛，补精益髓。

【使用注意】 月经过多者，不宜食用；素体阴虚或郁热者忌用。

薄荷粥

【来源】 《医余录》

【组成】 薄荷 15g（鲜品 30g），粳米 50g，冰糖适量。

【制法用法】 1. 先将薄荷煎汤（煮 2~3 分钟），去渣取汁。

2. 粳米洗净煮粥，待粥将熟时，加入薄荷汤及适量冰糖，再煮一二沸即可。

3. 温热服食，每日 1~2 次。

【功效】 疏散风热，清利咽喉。

【主治与应用】 风热证。适用于外感风热之头痛、目赤、发热恶风、咽喉肿痛等。也可作为夏季防暑解热之品使用。

【方解】 方中薄荷性凉，味辛，有疏散风热、清利头目之功；粳米健脾益胃，养阴生津，除烦止渴；冰糖补中益气，和胃润肺。三味合用，既能疏散风热、清利咽喉，又可健脾生津养胃。

【使用注意】 薄荷芳香辛散，不宜久煎。

夏枯草煲猪肉

【来源】 《食物疗法》

【组成】 夏枯草 20g，猪瘦肉 50g，食盐、味精各适量。

【制法用法】 1. 将猪肉切薄片，夏枯草装纱布袋中、扎口，一同放入砂锅内，加水适量，文火炖至肉熟烂。

2. 弃药袋，加食盐、味精调味即成。

3. 每日 1 剂，佐餐食肉饮汤。

【功效】 平肝清热，疏肝解郁。

【主治与应用】 肝阳上亢证。适用于肝阳上亢所致的头痛、眩晕、目疼、耳鸣、烦躁、胁痛、瘰疬、痰核等。

【方解】 方中夏枯草味苦，性寒，专清肝火，又散郁结；猪瘦肉滋补肝肾之阴。二味相合，使肝火得清而阴血不致亏耗。

【使用注意】 本品性偏寒凉，脾胃虚寒、大便溏薄者慎用。

糯米阿胶粥

【来源】 《食医心鉴》

【组成】 阿胶 30g，糯米 60g，红糖少许。

【制法用法】 1. 将糯米煮粥，入阿胶、红糖，稍煮，搅令烊化即成。

2. 每日早晚餐温热服食。

【功效】养血补虚。

【主治与应用】血虚证。适用于血虚引起的头痛、眩晕、心悸、虚劳咳嗽、久咳咯血、吐血、尿血、便血、妇女月经过少等。

【方解】方中阿胶，味甘，性平，补血止血，滋阴润肺，为补血要药。糯米味甘，性温，具有补脾益气的作用，同阿胶煮粥同食，能增强阿胶补血之力，是血虚、出血的食疗良方。

【使用注意】本粥应间断服用，连续服食易致胸满气闷，脾胃虚弱、阳气不足者不宜食用。

任务四　面　瘫

面瘫是以口角歪斜、眼睑闭合不全为主的一种的病症，又称"口眼歪斜"，相当于西医学中的周围性面神经麻痹。中医认为，手、足阳经均运行于头面部，面瘫的发生多与正气不足、脉络空虚、风寒或风热之邪乘虚而入中面部经络，致经气阻滞、经筋失养、筋肉纵缓不收。临床可表现为一侧面部肌肉板滞、麻木、瘫痪，额纹消失，眼裂变大，露睛流泪，鼻唇沟变浅，口角下垂歪向健侧，病侧不能皱眉、蹙额、闭目、露齿、鼓颊；部分患者初起时有耳后疼痛，还可出现患侧舌前 2/3 味觉减退或消失，听觉过敏等症状。

因钙和维生素 B 族元素可促进肌肉及神经功能恢复正常，因此面瘫患者可多摄入。如排骨、蛋黄、海带、奶制品等富含钙质。富含维生素 B 族的食物，如香菜、番茄、冬瓜、黄瓜、木瓜、苹果、梨、桃、西瓜、葡萄等。此外，面瘫患者应多食新鲜蔬菜、粗粮，忌食生冷油腻、不易消化的食物及烟酒、羊肉、狗肉、辣椒等刺激性食物。

防风粥

【来源】《千金月令》

【组成】防风 15g，葱白 2 根，粳米 100g。

【制法用法】1. 防风、葱白洗净煎煮，去渣取汁。

2. 粳米洗净后煮粥，待粥将熟时加入药汁，煮成稀粥即可。

3. 每日早、晚食用。

【功效】祛风解表，散寒止痛。

【主治与应用】风寒入络证。适用于外感风寒所致的口眼歪斜，伴头痛、身痛，脉浮等。也可用于风寒感冒。

【方解】方中防风祛风解表，胜湿止痛；葱白发汗解表，散寒通阳；粳米温中益气，加强防风发汗解表之功效。

【使用注意】素有阴虚内热及热盛之证者忌用。

牵正独活酒

【来源】《药酒验方选》

【组成】独活 50g，制白附子 10g，大豆（紧小者佳）200g，白酒 1000ml。

【制法用法】1. 将独活、制白附子、大豆研碎，置容器中，加入白酒，煮至数沸后过滤去渣。

2. 每次口服 10~15ml，每日 3 次，或早、晚随量取之。

【功效】祛风，化痰，通络。

【主治与应用】风痰阻络证。适用于风痰所致的口眼歪斜，伴头晕、头痛、肢体麻木，苔腻等。

【方解】方中独活性微温，味辛、苦，能祛风除湿，通痹止痛，白附子性温，味辛，能祛风痰，通络止痛，两药配合制为药酒，温通走散之功更强。

【使用注意】本方药性温燥，凡有内热者不宜食用。

任务五　痹　证

痹证是因感受风、寒、湿、热等外邪，闭阻经络，气血运行不畅，引起肢体关节肌肉疼痛、肿胀、酸楚、麻木、重着以及活动不利的病证。相当于西医学的风湿性关节炎、类风湿性关节炎、骨关节炎、坐骨神经痛、肩关节周围炎、痛风等疾病。痹证的发生是正气不足和感受外邪共同导致的结果。由于久居湿地、贪凉露宿、冒雨涉水等，导致风寒湿热之邪乘虚侵袭人体，引起气血运行不畅，经络阻滞。或由于痰瘀阻于经络或深入关节筋骨，导致肢体关节或肌肉疼痛，屈伸不利，甚则关节剧痛、肿大、强硬、变形。

风、寒、湿痹者，多选用祛风、散寒、除湿之品，如香葱、香菜、韭菜、芹菜、辣椒、薏苡仁、木瓜等。热痹者，宜选清凉食物，忌辛辣、刺激、油腻之品。

久痹正气多亏虚，故常用蛇肉、羊肉、牛肉、鳝鱼等补益肝肾。

胡椒根煲蛇肉

【来源】《饮食疗法》

【组成】胡椒根 40～60g，蛇肉 250g，生姜、香葱、黄酒、盐各适量。

【制法用法】1. 胡椒根洗净，切成段；蛇肉洗净，切段。

2. 两者同放锅内，加葱、姜、黄酒、盐、清水各适量，烧沸后用文火炖熬至蛇肉熟透。

3. 煲汤服食。

【功效】祛风胜湿，舒筋活络。

【主治与应用】风寒湿痹证。适用于风寒湿邪侵袭所致的关节疼痛、麻木、屈伸不利。可辅助治疗中风后遗症见半身不遂等。

【方解】方中蛇肉专入肝经，祛风湿、通经络；胡椒根性热，味辛，功能温经通络，祛寒除痹。两者配合煲汤，可增强祛风除湿、舒筋通络之功。

【使用注意】凡风湿热痹，关节红肿热痛者不宜服用。

桑枝鸡

【来源】《饮食疗法》

【组成】老桑枝 60g，绿豆 30g，鸡肉 250g。

【制法用法】1. 鸡肉洗净，加水适量，放入洗净切段的桑枝及绿豆，清炖至肉烂。

2. 加入盐、姜、味精调味。

3. 饮汤食肉。

【功效】清热通痹，益气补血。

【主治与应用】风湿热痹证。适用于关节疼痛、灼热红肿，发热，口渴，舌红，苔黄腻，脉滑数者。

【方解】方中桑枝味苦，性平，清热祛湿，擅于横走肢臂，有祛风通络、利关节、行水消肿之功，常用治风湿肩臂痛、四肢拘挛、水肿及脚气浮肿。鸡肉为补益佳品，在益气补血的同时清热、祛风、通络，对风湿热痹尤为适宜。

【使用注意】孕妇忌服。

独活壮骨鸡

【来源】《备急千金要方》

【组成】独活、杜仲、牛膝、芍药、防风、地黄、秦艽各6g，细辛2g，肉桂1g，茯苓、桑寄生、人参、当归各10g，川芎、甘草各3g，当年成年雄鸡1只，葱、生姜、大蒜、盐、花生油各适量。

【制法用法】1. 将上述中药粉碎成细粉，加入适量调料拌匀，备用；将雄鸡宰杀，洗净，沥干水；将拌好的药物和调料装入鸡腹内，腌渍入味30分钟，备用。

2. 在烧热的锅内放入花生油，七成热时，将鸡下油中煎制，待鸡泛黄至熟，捞出沥油，备用。

3. 另起热锅加熟油少许，煸姜、葱，加入清汤，调味，将已煎好的鸡下汤内略煮，待汤沸后即可。

4. 佐餐食用。

【功效】祛风止痛，补肝益肾。

【主治与应用】肝肾亏虚、气血不足证。适用于痹证日久，肝肾亏虚，气血不足导致的关节屈伸不利、肌肉瘦削、腰膝酸软等。

【方解】方中独活、秦艽、防风、细辛祛风湿，止痹痛；地黄、当归、白芍养血和血；人参、茯苓、甘草补气健脾；杜仲、牛膝、桑寄生补肝肾，强筋骨；川芎、肉桂温通血脉；雄鸡有温补气血之效。诸品相配，使风湿得去，气血得充，肝肾得补，则诸症自解。

【使用注意】不可多食久食，否则伤及脾胃，造成食积。

任务六　感　冒

感冒是一种很常见的上呼吸道感染性疾病。由于气候变化，寒热失调、起居不慎、疲劳过度或饮酒失常等因素，使人体腠理疏懈、卫阳不固，风邪乘虚侵袭人体而成病。相当于西医的急性上呼吸道感染。普通感冒的主要症状是鼻塞、打喷嚏、流涕、咳嗽、头痛、恶寒、发热、全身不适。根据感受外邪的不同，临床可辨证为风寒证、风热证、暑湿证、气虚证等。

风寒感冒常使用辛温解表的药膳，如荆芥、苏叶、生姜、葱等，与红糖等食物烹调而成。风热感冒则用辛凉解表的药膳，如桑叶、薄荷、菊花、金银花等，与冰糖、蜂蜜等食物烹调而成。暑湿感冒则多用清暑祛湿之品如藿香、香薷等。

姜糖苏叶饮

【来源】《本草汇言》

【组成】生姜3g，紫苏叶3g，红糖15g。

【制法用法】1. 紫苏叶、生姜洗净切丝，沸水冲泡5~10分钟，再加红糖拌匀即可。

2. 每日2次，趁热服用。

【功效】发汗解表，驱寒健胃。

【主治与应用】风寒表证。适用于风寒感冒，症见恶寒发热、头痛鼻塞、流清涕等。也适用于恶心、呕吐、胃痛、腹胀等表现的胃肠型感冒。

【**方解**】方中苏叶辛温，可宣通肌表，理气合营，与生姜相须为用，增强解表散寒之功效。红糖甘温，既可助苏叶、生姜发汗解表，又能调味。

【**使用注意**】外感风热者，素体阴虚或湿热内蕴者忌用。

▶▶ 实例分析

实例 谭某，男，57岁。1周前因着凉，出现恶寒，发热，咳嗽，鼻涕，流清涕。在家自服Vc银翘片，效果不明显。现症见：恶寒，发热，无汗，鼻塞，稍咳，痰白，咯痰无力，气短懒言，神疲乏力，易感冒，舌淡，苔白，脉浮无力。

问题 1. 该病如何诊断？

2. 该病的证型是什么？

3. 如何设计患者的药膳食谱？

答案解析

桑叶薄竹饮

【**来源**】《广东凉茶验方》

【**组成**】桑叶 5g，菊花 5g，苦竹叶 30g，白茅根 30g，薄荷 3g。

【**制法用法**】1. 将桑叶、菊花、苦竹叶、白茅根及薄荷洗净，放入茶壶内，加沸水冲泡，温浸 10 分钟即可。

2. 频服，亦可放冷后做饮料饮用。

【**功效**】辛凉解表，疏散风热。

【**主治与应用**】风热表证。适用于风热感冒，症见身热、微恶风寒、咽干口渴、咳嗽等症状。

【**方解**】方中桑叶、菊花、薄荷有疏散风热，清利头目之功；白茅根能清泄肺胃之热；苦竹叶能清上焦之热而止烦渴，生津液。诸药相合，能疏散风热，生津止渴，为防治风热感冒之良方。

【**使用注意**】风寒感冒、素体阳虚或脾虚便溏者忌服。

 知识链接

菊花与野菊花。菊花有野菊和家菊之别，古人有"真菊延龄，野菊泄人"之说。即家菊清肝明目，常用于治疗肝肾阴虚之眼目昏花；野菊清热解毒，多用于治疗目赤、痈疮疔毒等。

淡豆豉葱白炖豆腐

【**来源**】《饮食疗法》

【**组成**】淡豆豉 12g，葱白 15g，豆腐 200g。

【**制法用法**】1. 葱白切丝备用。

2. 豆腐加水 1.5 碗，略煎。

3. 加入豆豉，继续煎煮至水剩大半碗。

4. 加入葱白，煮沸即可。

5. 趁热服用，服后盖被取微汗。

【**功效**】益气健脾，疏风解表。

【主治与应用】气虚证。适用于气虚感冒，症见头身疼痛，恶寒微热，神疲乏力，咳嗽咽痛，鼻塞流涕等。

【方解】方中淡豆豉善于宣散解表，葱白发散风寒，两药共用增强发汗解表之力。豆腐益气和中，与淡豆豉、葱白相配，共收扶正解表作用。煲汤热服可使发散之力更强。

【使用注意】外感重证者不宜使用。

任务七 咳 嗽

咳嗽是指肺失宣肃，肺气上逆，以咳嗽或咳吐痰液为主要表现的病证。包括西医学的急慢性支气管炎，支气管扩张、慢性咽炎等病。根据病因，咳嗽可分为外感咳嗽和内伤咳嗽。外感咳嗽多因感受六淫，而饮食不节、情志不遂、过度劳累多致内伤咳嗽，两者均可导致肺失宣肃，肺气上逆而作咳。

咳嗽痰多者，饮食宜清淡，可选用白萝卜、青菜、梨、藕、丝瓜等清肺化痰之品，不可过食肥甘厚味，以免生痰化火，忌食乌梅、石榴等酸涩之品，以免闭门留寇，使痰不易咳出，也忌食海鲜鱼腥发物，以防咳嗽加重。咳嗽属虚者，宜选用清补润肺之物，如橘子、百合、枇杷、核桃仁等。

百部生姜汁

【来源】《中华临床药膳食疗学》

【组成】百部50g，生姜50g。

【制法用法】1. 把生姜洗净切块，与百部入锅加水煎煮15分钟，滤渣即可。

2. 温服。

【功效】疏风散寒，降气止咳。

【主治与应用】风寒袭肺证。适用于风寒外袭所致的咳嗽，症见咳声重浊，痰稀薄色白，气急咽痒，伴鼻塞流清涕，恶寒，发热，无汗等。临床可用于慢性支气管炎、百日咳、支气管哮喘等病。

【方解】方中百部性微温，味甘、苦，功善温润肺气，止咳平喘。生姜性温，味辛，能散风寒，化痰饮，和胃气，降冲逆，辅百部增强降气止咳之效。

【使用注意】因百部甚苦，可调入蜂蜜，既可矫其苦味，又可增强其润肺之力。

青龙白虎汤

【来源】《王氏医案》卷二

【组成】橄榄30g，鲜萝卜60g。

【制法用法】1. 将橄榄和鲜萝卜洗净，加水适量，水煎取汁。

2. 代茶饮。

【功效】清热化痰，消食利咽。

【主治与应用】痰热阻肺证。适用于痰热咳嗽伴有食积者，症见咳嗽，痰多色黄，咽喉肿痛，食少纳呆，嗳腐吞酸，脘腹胀满，大便不畅，舌红，苔黄腻，脉滑等。

【方解】方中橄榄，又叫青果，性平，味酸甘，入肺、胃经，能清热解毒、利咽化痰、生津止渴。鲜萝卜，性凉，味辛、甘，有清热生津、消食化痰之功。二者配伍，清肺、利咽、化痰效果更佳。

【使用注意】脾胃虚弱，大便稀溏者不宜服用。

川贝秋梨膏 微课2

【来源】《中华临床药膳食疗学》

【组成】款冬花、百合、麦冬、川贝母各30g，秋梨1000g，冰糖50g，蜂蜜100g。

【制法与用法】1. 将款冬花、百合、麦冬、川贝母加水煎煮成浓汁，去渣取汁。

2. 秋梨洗净，去皮去核榨汁。

3. 将秋梨汁和冰糖一同放入药汁中，文火煎煮，直至梨浆浓稠后调入蜂蜜拌匀，再煮沸后关火，放冷后装瓶即可。

4. 每次食膏15g，日服2次，温开水冲服。

【功效】养阴润肺，止咳化痰。

【主治与应用】阴虚肺热证。适用于肺阴虚或燥邪伤肺导致的咳嗽，症见干咳或燥咳，咳而无痰或少痰，胸中烦闷，咽干，唇燥，大便干结等。

【方解】方中川贝母能清肺泄热、化痰止咳，适宜于内伤久咳、燥痰、热痰之证。款冬花、百合、麦冬，均有润肺、止咳、化痰之功，秋梨能生津润燥，清热化痰。诸药合用，使肺阴充而燥咳止。

【使用注意】脾胃虚寒、痰湿内蕴、肠滑泄泻者不宜食用。

半夏山药粥

【来源】《药性论》

【组成】制半夏30g，山药60g

【制法用法】1. 制半夏先煮半小时，过滤留汁一碗。

2. 将山药研成粉，放入半夏汁内，煮沸搅成糊状即可。

3. 早晚温服。

【功效】燥湿化痰，消痞散结。

【主治与应用】痰湿蕴肺证。适用于湿痰咳嗽、寒痰咳嗽，症见痰多色白，胸闷脘痞，舌苔白腻，脉濡滑等。亦可用于呕吐、结胸、心下痞、梅核气等。

【方解】方中半夏性味辛温，为燥湿化痰、温化寒痰之要药，亦能降逆止呕，消痞散结。山药味甘性平，入脾、肺、肾经，能健脾益胃润肺，培土生金。两药相伍，脾肺同调，标本兼顾。

【使用注意】生半夏有毒，宜选用制半夏，且煎煮时间宜长，以去其毒性。阴虚燥咳、热痰、燥痰者不宜用。

任务八 心 悸

心悸是指心中悸动不安，甚则不能自主的一种病证。按病情轻重分为惊悸和怔忡。心悸的发生多因体质虚弱、饮食劳倦、七情所伤、感受外邪等，导致机体气血阴阳亏虚，心神失养；或痰、饮、火、瘀阻滞心脉，扰乱心神。包括西医学中的心律失常、心功能不全、甲状腺功能亢进、贫血、神经官能症等。

心悸患者忌食浓茶、浓咖啡、烟、酒、辣椒等刺激性食物，宜食清淡而富有营养的膳食，尤其是富含各种必需氨基酸的优良蛋白质、维生素B族和维生素C的食物。饮食以少食多餐为宜，不宜吃得过饱。

龙眼纸包鸡

【来源】《中国药膳》

【组成】 嫩鸡肉 400g，龙眼肉 20g，胡桃肉 100g，鸡蛋 2 个，火腿 20g，胡荽 100g，淀粉、食盐、砂糖、味精、生姜、葱、胡椒粉、麻油、花生油各适量。

【制法用法】 1. 胡桃肉用沸水泡后去皮，放入油锅内炸熟，切成细粒；龙眼肉切成粒；火腿切成小片，鸡蛋去黄留清，加淀粉调成蛋清糊。

2. 鸡肉切片，用食盐、白糖、味精、胡椒粉、芝麻油、姜葱末、核桃仁、龙眼肉、蛋清糊调匀后，取糯米纸摊平，鸡肉片上浆后摆于纸上，加少许胡桃仁、胡荽、火腿，然后折成长方形纸包。

3. 锅中入花生油，加热至五六成熟时，把包好的鸡肉下锅炸熟，捞出装盘即成。

4. 作菜肴食用。

【功效】 健脾补血，养心安神。

【主治与应用】 心脾两虚证。适用于心脾两虚所致的心悸失眠、健忘多梦或病后体虚，乏力、眩晕、食少、面色无华等。

【方解】 方中龙眼肉甘温，补心脾，益气血，是滋补心脾之要药。胡桃肉可益血补髓，强筋壮骨。鸡肉、鸡蛋为补气养血之佳品，再配以胡荽，行气消食，避免补而不滞。

【使用注意】 本品肥甘，故素体肥胖，有湿热内蕴者慎用。

安神梨甑

【来源】《中华临床药膳食疗学》

【组成】 炒酸枣仁 10g，雪梨 2 个，冰糖 15g。

【制法与用法】 1. 将雪梨去核成空心，即为"梨甑"。

2. 将炒酸枣仁、冰糖各分为两份，并各取一份分别装入两"甑"。

3. 盖上切下的部分，插入竹签（或牙签）固定。

4. 置于碗内，梨蒂朝上，入锅中，蒸熟即可。

5. 吃梨喝汤汁。

【功效】 滋阴清热，养血安神。

【主治与应用】 阴虚火旺证。适用于心肝阴血亏虚所致的心悸怔忡、心烦失眠、多梦健忘等。

【方解】 方中炒酸枣仁补益心肝，滋养阴血而安神；雪梨酸甘化阴，清凉去火以宁心；冰糖甘平生津，润燥除热，助雪梨、枣仁养阴清热之力。三物合用，养阴血、除火热，使心宁肝平，则神魂自安。

【使用注意】 脾胃虚弱、寒湿内盛者不宜食用。

薤白葛丹猪心汁

【来源】《中医食疗学》

【组成】 新鲜薤白 250g，葛根 250g，丹参 250g，新鲜猪心 1 个，黄酒 2 匙，蜂蜜 250g。

【制法用法】 1. 将猪心洗净，切成 4 块；将薤白去衣，洗净；葛根、丹参用冷水浸泡 1 小时。

2. 将薤白、葛根、丹参连同浸液，一起倒入瓦罐内，加 1000ml 清水，烧开后用文火慢煎，煎至半量时，滤出头汁；再加等量水煎第二次，取汁。

3. 将头汁和二汁混合后，倒回瓦罐内，放入猪心，烧开后，加黄酒，再用文火炖 30 分钟后，捞出猪心。

4. 将蜂蜜加入瓦罐内，不加盖，文火烧开 10 分钟后，离火，冷却，装瓶，盖紧即可。

5. 每日 2 次，饮汁，每次 1 匙，饭后用开水送服；猪心分 4 次吃，每次 1 块，蘸酱油佐餐食用。

【功效】行气活血，通络止痛。

【主治与应用】气滞血瘀证。适用于瘀血所致的心悸，胸痛，胸闷，舌质紫暗、有瘀点瘀斑等。亦可用于防治动脉粥样硬化。

【方解】方中薤白善于通阳散结、行气导滞，与甘温的黄酒相配，加强温通血脉之效；丹参、葛根有活血祛瘀、通经止痛的功效；猪心味甘、咸，性平，为血肉有情之品，入心经，可补血养心、安神定惊，为补心之上品。

【使用注意】胆固醇或甘油三酯过高者不宜多食。

任务九 不 寐

不寐，又称失眠，是指经常不能获得正常睡眠的一种病证。主要表现为睡眠时间、深度的不足。失眠的症情轻重不一，轻者有入睡困难，睡而易醒，醒后不能再入睡或时睡时醒，重者则彻夜难眠。相当于西医学中的睡眠障碍、神经官能症等疾病。中医认为不寐主要因长期过度疲劳、精神紧张或情绪波动，以致心失所养或心神不宁。其病位在心，但与肝、胆、脾、肾等功能失调亦密切相关。

除了调畅情志，合理作息外，不寐患者的日常膳食应以清淡易消化为主，如：豆类、蛋类、奶类、谷类、绿叶蔬菜、水果等。忌烟酒、茶叶、咖啡、巧克力、花椒、羊肉、狗肉等刺激性或燥热食物。常选用养心安神的食材，如蜂蜜、牛奶、百合、菜心、蚕豆、乌鸡、鸡肝、猪肝、龙眼等。

菊苗粥

【来源】《遵生八笺》

【组成】菊花苗 30g，粳米 100g，食盐适量。

【制法用法】1. 将菊花苗洗净、切碎，加盐调味，加水煮至六七成熟，再将洗净的粳米倒入一起继续煮粥。

2. 温热服用。

【功效】疏风清热，平肝明目。

【主治与应用】肝火上炎证。适用于肝火上炎引起的不寐、心烦、头痛、眩晕、目赤肿痛、羞明流泪等。

【方解】方中菊花苗是菊花幼嫩的茎叶，功同菊花，有疏风清热、清热明目的功效。佐以粳米顾护脾胃，是平肝清热的常用药膳。

【使用注意】脾胃虚寒、肝肾阴虚患者慎用。

龙眼莲子羹

【来源】《百病对症食疗全书》

【组成】龙眼肉 20g，莲子（去衣）20g，百合 20g，冰糖 20g。

【制法用法】1. 用开水浸泡莲子，脱去薄皮；百合洗净，开水浸泡。

2. 将龙眼肉、莲子、百合、冰糖放入大碗中，加足量的水蒸透，即可食用。

3. 早晚服用或作点心服食。

【功效】健脾安神，补益气血。

【主治与应用】心脾两虚证。适宜于气血亏虚引起的失眠、健忘、心悸、眩晕、脾虚泄泻等。

【方解】方中龙眼肉补心脾，益气血；莲子、百合养心神，宁神志；冰糖甘缓补中，调和诸药。经常食用，方显疗效。

【使用注意】素有痰湿、胃火及阴虚火旺者不宜用。

竹叶莲桂羹

【来源】《百病对症食疗全书》

【组成】新鲜苦竹叶50g，莲子20g，肉桂2g，鸡蛋1个。

【制法用法】1. 竹叶、莲子熬水，莲子煮熟，"化粉"为度，肉桂研成细粉。

2. 鸡蛋去壳打散，将竹叶、莲子水（沸水）倒入打散的鸡蛋中，即入肉桂粉，不停搅拌，使之调匀。根据各人的喜好，可加白糖或食盐。

3. 早、晚餐食用。

【功效】清心安神，交通心肾。

【主治与应用】心肾不交证。主治肾阴亏虚、心火亢盛引起的心烦不眠，头晕耳鸣，五心烦热，腰脊酸软，神疲倦怠，心悸健忘，男子阳痿遗精，女子月经不调，舌红少苔，脉细弦或细数等。

【方解】方中竹叶清心除烦而使独亢之心阳下潜；莲子，性平，味甘、涩，入心、脾、肾经，补脾止泻，益肾涩精，养心安神；肉桂引火归源，交通心肾；鸡蛋补养心神而治本。四者合用，心肾交通，水火既济。

【使用注意】无实火、湿热者慎服；孕妇、肾亏尿频者忌服。

 知识链接 ··

失眠与饮食调理

现代医学认为：人的困倦程度与食物中色氨酸的含量有关。色氨酸能促使脑神经细胞分泌一种血清素——五羟色胺。这种物质是困倦冲动的传递介质，能使脑神经活动暂时受到抑制，从而产生困倦思睡的感觉，而且这种物质的分泌量越多，困倦感就越强。在许多食物中，色氨酸含量高的应首推小米。另外，小米富含易消化的淀粉，进食后能使人产生温饱感，可促进人体胰岛素的分泌，进一步提高脑内色氨酸的数量。《本草纲目》中记载小米"煮粥食益丹田、补虚损、开肠胃"，其功用在于"健脾和胃、安眠"。

任务十 郁 证

郁证是由于情志不舒、气机郁滞所致，以心情抑郁、情绪不宁、胸部满闷、胁肋胀痛，或易怒易哭，或咽中如有异物梗塞等症为主要临床表现的一类病证。郁病由精神因素所引起，以气机郁滞为基本病变，是内科病证中最为常见的一种，主要见于西医学的神经衰弱、癔病及焦虑症等。

郁证药膳使用的基本原则是理气开郁、调畅气机、怡情易性。郁证之肝气郁结证使用疏肝解郁、理气畅中的药膳，选用玫瑰、青皮、香附、佛手、香橼、陈皮、萝卜、莲藕、山楂、金橘、豆蔻等食物烹调而成。郁证之气郁化火证使用疏肝解郁、清肝泻火的药膳，选用芹菜、菊花、杏仁、苦菜、山楂、苹果、羊肝、玫瑰花等食物烹调而成。郁证之痰气郁结证使用行气开郁、化痰散结的药膳，选用陈皮、绿萼梅、莱菔子、佛手、玫瑰花、薤白、橙子等食物烹调而成。郁证之心神失养证使用甘润缓急、养心安神的药膳，选用莲子、酸枣仁、小麦、百合、龙眼、荔枝、香蕉等食物烹调而成。平时应注意控制情绪，调节情志。饮食不当会使病情加重或影响病程，避免食用辛辣刺激性食物，比如火锅、烟酒、油炸食品等。

佛手柑粥

【来源】《宦游日札》

【组成】佛手柑 15g，粳米 100g，冰糖适量。

【制法用法】1. 将佛手柑洗净加水 500ml，煎煮 2 分钟，去渣取汁，再加入粳米及冰糖，文火熬粥。

2. 每日 2 次，5 天为 1 个疗程。

【功效】行气止痛，健脾开胃。

【主治与应用】肝气郁结证。适用于年老胃弱、胸闷气滞、消化不良、食欲不振、嗳气呕吐等。

【方解】佛手柑味辛、酸，性温无毒，入肝、胃经，具有疏肝解郁、理气和中的功效，粳米具有补中益气、健脾和胃的功效，共熬粥是理气止痛，开胃进食之佳品。

菊花龙井茶

【来源】《饮食疗法》

【组成】菊花 10g，龙井茶 3g。

【制法用法】1. 菊花、龙井茶一起放入茶盅内，沸水冲泡，焖 10 分钟后，代茶频饮。

2. 每天多次饮用，1 天内饮尽。

【功效】疏风解毒，清肝明目。

【主治与应用】气郁化火证。用于性情急躁易怒，胸胁胀满，口苦而干，头痛、目赤、耳鸣，嘈杂吞酸，大便秘结等，常见于急性结膜炎、流行性角膜结膜炎、高血压等疾病。

【方解】本方中菊花性凉，味甘、苦，功能疏散风热、解毒明目；龙井茶属于茶类，性偏寒凉，功能清热解毒。现代药理研究表明，菊花和绿茶对多种病菌和病毒均有良好的抑制作用，可以有效防治由病毒引起的急性传染性结膜炎。两者相配，共收疏风解毒、清肝明目之效。

橘红茶

【来源】《百病饮食自疗》

【组成】橘红 10g，白茯苓 15g，生姜 5 片。

【制法用法】1. 上药切碎，共置保温杯中，以沸水适量冲泡，加盖焖 15 分钟，代茶频饮。

2. 每日 1 剂。

【功效】止咳化痰，理气和中。

【主治与应用】痰气郁结证。可用于精神抑郁，胸部闷塞，咽喉不适，熬夜劳累，咳嗽痰多等。对治疗风寒咳嗽、气管炎、哮喘、呕吐等也有一定的功效。

【方解】本方中橘红理气燥湿、化痰和胃，配伍茯苓可使脾健湿除，湿去则痰消，以治痰之本，生姜降逆止呕化饮，合用发挥健脾祛湿、理气化痰的作用。

甘麦大枣汤 微课 3

【来源】《金匮要略》

【组成】甘草 20g，小麦 100g，大枣 10 枚。

【制法用法】1. 将甘草 20g 放入砂锅中，加入清水 500ml，大火烧开，小火煎至 200ml，去渣，取汁备用；将大枣 10 枚洗净，去杂质，同小麦 100g 一同放入锅内，加水适量，用慢火煮至麦熟时，加入甘草汁，再煮沸后即可食用，空腹温热服。

2. 每日 1 剂，早、晚分次饮用。

【功效】养心安神，和中缓急。

【主治与应用】心神失养证。主治脏躁。临床常用于治疗癔病、更年期综合征、神经衰弱、小儿夜啼等属心阴不足、肝气失和者。

【方解】本方中小麦为君药，可养心阴、益心气、安心神、除烦热。甘草补益心气、和中缓急，为臣药。大枣甘平质润，益气和中、润燥缓急，为佐使药。三药合用，甘润平补、养心调肝，使心气充、阴液足、肝气和，则脏躁诸症自可解除。

【使用注意】痰火内盛之癫狂证不宜使用。

 知识链接

"脏躁"一词始见于《金匮要略·妇人杂病》篇，"妇人脏躁，喜悲伤欲哭，象如神灵所作，数欠伸，甘麦大枣汤主之。"

任务十一 消 渴

消渴是由于先天禀赋不足，复因情志失调、饮食不节等原因所导致的以阴虚燥热为基本病机，以多尿、多饮、多食、乏力、消瘦，或尿有甜味为典型临床表现的一种疾病。消渴病的病机主要在于阴津亏损，燥热偏盛，而以阴虚为本，燥热为标，两者互为因果，阴愈虚则燥热愈盛，燥热愈盛则阴愈虚。消渴病相当于西医学的糖尿病、尿崩症。

消渴之肺热津伤证使用清热润肺、生津止渴药膳，选用天花粉、兔肉、百合、水梨、鸭肉、银耳、麦冬、枇杷等食物烹调而成。消渴之胃热炽盛证使用清胃泻火、养阴增液药膳，选用竹茹、芦根、葛根、苹果、绿豆、苦瓜、李子、豆腐等食物烹调而成。消渴之气阴亏虚证使用益气健脾、生津止渴药膳，选用山药、黄芪、鸡肉、党参、牛肉、红枣、胡萝卜、桃子等食物烹调而成。消渴之肾阴亏虚证使用滋阴固肾药膳，选用枸杞子、桑椹、黑豆、干贝、生地黄、黑芝麻、葡萄、黑米等食物烹调而成。

 实例分析

实例 随着人们生活水平的提高，糖尿病也成了日常生活中一种常见的疾病。

问题 1. 一旦得了糖尿病需要注意哪些健康饮食习惯？

2. 你还知道哪些食物是可以治疗糖尿病的？

答案解析

五汁饮

【来源】《温病条辨》

【组成】梨、荸荠、鲜苇根、麦冬、藕。

【制法用法】 1. 将鲜芦根和麦门冬洗净后，压汁去渣，取麦门冬汁10g，鲜芦根汁25g；荸荠、梨、藕去皮后，榨汁，取梨汁30g，荸荠汁、藕汁各20g。将上述汁液混合均匀，温服、冷饮均可，不限量频饮。

2. 临时斟酌多少，和匀凉服，不甚喜凉者，炖汤温服。

【功效】 润肺化痰，清热泻火，生津止渴。

【主治与应用】 肺热津伤证。适合于肺热津伤、咳嗽黄痰、皮肤干燥、咽干口渴者。

【方解】 方中诸味或为日常果蔬，或为润药，均用鲜汁，取其甘凉退热，生津止渴之效。麦冬、芦根甘寒养津，兼去肺胃之热，梨、藕、荸荠甘凉清润。五汁共用有清热生津之效。

【使用注意】 脾虚便溏者忌服。

即学即练

五汁饮的使用注意是（　　）。

A. 脾虚便溏者忌服　　　　　　　B. 痰热者忌服

答案解析　C. 肺热者忌用　　　　　　　　　D. 津伤者忌用

竹茹饮

【来源】《圣济总录》

【组成】 制竹茹30g，乌梅6g，甘草3g。

【制法用法】 1. 乌梅捣碎，与竹茹、甘草同煎取汁，去渣即可。

2. 不拘时，代茶频饮。

【功效】 清胃止呕，生津止渴。

【主治与应用】 胃热炽盛证。用于糖尿病多食易饥、口渴、尿多、大便干燥，或热病吐血，衄血不止等。

【方解】 方中竹茹性凉而不伤胃，味甘而不腻，功能清胃热、止呕逆，乌梅生津止渴，甘草补益脾胃，三药合用清胃热、止燥渴。

黄芪山药粥

【来源】《遵生八笺》

【组成】 黄芪30g，山药60g。

【制法用法】 1. 将黄芪洗净打粉，山药洗净切片，二者同煮成粥。

2. 每日1~2次服食。

【功效】 益气生津，健脾固肾。

【主治与应用】 气阴亏虚证。适用于糖尿病久而不愈、体质虚弱、腹泻便溏或畏寒肢冷者。

【方解】 方中黄芪性温，味甘，补气升阳，利水消肿，偏于补脾阳；山药性平，味甘，补脾养肺，益肾固精，养阴生津，偏于补脾阴。二药伍用，一阴一阳，阴阳相合，相互促进，具有健脾补肾、益气生津、涩精止遗之功。

【使用注意】 脾虚便溏者忌服。

五味枸杞饮

【来源】《摄生众妙方》

【组成】五味子、枸杞子、冰糖各 50g。

【制法用法】五味子置纱布袋内，与枸杞子加水 1000ml，煮取 800ml，加入冰糖。代茶饮。

【功效】滋肾阴，助肾阳。

【主治与应用】肾阴亏虚或肾阴阳两虚证。适用于素体或病后倦怠、乏力、虚汗、腰膝酸痛者。

【方解】方中五味子味酸、甘，性温，具有收敛固涩、益气养阴津、补肾壮阳宁心的作用；枸杞子味甘，性平，入肝、脾经，能滋补肾脏，益肾清目。二者配伍酸甘化阴，增强滋补肝肾作用。

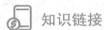
知识链接

消渴，或名消渴证，首见于现已失传的隋朝甄立言所著的《古今录验方》。曰"一渴而饮水多，小便数，无脂似麸片甜者，皆是消渴病也；二吃食多，不甚渴，小便少，似有油而数者，此是消中病也；三渴饮水不能多，但腿肿脚先瘦小，阴痿弱，数小便者，此是肾消病也，特忌房劳。"

任务十二　胁　痛

胁痛是以胁肋部疼痛为主要表现的一种肝胆病证。胁痛的基本病机为气滞、血瘀、湿热蕴结致肝胆疏泄不利，不通则痛，或肝阴不足、络脉失养，不荣则痛。胁痛病证，可与西医多种疾病相联系，如急性肝炎、慢性肝炎、肝硬化、肝寄生虫病、肝癌、急性胆囊炎、慢性胆囊炎、胆石症、慢性胰腺炎、胁肋外伤以及肋间神经痛等。

胁痛之肝郁气滞证使用疏肝理气、柔肝止痛药膳，选用黄花菜、柚子皮、玫瑰花、佛手、枳壳、香附、木香、川芎等食物烹调而成。胁痛之肝胆湿热证使用疏肝利胆、清热利湿药膳，选用栀子、蚌肉、枳壳、玉米须、金钱草、鸡骨草、车前子等食物烹调而成。胁痛之瘀血阻络证使用活血祛瘀、通络止痛药膳，选用玫瑰花、山楂、当归、川芎、桃仁、红花、枳壳、香附、三七粉等食物烹调而成。胁痛之肝络失养证使用养阴柔肝、理气止痛药膳，选用女贞子、龙眼肉、生地黄、枸杞子、沙参、麦冬、当归、白芍等食物烹调而成。

胁痛应多食蔬菜、水果、瘦肉等食物，忌过度饮酒，忌辛辣、肥甘、生冷不洁之品，不宜过量或长期服用香燥理气之品。

木香饮

【来源】《简便单方》

【组成】木香 2g。

【制法用法】取木香粉 2g，入热米酒 15ml 调服，每日 2 次。

【功效】行气止痛。

【主治与应用】肝郁气滞证。可用于脾失运化、肝失疏泄之腹痛、胁痛、黄疸等。

【方解】木香味辛、苦，性温，归脾、胃、肝经，具有行气止痛、调中导滞的功效，加上米酒可活血通络止痛。

栀子仁粥

【来源】《太平圣惠方》

【组成】栀子仁 10g，粳米 100g，冰糖 10g。

【制法用法】1. 栀子仁研粉备用，将粳米放入陶锅内，加水煮粥至八成熟时，再纳栀子仁粉 10g 入粥内继续熬煮，待粥熟，调入冰糖，煮至溶化即成。

2. 温热服食，每日 2 次，3 天为一疗程。

【功效】清热泻火。

【主治与应用】肝胆湿热证。适用于肝火上炎之头痛，肝胆火旺之胁痛，也可以用于黄疸性肝炎、胆囊炎以及目赤肿痛、急性结膜炎等。

【方解】栀子性寒，味苦，入心、肺、肝、胃经，有泻火除烦，清热利湿，凉血止血之功，能"通泻三焦火热"，煮粥服食，可减轻栀子苦寒伤胃，从而更好地发挥作用。

【使用注意】本品不宜久服，以免苦寒伤胃；脾胃虚寒，食少便溏者不宜选用。

玫瑰茶

【来源】《本草纲目拾遗》

【组成】玫瑰花 1～3g。

【制法用法】1. 玫瑰花，用沸水冲泡，代茶饮。

2. 每日 3 次，5 天为 1 个疗程。

【功效】舒肝解郁，理气止痛。

【主治与应用】瘀血阻络证。适合于肝胃不和所致的胁痛、胃脘胀痛等。

【方解】玫瑰花味辛、甘，性微温，具有理气解郁、化湿和中、活血散瘀的功效。

【使用注意】本品不宜久服，以免苦寒伤胃；脾胃虚寒，食少便溏者不宜选用。

生地黄鸡 微课4

【来源】《太平圣惠方》

【组成】生地黄 250g，雌乌鸡 1 只，饴糖 150g。

【制法用法】1. 鸡宰杀去毛及肠杂，去内脏备用；将生地黄洗净，切片，入饴糖，调拌后塞入鸡腹内。将鸡腹部朝下放入陶锅内，然后将陶锅置于蒸锅内，蒸煮约 2～3 小时，待其熟烂后，食肉，饮汁。

2. 每日 2 次。

【功效】滋补肝肾，补益心脾。

【主治与应用】肝肾阴虚证。可用于多种气血亏虚、阴阳失调的虚损之证，症见腰背酸困，体倦乏力，盗汗食少，心悸气短，面色少华，唇燥咽干，双目干涩等。

【方解】方中重用生地黄，甘寒入肾，专攻滋阴凉血，药膳意在以生地黄滋阴为主而大补肝肾之阴液，更以血肉之体的乌雌鸡滋补精血，与诸药配伍，既能以其鲜美可口之功而益脾胃，更能以补精血之功而助滋肝肾之阴。

【使用注意】大便溏泻、腹胀食少者忌食。

任务十三 胃 痛

胃痛又称胃脘痛，是由于胃气阻滞、胃络瘀阻、胃失所养、不通则痛导致的以上腹胃脘部发生疼痛为主症的一种脾胃肠病证。病初多由外邪、饮食、情志不遂所致，常见寒邪客胃、饮食停滞、肝气犯胃、肝胃郁热、脾胃湿热等证候，表现为实证；久则常见由实转虚，如寒邪日久损伤脾阳，热邪日久耗伤胃阴，多见脾胃虚寒、胃阴不足等证候，则属虚证。基本病机为胃气阻滞，胃络瘀阻，胃失所养，不通则痛。本病证以胃脘部疼痛为主症，相当于西医学中的急性胃炎、慢性胃炎、消化性溃疡、胃痉挛、胃下垂、胃黏膜脱垂、胃神经官能症等疾病。

胃痛之寒邪客胃证使用散寒止痛的药膳，选用肉桂、丁香、茴香、红糖、大蒜、粳米等食物烹调而成。胃痛之饮食伤胃证使用消食导滞的药膳，选用白萝卜、山楂、麦芽、神曲、鸡内金、白芍等食物烹调而成。胃痛之肝气犯胃证使用疏肝和胃、理气解郁的药膳，选用小茴香、枳壳、白术、猪肚、玫瑰花、佛手、槟榔等食物烹调而成。胃痛之瘀血停胃证使用活血化瘀的药膳，选用桃仁、油菜、山慈菇、茄子、山楂、韭菜等食物烹调而成。胃痛之胃阴亏耗证使用清热生津、滋阴养胃的药膳，选用银耳、黑木耳、大白菜、梨、葡萄、桑椹等食物烹调而成。胃痛之脾胃虚寒证使用健脾益气、温中和胃的药膳，选用黄芪、肉桂、炙甘草、大枣、饴糖、干姜等食物烹调而成。

 实例分析

实例　日常生活中，由于生活节奏加快，大部分人饮食不规律，很容易患胃痛。

问题　1. 一旦得了胃痛，常常会吃哪些有助于治疗疾病的食物？

2. 胃痛中医临床辨证常分哪些类型？

答案解析

丁香肉桂红糖煎

【来源】《中国药膳学》

【组成】丁香1.5g，肉桂1g，红糖适量。

【制法用法】1. 丁香、肉桂用温水浸透，武火煮沸，文火煮20分钟，取汁，调入红糖，每服5～10ml，每日3次。

【功效】温胃散寒。

【主治与应用】寒邪客胃证。适用于胃寒疼痛，呕吐清水等。

【方解】本方中丁香味辛，性温，归脾、胃、肾经，能温中降逆、温肾助阳。肉桂味辛、甘，性大热，归肾、脾、心、肝经，可补火助阳、散寒止痛、温通血脉。两者配合增强散寒助阳止痛的疗效。

三仙炆排骨

【来源】经验方

【组成】麦芽、山楂、莱菔子及陈皮各10g。

【制法用法】麦芽、山楂、莱菔子、陈皮共煮成汤汁后，加入萝卜及排骨炆熟。

【功效】消食和胃。

【主治与应用】饮食伤胃证。适用于饱食后胃胀胃痛，嗳气夹有食物味道或大便味臭者。

【方解】本方中麦芽行气消食，尚可健脾和胃；山楂可消一切饮食积滞，尤善消肉食油腻之积；莱菔子消食下气，长于消麦面痰气之积。三药同用，可消各种饮食积滞，佐以陈皮行气化滞，共奏消食和胃之功，使食积得化，脾胃调和，则诸症可愈。

小茴香枳壳散

【来源】《食疗本草学》

【组成】小茴香30g，枳壳15g。

【制法用法】将两者微炒研末，每服6g，温开水送下。

【功效】理气止痛。

【主治与应用】 肝气犯胃证。用于肝胃气滞，脘腹胁下胀痛，心烦易怒。

【方解】 本方中小茴香味辛，性温，归肝、肾、脾、胃经，具有散寒止痛、理气和胃之功，配行气行滞的枳壳，共奏理气止痛之效。

桃仁牛血羹

【来源】 《饮食疗法》

【组成】 生桃仁12g，新鲜牛血（已凝固）200g，盐少许。

【制法用法】 桃仁去皮、尖，研细，与牛血加500ml水同煲汤，调入食盐，佐餐食。

【功效】 活血通经，补血润肠。

【主治与应用】 瘀血停胃证。适用于胃脘疼痛、血瘀经闭及血燥便秘等。

【方解】 本方中桃仁味甘、苦，性平。有破血行瘀、润肠通便、止咳平喘的作用，牛血有理血、补中、补脾胃、补血枯诸虚等功效，二者配伍可理血破瘀、润燥滑肠。

【使用注意】 血亏虚而经闭者忌服。

桑椹醪

【来源】 《本草纲目》

【组成】 桑椹1000g，糯米500g。

【制法用法】 1. 鲜桑椹洗净捣汁（或以干品300g煎汁去渣），再与糯米共同煮，做成糯米干饭，待冷，加酒曲适量，拌匀，发酵成为酒酿。

2. 每日适量佐餐食用。

【功效】 补血益肾。

【主治与应用】 胃阴亏耗证。适用于阴血不足、肝肾亏损所致的胃痛、消渴、便秘、耳鸣、目暗等。

【方解】 本方中桑椹可以滋阴补血、润肠通便，糯米补中益气、健脾胃，二者合用补肝滋肾、益血明目。

姜枣饮

【来源】 《百病饮食自疗》

【组成】 干姜5~10g，红枣10枚，饴糖30g。

【制法用法】 1. 干姜、红枣共煮取汁，调入饴糖稍煮。

2. 每日分2次饮服。

【功效】 温中散寒，益气补虚。

【主治与应用】 脾胃虚寒证。适用于腹痛绵绵，喜温喜按，饥饿或劳累后加重，神疲，便溏等。

【方解】 本方中生姜性温，味辛，功专散寒解表、温中和胃；大枣性温，味甘，功长补中益气、养血安神、缓和药性。二药合用，辛甘配对，阳表阴里，刚柔相济。

📖 知识拓展

《黄帝内经》（简称《内经》），最早提出了胃痛的病名及其症状，《灵枢经脉》："脾足太阴之脉……是动则病舌本强，食则呕，胃脘痛，腹胀善噫，得后与气则快然如衰。"胃痛与脏腑功能失调有关，其病初起，多由情志郁结、肝逆犯胃、饮食寒热失调、劳损脾胃中气；病久则可气郁化火，或聚涎化痰，或瘀血伤络，或损其阴津，或伤其阳气，即成缠绵难愈之疾。

任务十四　呕　吐

呕吐是由于胃失和降、胃气上逆所致的以饮食、痰涎等胃内之物从胃中上涌，自口而出为临床特征的一种病证。呕吐的病机无外乎虚实两大类，实者由外邪、饮食、痰饮、气郁等邪气犯胃，致胃失和降，胃气上逆而发；虚者由气虚、阳虚、阴虚等正气不足，使胃失温养、濡润，胃失和降，胃气上逆所致。无论是邪气犯胃，还是脾胃虚弱，发生呕吐的基本病机都在于胃失和降，胃气上逆。

呕吐之外邪犯胃证使用温中止呕的药膳，选用生姜、胡椒、芥菜、胡荽、葱白、辣椒等食物烹调而成。呕吐之痰饮内阻证使用化饮和胃的药膳，选用生姜、萝卜、茶叶、砂仁、丁香、柿蒂等食物烹调而成。呕吐之肝气犯胃证使用疏肝理气的药膳，选用佛手、香橼、橘皮、橙子、合欢花、玫瑰花等食物烹调而成。呕吐之脾胃气虚证使用补益脾胃的药膳，选用干姜、丁香、生姜、红枣、人参、粳米等食物烹调而成。呕吐之胃阴不足证使用和胃降逆的药膳，选用丁香、姜汁、沙参、麦冬、鸭梨、西瓜等食物烹调而成。

饮食宜清淡、易消化，忌生冷、辛辣刺激、肥甘油腻之品。

 实例分析

实例　呕吐是生活中很常见的一种症状，很多疾病都会有恶心呕吐的表现。

问题　1. 一旦出现呕吐，可以吃哪些有助于治疗的食物？

　　　 2. 你还知道哪些食物可以改善恶心呕吐的现象？

答案解析

胡椒生姜汤

【来源】《食疗本草学》

【组成】生姜30g，胡椒1g。

【制法用法】1. 生姜微煨，同胡椒研末。

2. 日服1剂。

【功效】暖胃散寒。

【主治与应用】外邪犯胃证。对脾胃虚寒、胃下垂等可以起到改善与治疗的作用，也可以防治感冒。

【方解】本方中胡椒和生姜，都是温热之品，入胃、大肠和肺经。生姜性热，具有温中、回阳、温肺化饮的功效。胡椒具有温中散寒、助消化、止痛的功效，二者合用增强温中散寒的作用。

砂仁萝卜饮

【来源】《中国药膳学》

【组成】砂仁6g，萝卜500g。

【制法用法】1. 砂仁捣碎，萝卜切小片，同煎汤，分3次服。

2. 食后半小时热服。

【功效】消积化痰，下气宽中。

【主治与应用】痰饮内阻证。适用于痰气膈胀，脘腹满闷等。

【方解】砂仁辛散温通，善于化湿行气，归脾、胃经。功效行气调中、和胃醒脾。萝卜味辛、甘，性寒凉，具有消食、化气、化痰、利尿等作用，二者共用助消积化痰。

陈皮肉

【来源】《经验方》

【组成】 胡萝卜200g，瘦猪肉100g，陈皮10g，油、盐、黄酒、葱适量。

【制法用法】 1. 将陈皮洗净，切为细末；葱切成段；猪瘦肉洗净，切丝，用盐、黄酒拌匀。锅中放动物油适量烧热后，下葱、姜爆香，然后下肉丝爆炒，再下陈皮丝、胡萝卜丝翻炒，待熟时调入食盐、味精，炒熟即成。

2. 佐餐食用。

【功效】 宽胸理气。

【主治与应用】 胃气阻滞证。适用于胃气郁滞，胃酸过多所致的嗳气、泛吐清水等。

【方解】 陈皮味辛、苦，性温，有理气健脾、燥湿化痰的功效；胡萝卜味甘，性平，有健脾化滞宽胸的功效，素有"小人参"之称；瘦猪肉味甘、咸，性平，入脾胃经，滋阴、润燥、益气。三者合用，共奏利胸膈、养脾胃、疏肝调气之功效。

【使用注意】 温热服食。

【附方】 陈皮粥（《粥谱》）由陈皮10g，大米50g组成。制法：将陈皮洗净，切细，水煎取汁，去渣；大米淘净，放入锅中，加入陈皮汁及清水适量，煮为稀粥服食，每日1剂；或将陈皮研为细末，每次取3~5g，调入稀粥中服食。有行气健脾的功效。适用于脾胃气滞，脘腹胀满，消化不良，食欲不振，恶心呕吐，咳嗽痰多，胸膈满闷等。

生姜粥

【来源】《饮食辨录》

【组成】 生姜30~50g，粳米200g，大枣4枚，水适量。

【制法用法】 1. 粳米淘洗净，用清水泡20分钟；洗去生姜外皮污泥（不要去生姜皮），切成厚片（0.3厘米左右）；粳米和泡粳米的水一同倒进砂钵锅里，酌情添水，放进生姜片和大枣盖上盖；大火烧开后，转中小火煮（盖子留一丝缝，防粥外溢），直至米粒软稠成粥样即可。

2. 空腹服食，取微汗。

【功效】 暖脾胃，散风寒，止疼痛。

【主治与应用】 脾胃虚弱证。适用于外感风寒，头痛恶寒，无汗呕逆或脾胃虚寒，呕吐清水，腹痛泄泻等。

【方解】 方中生姜味辛，性温，入肺、胃、脾经，有发表散寒、温中止呕、温肺止咳、和中解毒之功；粳米味甘入脾胃，有养胃和中之功。二者合用，共奏暖脾胃、散风寒、止疼痛之效。

【使用注意】 温热服食，有滞者忌食。

【附方】 参枣粥（《粥谱》）由党参15g，大枣10枚，粳米100g，白糖适量组成。制法：党参煎煮去渣取汁；将粳米、大枣煮至将熟，加入药汁煮熟；调入白糖即可。用法：早晚空腹温热服用。功效主治：益气健脾，温胃化瘀。尤适宜产后脾胃虚寒者食用。

香姜牛奶

【来源】《饮食与长寿》

【组成】 丁香2粒，姜汁1茶匙，牛奶250ml，白糖少许。

【制法用法】1. 丁香、姜汁、牛奶置锅内煮沸，去丁香，加白糖溶化，温饮。

2. 每日服 1 次，连服 10 日。

【功效】健脾降逆止呕。

【主治与应用】胃阴不足证。适用于寒性胃痛、反胃呃逆、呕吐者食用。疳积瘦弱、食入即吐者也可食用。

【方解】丁香性温，味辛，具有温中降逆、补肾助阳的功效，生姜性微温，味辛，能解表散寒、温中止呕，两者配伍同用，可用于治胃寒呕吐、虚寒呃逆等症状。

 知识链接

丁香有公母之分。《雷公炮炙论》："凡使（丁香）。有雌雄，雄颗小，雌颗大，似枣核。方中多使雌，力大，膏煎中用雄。"公丁香是丁香没有开花的干燥花蕾，因形如"丁"字，又名"丁子香"，质坚实、有油性，气味芳香浓烈。母丁香则是丁香的干燥成熟果实，种仁由两片形如鸡舌的子叶组成，故名"鸡舌香"。两者用法用量相同，只是母丁香气味较淡，功力稍逊。

任务十五　泄　泻

　　泄泻是以大便次数增多，粪质稀薄，甚至泻出如水样为临床特征的一种脾、胃、肠类病证。泄与泻在病情上有一定区别，粪出少而势缓，若漏泄之状者为泄；粪大出而势直无阻，若倾泻之状者为泻，然近代多泄、泻并称，统称为泄泻。致泻的病因主要有感受外邪、饮食所伤、情志失调、脾胃虚弱、命门火衰等，这些病因导致脾虚湿盛，脾失健运，大小肠传化失常，升降失调，清浊不分，而成泄泻。本病可见于西医学中的多种疾病，如急慢性肠炎、肠结核、肠易激综合征、吸收不良综合征等。

　　泄泻之寒湿内盛证使用散寒化湿的药膳，选用干姜、高良姜、红枣、红糖、生姜、胡椒等食物烹调而成。泄泻之湿热伤中证使用清热利湿的药膳，选用马齿苋、薏苡仁、粳米、荞麦、小麦麸、山药等食物烹调而成。泄泻之食滞肠胃证使用消食化滞的药膳，选用神曲、麦芽、山楂、鸡内金、胡萝卜、香蕉等食物烹调而成。泄泻之脾胃虚弱证使用健脾止泻的药膳，选用薏苡仁、芡实、扁豆、莲子、山药、党参、茯苓等食物烹调而成。泄泻之肾阳虚衰证使用温阳止泻的药膳，选用枸杞子、羊肉、雀肉、鹿肉、韭菜、羊乳等食物烹调而成。

　　泄泻膳食宜为清淡、细软、少渣、少油腻的流食或半流食，待泄泻缓解后再给予软食。

▶▶ **实例分析**

　　实例　泄泻是我们日常生活中常见的疾病，如脾虚泄泻和湿热泄泻等。

　　问题　1. 该病如何诊断？中医辨证类型有哪些？

　　　　　　2. 如何设计泄泻患者的药膳食谱？

答案解析

干姜粥

【来源】《寿世青编》

【组成】干姜 50g，高良姜 50g，粳米适量。

【制法用法】1. 先将干姜、高良姜中加入适量的水，武火煮开后，文火煮15分钟，过滤取汁，再将其汁与粳米煮粥。

2. 食粥，可用做主食。

【功效】温中散寒止泻。

【主治与应用】中焦虚寒证。适用于一切寒冷气郁，心痛，胸腹胀痛，脾胃虚寒，呕吐，呃逆，泛吐清水，肠鸣腹泻。

【方解】干姜味辛，性热。归肺、脾、胃、心经。具有温中散寒、回阳通脉的功效，高良姜散寒止痛，两者合用入粥。可达温胃散寒，止痛止泻的作用。

【使用注意】有热象者禁用。

车前子茶

【来源】《传统药茶方》

【组成】车前子30g，白糖25g。

【制法用法】1. 车前子洗净，放炖锅内，加水300g。炖锅置武火上烧沸，转文火煎煮25分钟，停火，滤去渣，在药液内加入白糖搅匀即成。

2. 每日1~2剂，分2次温服。

【功效】健脾利水，化湿止泻。

【主治与应用】暑湿泻泄适用于小便不利，淋浊带下，水肿胀满，暑湿泻痢，目赤障翳，痰热咳喘。

【方解】车前子味甘，性寒，具清热利湿、渗湿通淋、清肝明目、涩肠止泻等功效。本茶能利水湿，分清浊而止泻，即利小便以实大便，尤宜于小便不利之水泻。

【使用注意】肾虚寒者尤宜忌之。

山楂茯苓粥

【来源】《食用菌》

【组成】山楂30g，茯苓10g，粳米50g。

【制法用法】将山楂、茯苓中加入适量的水，煮后过滤取其汁，再加入粳米煮粥。调白糖食用。

【功效】消食导滞。

【主治与应用】用于慢性胰腺炎之脾气虚弱证，症见脘腹部疼痛、食少、消瘦、疲倦乏力、大便稀溏等。

【方解】山楂味酸、甘，性微温。归脾、胃、肝经，具有消食健胃、行气散瘀的功效；茯苓味甘、淡，性平，入心、肺、脾经。具有渗湿利水、健脾和胃的功效。

【使用注意】胃酸者少服。

白茯苓粥

【来源】《食用菌》

【组成】白茯苓15g，粳米50g。

【制法用法】1. 先将白茯苓打成粉备用，再将粳米加水煮粥，等到粥九分熟后，加入白茯苓粉，再熬3分钟即成。

2. 每日1剂，连服5~7日。

【功效】健脾止泻。

【主治与应用】善于治疗脾虚湿盛所导致的泄泻症状。

【方解】白茯苓药性平和，健脾渗湿而止泻。

附子茯苓粥

【来源】《食用菌》

【组成】制附子5g，茯苓15g，粳米适量。

【制法用法】1. 先将茯苓打成粉备用，再用附子煎取药汁，在药汁中加入粳米煮粥，粥九分熟时加入茯苓，再煮沸数次即可。

2. 分早晚餐食用。

【功效】温阳利水，化湿止泻。

【主治与应用】用于脾肾阳虚、水气内停证。症见恶寒，脉沉，四肢浮肿，小便不利或腹痛下痢。

【方解】附子性温，味辛，温阳利水；茯苓药性平和，化湿利水，利湿而不伤正气。二药合用，共奏健脾温阳，化湿止泻之效。

【使用注意】实证不宜食用。

任务十六　便　秘

便秘指大便干燥坚硬，排出困难，或排便次数少，常二三天以上不大便者。其病有正虚邪实的不同，治疗必须针对不同病因，辨证施治。中医认为便秘的病机有虚实不同。实者，多因胃肠积热、肠道失调、传导失职。虚者，常因劳倦内伤，或病后、产后及年老体虚之人阳气不足、阴血亏虚而得。此外，也有因膳食结构不合理而导致者。本病临床可分为实热秘、气滞秘、气虚秘、血虚秘、阳虚秘五个常见证型。不论何种便秘，均以"其下者，引而竭之"立法。

此类药膳多由清热泻火、泻下导滞、润肠通便药食组成，药食常选芝麻、蜂蜜、麻子仁、杏仁、桃仁等。西医学中的功能性便秘、肠易激综合征、肠炎恢复期、直肠及肛门疾病所致的便秘、药物性便秘、内分泌及代谢性疾病所致的便秘以及肌力减退所致的便秘等属本病范畴。

番泻鸡蛋汤

【来源】《大众健康》

【组成】番泻叶5～10g，鸡蛋1个，菠菜少许，食盐、味精适量。

【制法用法】1. 鸡蛋磕入碗中搅散备用，番泻叶水煎，去渣留汁，倒入鸡蛋，加入菠菜、食盐、味精，煮沸即成。

2. 佐餐食用。

【功效】泻热导滞。

【主治与应用】适用于肠胃实热型便秘。症见大便秘结、腹胀腹痛、身热口渴，舌红苔黄，脉数。

【方解】方中番泻叶味甘、苦，性寒，具有泻下导滞、清导实热的功效；鸡蛋味甘，性平，具有益气养血的功效；菠菜味甘，性凉，具有润燥通便的功效；三者合用，共奏泄热通便之功效。食之不宜过热。

【使用注意】短期服用，不超过1周。

香槟粥

【来源】《民间验方》

【组成】 木香 5g，槟榔 5g，粳米 100g，冰糖适量。

【制法用法】 1. 水煎煮木香、槟榔，去渣留汁，入粳米煮粥，粥将熟时加冰糖适量，稍煎待溶即可。

2. 可作早晚餐服食。

【功效】 顺气行滞。

【主治与应用】 适用于气滞型便秘。症见大便秘结，嗳气频繁，胸胁胀满，腹中胀痛，饮食减少。

【方解】 木香辛温香散，具有行气止痛、健脾消食的功效；槟榔味辛气温，入脾、胃、大肠、肺四经。加入粳米一起熬成粥，具有很好的顺气、行滞、通便的功效。

五仁陈皮饮

【来源】《重订通俗伤寒论》

【组成】 桃仁、杏仁、柏子仁、松子仁、郁李仁各 12g，陈皮 10g，蜂蜜适量。

【制法用法】 1. 将桃仁、杏仁、柏子仁、松子仁、郁李仁、陈皮一同放入砂锅中，加 350ml 水煎沸后继续用文火煮 10 分钟，滤去煎汁。

2. 再向煎液内加入适量蜂蜜搅匀即可饮用。

【功效】 润燥滑肠。

【主治与应用】 阴血亏虚型便秘。症见头晕耳鸣，大便秘结，如羊粪状。特别是妇女产后或年老体弱大便燥结者服食效果最佳。

【方解】 杏仁配陈皮，以通大肠气闭；桃仁合陈皮，以通小肠血秘，气血调和，肠自通润，故以为君；郁李仁得陈皮，善解气与水互结之症，洗涤肠中之垢腻，以滑大便，故以为臣；佐以松、柏通幽，幽通则大便自通；陈皮辛散通温，气味芳香，长于理气，能入脾肺，故既能行散肺气壅遏，又能行气宽中，用于肺气壅滞、胸膈痞满及脾胃气滞、脘腹胀满等。上述共用，体虚得补、肠燥得润，共成补虚润下之剂。

首乌决明茶

【来源】《民间验方》

【组成】 决明子 30g，大枣 1 个，首乌 30g。

【制法用法】 1. 将首乌、决明子洗净，决明子打碎，与首乌、大枣一同放入沙锅内，煎水代茶饮用。

2. 每天作茶水用。

【功效】 养血润肠通便。

【主治与应用】 血虚肠燥型便秘。症见大便干结，头晕健忘，心悸气短。对缓解中老年人便秘效果尤佳。

【方解】 方中决明子味甘、苦、咸，性微寒，归肝、大肠经，富含油脂而质润，上清肝火，下润大肠，其中所含的蒽醌类物质有缓泻作用，故能用于肠燥便秘。生首乌味苦、甘、涩，性微温，具有养血滋阴、润肠通便的功效，特别是对血虚肠燥型便秘有很好的疗效，其有效成分大黄酚可促进动物肠管运动，二药相须为用，具有养血、润肠通便之效。

【使用注意】决明子不宜久煎，不宜过服。

实例分析

实例　便秘是人们生活中很常见的疾病，如实热秘和气滞秘等。

问题　1. 该病的诊断和治法是什么？

　　　　2. 请设计适宜的药膳食谱并说明药膳组成和制法？

答案解析

任务十七　阳　痿

阳痿是指青壮年男子，由于虚损、惊恐、湿热等原因，致使宗筋失养而弛纵，引起阴茎痿弱不起，临房举而不坚，或坚而不能持久的一种病证。阳痿的病因比较复杂，但以房劳太过，频繁手淫为多见。病机以命门火衰较为多见，导致宗筋失养而弛纵，发为阳痿。相当于西医学中的男子性功能障碍和某些慢性疾病表现以阳痿为主者。

阳痿之命门火衰证使用温肾助阳的药膳，选用韭菜、胡桃肉、巴戟天、羊肉、羊肾、虾等食物烹调而成。阳痿之心脾两虚证使用补益心脾的药膳，选用龙眼肉、大枣、莲子、党参、甘草、猪心、羊心等食物烹调而成。阳痿之肝气郁结证使用疏肝解郁的药膳，选用玫瑰花、绿萼梅、橘、橙、陈皮、佛手、佛手瓜等食物烹调而成。阳痿之湿热下注证使用清利湿热的药膳，选用薏苡仁、茯苓、冬瓜、赤小豆、马齿苋、芹菜、猕猴桃等食物烹调而成。

饮食忌过食辛辣、肥甘厚腻、生冷之品，忌烟酒。

即学即练

玉灵膏主要用于的阳痿证型是（　　）。

答案解析　　A. 气血虚弱证　　　B. 肾气不足证　　　C. 湿热下注证　　　D. 脾胃虚弱证

玉灵膏

【来源】《随息居饮食谱》

【组成】龙眼肉干 10 份，白糖 1 份，西洋参 1 份。

【制法用法】1. 龙眼肉干 10 份，白糖 1 份，两者拌匀，日日蒸之，蒸满 30 ~ 40 小时。如素体多火，可加西洋参 1 份，切薄片同蒸。

2. 每日早晚取一小勺用开水冲调食用。

【功效】补血，益气，安神，改善睡眠，益脾胃。

【主治与应用】气血虚弱证。适用阳痿，早泄，遗精，腰膝酸痛或冷痛，头晕眼花，视物不清，耳鸣，小便淋沥不爽，遗尿多尿，妇女带下。

【方解】本方中龙眼味甘，性温，功能益心脾、补气血、安神益智。主治劳伤心脾，气血不足，心悸失眠，神疲体倦，面色萎黄，饮食欠佳等。西洋参味甘，性寒，功能益气养阴、生津止渴。龙眼肉与西洋参配伍，温而不燥，凉而不寒，是药食两用的滋补上品。

【使用注意】痰火内盛者或湿热蕴阻者忌服。

橘皮粥

【来源】《调疾饮食辩》

【组成】橘皮 20g，粳米 60g。

【制法用法】1. 橘皮煎汁去渣，与粳米共煮。

2. 单以粳米煮粥，待粥成时加入橘皮末 3～5g，煮至粥成。

【功效】顺气，健胃，化痰，止咳。

【主治与应用】肝气郁结证。适用于阳痿、老年人急慢性支气管炎、哮喘等。

【方解】本方中橘皮味甘、微苦，性温，具有理气解郁、活血散瘀、调经止痛的功效。

莲薏粥

【来源】《寿世传真》

【组成】莲子肉 30g，薏苡仁 30g，粳米 50g。

【制法用法】1. 白莲肉水浸泡去皮，与另 2 味药食加水适量，武火煮沸后，改文火熬煮至熟烂。

2. 每日 2 次，空腹食用。

【功效】健脾利水祛湿。

【主治与应用】湿热下注证。用于阳痿、食欲不振、消化不良、心悸、烦躁失眠、泄泻等。

【方解】本方中莲子肉能坚韧精气，充实肠胃，除去脾湿。薏苡仁能够健脾除湿，补肺清热，治脚气及筋急。白米粥舒畅胃气，生津液，除烦清热。二药合用，治疗湿热下注型阳痿。

任务十八 遗 精

遗精是指因脾肾亏虚、精关不固，或火旺湿热、扰动精室所致的以不因性生活而精液频繁遗泄为临床表现的病证。本病发病因素比较复杂，主要有房室不节，先天不足，用心过度，思欲不遂，饮食不节，湿热侵袭等。有梦而遗者，称为梦遗；无梦而遗精，甚至清醒时精液自出者，称为滑精。病机主要是君相火旺，扰动精室；湿热痰火下注，扰动精室；劳伤心脾，气不摄精；肾精亏虚，精关不固。西医学的神经衰弱、前列腺炎等引起的遗精，属本病范畴。

涩精止遗药膳是以益肾固涩的药食为主组成的药膳，适用于肾虚失藏、精关不固之遗精滑泄；或肾虚不摄、膀胱失约之遗尿、尿频等。因阴精的耗散滑脱，每以肾虚失藏为本，故常选用补肾兼收涩作用的药膳，多以金樱子、菟丝子、猪小肚、芡实、山茱萸、莲子等为药食烹调而成。代表方剂有金樱子炖猪小肚、芡实煮老鸭等。

金樱子炖猪小肚

【来源】《泉州本草》

【组成】金樱子 30g，猪小肚 1 个，食盐、味精各适量。

【制法用法】

1. 先将猪小肚去净肥脂，切开，用盐、生粉拌擦，用水冲洗干净，放入锅内用开水煮 15 分钟，取出，在冷水中冲洗。金樱子去净外刺和内瓤，一同放入砂锅内，加清水适量，武火煮沸后，文火炖 3 小时。

2. 再加适量食盐、味精调味即成。

【功效】缩尿涩肠，固精止带，益肾固脱。

【主治与应用】肾气不固证。症见尿频、遗尿、遗精、滑精、带下、腰膝酸软等。

【方解】本方所治之证为肾气不足、失于固摄所致之证，治宜益肾固精、缩尿涩肠。方中金樱子味酸而涩，善敛虚散之气、固滑脱之关，以收涩见长，能固精、缩尿、止带、止泻，为本方主药。猪小肚，即猪膀胱，其味甘、咸，性平，专入膀胱经，有固涩补肾、缩尿止遗之功。二者相伍，缩尿止遗之功更强，同时兼具固精、止带、止泻之用。而且此膳味美可口，服食方便，宜于久服。

【使用注意】表邪未解及有实邪者不宜食用。另外，食用时要特别注意将猪小肚漂洗干净，否则会有臊味。

芡实煮老鸭

【来源】《大众药膳》

【组成】芡实200g，老鸭1只（约1000g），葱、姜、食盐、黄酒、味精等各适量。

【制法用法】

1. 将鸭宰杀后，除去毛及内脏，洗净。芡实洗净，放入鸭腹内。将鸭子放入砂锅中，加葱、姜、食盐、黄酒及清水适量，武火烧沸后，转用文火煮2小时至鸭酥烂。再加适量味精搅匀即成。

2. 每周1~2次，佐餐食用。

【功效】健脾固肾，涩精止泻，除湿止带。

【主治与应用】脾肾亏虚，下元不固证。症见久泻久痢、脘闷纳少、肠鸣便溏、遗精、腰膝酸软等。

【方解】本方所治之证为脾肾亏虚、失于固摄所致，治宜补脾益肾、敛精固涩。方中芡实甘涩而平，归脾、肾经，功能益肾固精、健脾除湿、止泻止带，性偏收涩而不敛湿邪，为本方主药。老鸭味甘、咸，性微寒，功能滋阴养胃、益肾行水、健脾补虚，为滋而不腻、补而不燥的滋补佳品。少佐葱、姜等，既可益胃通阳、散寒除湿，又能调味增香。全方既能健脾胃、祛水湿以止泻痢，又能补肾益精以固下元，而且补中寓敛，涩而不滞，为药膳良方。

【使用注意】本方为补涩之剂，凡湿热为患之遗精白浊、尿频带下、泻痢诸症，不宜食用。

【附方】

1. 芡实粉粥（《本草纲目》）由芡实粉30g、核桃肉（打碎）15g、红枣（去核）5~7枚、糖适量组成。功效健脾补肾，固涩精气。适用于脾肾气虚、精气不固而引起的遗精、滑泄、腰膝无力等。

山茱萸粥

【来源】《粥谱》。

【组成】山茱萸15g，粳米60g，白糖适量。

【制法用法】1. 将山茱萸洗净去核，与粳米同入砂锅煮粥，待粥将成时，加入白糖稍煮即成。

2. 每日2次。3~5天为一疗程。

【功效】补益肝肾，涩精止遗，敛汗固脱。

【主治与应用】肝肾不足证。用于腰膝酸软、头晕耳鸣、阳痿遗精、遗尿、尿频，以及冲任虚损所致的崩漏、月经过多、虚汗不止、带下量多等。

【方解】本方所治之证为肝肾不固所致，治宜补益肝肾、涩精止遗。方中山茱萸酸涩温润，专入肝、肾经，能收敛元气、振作精神，长于固涩下焦，为肝肾亏虚、下元不固之要药，是补益肝肾、收敛固涩最常用的药物之一。山茱萸温而不燥，补而不峻，不仅可用于治疗遗精、滑精、遗尿、尿频，又能固冲止血、收敛止汗，为本方主药。粳米和中健脾，与山茱萸相配，可补后天养先天。再入白糖，酸甘化阴，以增山茱萸滋补肝肾之效。全方配伍得当，酸甜可口，宜于服用。

【使用注意】 本方以补涩见长，邪气未尽者忌用。

【附方】

山萸猪腰汤（《饮食本草》）猪腰子500g，核桃18g，山茱萸8g，盐、姜汁适量。功效补肾固精，温肺定喘，润肠通便。适用于肾虚喘嗽、腰痛脚弱、阳痿遗精、小便频数及石淋等。

目标检测

答案解析

一、选择题

（一）A 型题（最佳选择题）

1. 治疗的是风热型感冒的药膳是（　　）

    A. 姜糖苏叶饮   B. 防风粥

    C. 桑叶薄竹饮   D. 淡豆豉葱白炖豆腐

2. 川芎白芷炖鱼头的功效是（　　）

    A. 疏风清热，平肝明目   B. 祛风散寒，活血止痛

    C. 清热平肝，滋阴养血   D. 平肝息风，活血止痛

3. 适用于咳嗽，痰多，色白，苔腻等症的药膳是（　　）

    A. 防风粥   B. 半夏山药粥

    C. 百部生姜汁   D. 川贝秋梨膏

4. 佛手柑粥的功效是（　　）

    A. 行气止痛   B. 疏风解毒

    C. 止咳化痰   D. 养心安神

5. 黄芪山药粥可用于的消渴证型是（　　）

    A. 肺热津伤证   B. 胃热炽盛证

    C. 气阴亏虚证   D. 肾阴亏虚证

6. 栀子仁粥药膳方来源于（　　）

    A.《简便单方》   B.《太平圣惠方》

    C.《本草纲目拾遗》   D.《摄生众妙方》

7. 桃仁牛血羹可用于的胃痛证型是（　　）

    A. 饮食伤胃证   B. 瘀血停胃证

    C. 胃阴亏耗证   D. 脾胃虚寒证

8. 胡椒生姜汤药膳方来源于（　　）

    A.《食疗本草学》   B.《太平圣惠方》

    C.《本草纲目》   D.《百病饮食自疗》

9. 香姜牛奶可用于的呕吐证型是（　　）

    A. 外邪犯胃证   B. 痰饮内阻证

    C. 脾胃虚弱证   D. 胃阴不足证

10. 车前子茶的使用注意（　　）

    A. 不宜久服   B. 肾虚寒者忌食

    C. 消化不良者不宜食用   D. 久咳者不宜用

（二）X 型题（多项选择题）

1. 夏枯草煲猪肉的功效有（　　）

    A. 疏肝解郁   B. 健脾和中   C. 平肝清热

    D. 活血化瘀   E. 清热解毒

2. 青龙白虎汤的组成原料有（　　）

    A. 青枣   B. 百部   C. 橄榄

    D. 萝卜   E. 桂枝

3. 五汁饮的组成有（　　）

    A. 梨汁   B. 荸荠汁   C. 鲜苇根汁

    D. 麦冬汁   E. 藕汁

4. 砂仁萝卜饮的功效有（　　）

    A. 消积化痰   B. 下气宽中   C. 暖脾胃

    D. 散风寒   E. 宽胸理气

5. 其中属于五仁陈皮饮中的药物有（　　）

    A. 苏子仁   B. 松子仁   C. 大麻子仁

    D. 桃仁   E. 柏子仁

三、综合问答题

1. 请说出归芪蒸鸡药膳中各药食组成的作用。

2. 简述川贝秋梨膏的制作过程和注意事项。

3. 分析玉灵膏中各种组成在治疗阳痿药膳中的作用。

四、实例解析题

1. 李某，男，42 岁，工人。反复头晕头痛 1 年，加重 2 周。现病史：患者 1 年前出现头晕目眩、头痛，去医院就诊发现血压升高，最高达 155/90mmHg，间断使用硝苯地平等降压药治疗，血压控制不稳定，一般在 130～150/75～95mmHg 波动。2 周前患者自觉头晕头痛加重，伴胸闷、心悸，在医院查血清胆固醇 6.25mmol/L，甘油三酯 4.8mmol/L，低密度脂蛋白胆固醇 4.53mmol/L，形体肥胖，活动少，喜食肉类，舌质红，苔白厚腻，脉滑。

    请问：（1）该病的诊断和诊断依据是什么？

    （2）请为该患者设计适合的药膳食谱。

    （3）请说出该患者日常生活保健的注意事项。

2. 刘某，女，42 岁。胃脘痞满，伴疼痛 5 年余，近 3 年来逐渐加重，困倦乏力，不思饮食，嗳气，排便不畅。舌质暗红，苔厚腻微黄，脉沉细弦。

请问：（1）该病的诊断和诊断依据是什么？

（2）该病的证型是什么？

（3）如何设计患者的药膳食谱？

书网融合……

知识回顾　　　　微课1　　　　微课2　　　　微课3　　　　微课4　　　　习题

项目四 中医妇科疾病施膳

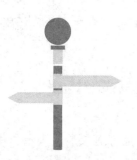

学习引导

人类脏腑经络气血运行规律，男女基本相同，但女性在生理上有经、带、胎、产等特殊性。对妇科不同疾病，不同证型患者实施辨证施膳，有助于疾病的治疗、康复和防止复发。

本单元主要介绍妇科疾病在饮食宜忌上的特点，并根据妇科疾病的分类，阐述相应药膳方的来源、组成、功效、应用、方解和使用注意。

学习目标

1. **掌握** 中医妇科疾病药膳任务中药膳原料的功效、用法用量、主治应用和使用注意。
2. **熟悉** 中医妇科疾病药膳任务中药膳原料的药理作用。
3. **了解** 各任务中介绍的中药原料的主要成分。

任务一 月经不调

月经不调，是指月经期（周期、经期、经间期）、经量的病变，又称月经失调。月经不调包括的范围很广，常见的有月经先期、月经后期、月经先后不定期、月经过少以及月经过多等。本病为妇科常见病，多见于青春期及高龄期妇女。中医认为，本病主要是由于郁怒忧思、过食辛辣寒凉食物、经期感受寒湿、忽视卫生以及多病久病等因素，导致气血不调、脏腑功能失职、冲任两脉损伤而成。

月经不调的治疗重在调经治本，根据不同的病因辨证施膳，通过补肾健脾、理气活血，使气血调和、阴阳协调、冲任相合。

乌鸡汤

【来源】《饮膳正要》

【组成】乌骨鸡250g，黄芪30g。

【制法与用法】1. 鸡去毛、内脏，洗净，开水焯去血水，再用清水冲洗干净，沥干水待用。

2. 将黄芪填入鸡腹中煲汤。

3. 去药渣，食肉喝汤。

【功效】补气摄血固冲。

【主治与应用】气虚型月经过多。症见月经量过多，血色淡质稀，面色苍白无华，气短乏力，小腹空坠，疲倦乏力。

【方解】乌鸡气味甘、微温、无毒，益气补血。黄芪味甘，性微温。归肺、脾、肝、肾经，益气固表。二药合用，共奏补气摄血之效。

【使用注意】本方制作忌用铁器。

核桃莲子粥

【来源】《百病食疗》

【组成】核桃肉 60g，莲子 30g，粳米 20g。

【制法与用法】1. 将粳米淘洗干净；莲子洗净去心；核桃去壳留仁；把粳米、莲子、核桃仁放入锅内，加水。

2. 将锅置武火上烧沸，再用文火煮 30 分钟即成。

3. 平日食用，每 2 ~ 3 日 1 剂。

【功效】补脾益肾。

【主治与应用】肾虚型月经先期。症见经量多，经血颜色淡，质清稀，还伴有腰酸、头晕、耳鸣、面色晦暗等。

【方解】核桃肉性平，味甘，入肺、肾经，可补肾固精。莲子味甘、涩，性平，归肾、脾、心经，可补脾益肾养心，固精止带，二药合用入粥，通过补益脾肾达到固冲调经之效。

【使用注意】选去心莲子，并去皮。中满痞胀及大便燥结者忌服莲子。核桃仁不可多食，多食动肾火，生痰，也不宜与酒同食。

鲜柏饮

【来源】《百病食疗》

【组成】鲜莲藕 250g，鲜侧柏 100g，蜂蜜 15g。

【制法与用法】1. 将鲜莲藕、鲜侧柏叶洗净，切成细粒，用搅拌机搅烂、榨汁。

2. 加蜂蜜混匀，放入炖盅，文火隔水炖 5 分钟即可。

3. 随量饮用，经前每日 1 剂。

【功效】清热调经。

【主治与应用】血热型月经先期。症见月经提前，量多，色紫红，质稠有血块，心烦口渴，面色较红。

【方解】方中鲜莲藕有清热生津，凉血止血的功效，善治阴虚血热出血；侧柏叶有凉血止血、化痰止咳的功效。二者合用起清热凉血调经的功效。

【使用注意】侧柏叶味苦、涩，性寒，多食反胃。

当归生姜羊肉汤

【来源】《金匮要略》

【组成】当归 25g，生姜 30g，羊肉 500g，胡椒粉 2g，花椒粉 2g，食盐适量。

【制法与用法】1. 羊肉去骨，剔去筋膜，入沸水锅内焯去血水，捞出晾凉，切成长 5cm、宽 2cm、厚 1cm 的段。

2. 砂锅内加适量清水，下羊肉，放当归、生姜，武火烧沸，去浮沫，文火炖至羊肉熟烂，加胡椒粉、花椒粉、食盐调味，即成。

3. 每周 2~3 次饮汤食肉。

【功效】温阳散寒，养血补虚，通经止痛。

【主治与应用】虚寒型月经后期。症见月经量少，颜色淡，质稀，又伴有怕冷，小腹隐痛，手按可使疼痛减轻者。

【方解】本方所治之证，为阳虚血弱、寒凝经脉所致，治宜温阳散寒、养血补虚、通经止痛。方中当归味甘、辛、微苦，性温，入肝、心、脾经，具补血、活血、止痛之功，《本草正要》谓："当归，其味甘而重，故专能补血，其气轻而辛，故又能行血，补中有动，行中有补，诚血中之气药，亦血中之圣药也。"生姜味辛，性温，温中散寒。羊肉味甘，性大热，温中暖下，益气养血。佐以花椒粉、胡椒粉调味，能温中散寒。诸药、食相伍，共奏温经散寒、养血补虚之功。本方不仅是寒凝气滞、脘腹冷痛者之良膳，亦为年老体弱，病后体虚，产后气血不足者之滋补佳品。

【使用注意】本方为温补散寒之剂，凡阳热证、阴虚证、湿热证等不宜服用。

 实例分析

实例　《金匮要略》里面记载，"寒疝，腹中痛，及胁痛里急者，当归生姜羊肉汤主之。"其用当归 9 克、生姜 15 克、羊肉 50 克，以上原材料以水 800ml，煮取 300ml，分两次温服。

答案解析

问题　当归羊肉汤治疗疾病的原理是什么？

香附酒

【来源】《百病食疗》

【组成】香附 50g，黄酒 500ml，红糖适量。

【制法与用法】1. 将香附放入黄酒中，煮滚数次后去药渣。

2. 每次服用 30ml，每日 3 次，月经前连续服用 5~7 天。

【功效】疏肝解郁，调经止痛，理气调中

【主治与应用】肝郁型月经先后不定期。症见月经或提前或错后，经量或多或少，伴有月经色紫暗，有块，胸胁乳房胀痛，嗳气不舒等。

【方解】香附为"气中之血药"，既可以疏肝理气解郁，又可以活血调经止痛，为妇科常用之品。黄酒性温，味辛，归肝、胆经，有活血驱寒、通经活络的作用。二者合用，加红糖助药效，更好地发挥疏肝调经的作用。

【使用注意】不胜酒力者减量。

即学即练

治疗肝气郁结所致月经不调的药物是（　）。

答案解析　　A. 香附　　　　B. 木香　　　　C. 枳实　　　　D. 橘皮

任务二 痛 经

在经期或经行前后，出现以周期性下腹疼痛为主要症状的疾病，称为"痛经"。

本类药膳宜温补，如红糖、大枣、鸡蛋等，忌生冷食物以减少痛经诱发因素。经期还应避免摄入浓茶、咖啡、酒精、饮料以及辛辣刺激性食物。适当补充维生素和微量元素，如维生素 B_6 可稳定情绪，维生素 E 可参与阻断前列腺素的合成，钙、镁、钾能有效帮助缓解痛经，故月经前及月经期可以多吃富含以上营养素的食物。

黄芪煮熟鸡蛋

【来源】民间验方

【组成】黄芪 30g，熟地黄 30g，川芎 6g，鸡蛋 2 个。

【制法与用法】1. 前 3 味共煮 20 分钟后，放入鸡蛋再煮 20 分钟。

2. 吃蛋喝汤。

【功效】益气生血，通络止痛。

【主治与应用】气血虚弱型痛经。症见经期或经后小腹隐痛喜按，月经量少，色淡质稀，神疲乏力，头晕心悸，失眠多梦，面色苍白，舌淡，苔薄，脉细弱。

【方解】黄芪味甘，性微温，长于补气。熟地黄味甘，性微温，长于补血。川芎长于活血行气。鸡蛋补虚。诸药、食合用，共奏益气生血、通络止痛之效。

【使用注意】每周食用 2 ~ 3 次。不可过食，可能致胆固醇升高。

玫瑰膏

【来源】《饲鹤亭集方》

【组成】玫瑰花蕊 300 朵，蜂蜜适量。

【制法与用法】1. 将玫瑰花蕊煎成浓汁，加入适量的蜂蜜收膏。

2. 开水冲服，适量勤饮。

【功效】疏肝理气，活血调经。

【主治与应用】气滞血瘀型痛经。症见经前或经期小腹胀痛，拒按，经行不畅，经色紫暗有血块，血块排出后痛减，多伴有心烦易怒，胸闷胁胀，乳房胀痛或头痛，舌紫暗，有瘀点，脉滑涩。

【方解】玫瑰花味甘微苦，性微温，归肝、脾、胃经，芳香行散。具有舒肝解郁，和血调经的功效。《本草再新》谓玫瑰花"舒肝胆之郁气，健脾降火。治腹中冷痛，胃脘积寒，兼能破血"。

【使用注意】经期慎用。

桃仁粥

【来源】《太平圣惠方》

【组成】桃仁 21 枚（去皮尖），生地黄 30g，桂心 3g（研末），粳米 100g（细研），生姜 3g，米酒 180ml。

【制法与用法】1. 先将生地黄、桃仁、生姜加米酒 180ml 共研，去渣留取汁液备用。

2. 以粳米煮粥，粥将熟时再下上述汁液，煮熟，调入桂心末即可。

3. 每日 1 剂，空腹热食。5 ~ 7 天为一个疗程。

【功效】温经散寒，化瘀止痛。

【主治与应用】寒凝血瘀型痛经。症见经前或经期小腹冷痛，得热则舒，遇凉加重，月经量少，经色紫暗有血块，舌淡，苔白腻，脉沉紧。还可用于产后腹痛、关节痹痛等。

【方解】本方所治为寒凝血脉瘀阻导致的痛经，治宜温经散寒、活血止痛。方中桃仁味甘、苦，性平，能破血行瘀，又能生新血，为治疗瘀血之经闭、痛经、产后腹痛、癥瘕、胸腹刺痛之专药。生地黄甘苦，活血通经。《药性论》提出其能"补虚损，温中下气，通血脉，治产后腹痛，主吐血不止"。两药相配活血通经、化瘀止痛之力更强。桂心辛热，能入血分，能助阳散寒，通脉止痛，治疗寒凝血脉之瘀阻疼痛。生姜辛散温通，能助桂心温经散寒。四味配伍，共奏温阳散寒、化瘀止痛之功效。粳米性味甘平，可以通过补脾胃后天之本，助生化气血，使祛邪而不伤正。

【使用注意】热结血瘀证可去桂心。本方以祛邪为主，不宜久服。因桃仁和生地均能通便，便溏者慎用。

车前益母粥

【来源】民间验方

【组成】益母草 20g，车前草 30g，粳米 60g。

【制法与用法】1. 将车前草与益母草同煎，取汁后加入粳米煮粥。

2. 吃粥，适量常食。

【功效】清热利湿，通经止痛。

【主治与应用】温热蕴结型痛经。症见经前或经期小腹灼痛拒按，痛连腰骶；或平时小腹痛，至经前疼痛加剧，经量多或经期长，经色紫红，质稠或有血块；或平素带下量多，黄稠臭秽；或伴低热，小便黄赤，舌红，苔黄腻，脉滑数或濡数。

【方解】益母草味苦、辛，性微寒。归肝、心包经，活血调经。车前草味甘，性寒，清热，具有良好的通利小便、清热解毒之功，用于湿热下注、小便淋沥涩痛等。两药合用入粥，共奏清热利湿、通经止痛的功效。

 实例分析

患者，女，22 岁。1 年来经期错后 7 ~ 8 天，经前 1 天小腹疼痛，经至三四天后方止，痛势剧烈、拒按，卧床不能活动，经血量少、色淡、质黏有块，素有少量白带，舌淡苔薄白，脉沉弦。

答案解析

问题　结合本节内容，给出合适的药膳建议。

任务三　闭　经

闭经分为原发性和继发性两大类，如果年满 18 岁，仍无月经来潮，属原发性闭经；如果以往曾经有正常月经，但其后因某种病理性原因而月经停止 6 个月以上，属继发性闭经。妊娠期、哺乳期以及绝经期后的月经不来潮，都属于生理现象。

根据闭经的虚实情况辨证施膳，有效好疗效。本类药膳宜清淡，多食补血益气，富含蛋白质、铁质、维生素 B 族、维生素 C、叶酸等的食物。忌生冷、油腻及辛辣香燥的食物。

香附桃仁粥

【来源】《百病食疗》

【组成】香附 30g，桃仁 15g，粳米 100g，红糖 30g。

【制法与用法】1. 香附水煎取汁。

2. 桃仁捣烂加水浸泡，研汁去渣。

3. 与粳米、红糖同入砂锅，加水适量，用文火煮成稀粥，温热食之。每 2～3 日 1 剂，连服数日。

【功效】疏肝行气，活血通经。

【主治与应用】肝郁气滞型闭经，症见月经停闭，小腹胀痛，精神抑郁，烦躁易怒，乳房胀痛，舌淡，苔薄，脉弦。

【方解】香附味辛、微苦、微甘，有疏肝理气、调经止痛的功效。桃仁味苦、甘，有活血化瘀的功效。粳米可健脾益胃。诸药合用共奏理血活血、化瘀止痛之功效。

【使用注意】桃仁过量使用可引起中毒，孕妇忌服，便溏者慎服。

牛膝炖猪蹄

【来源】《药膳·汤膳·粥膳》

【组成】川牛膝 15g，猪蹄 1～2 只，黄酒 50～100ml。

【制法与用法】1. 猪蹄刮净去毛。剖开两边后切成数小块。

2. 与牛膝一起放入大炖盅内，加水 500ml，隔水炖至猪蹄熟烂。

3. 去牛膝，余下猪蹄肉和汤，加黄酒送服。

【功效】活血通经。

【主治与应用】适用于气血瘀滞型闭经。症见月经停闭，小腹胀痛，舌质紫暗，边有瘀点，苔薄，脉沉涩。

【方解】川牛膝宣散降泄、具有活血通经、祛风除湿、补肝益肾、强筋健骨、通利关节、利尿通淋的功效。猪蹄性平，味甘咸，具有补虚弱、填肾精、健腰膝等功能。川牛膝与猪蹄同炖，共奏补肾强身、活血通经的功效。

【使用注意】高血压患者慎用。

🔖 **知识链接**

川牛膝和怀牛膝的区别：怀牛膝因产于历史上的怀庆府而得名，位于今河南焦作一带。怀牛膝的特点是根较粗壮、明亮、色泽鲜艳、油性多。川牛膝主要产于四川盆地，表面呈黄棕色或灰褐色，近圆柱形，向下略细，并有一定的扭曲。两者都有活血通经、补肝肾、强筋骨、利尿通淋、引火下行的功效。怀牛膝治疗肝肾不足的腰膝酸痛、下肢无力等，还可以治疗妇科疾病，包括肾虚导致的月经不调、产后血瘀等；川牛膝多用于治疗气滞血瘀型疾病，如：闭经、痛经、难产等妇产科病证，孕妇谨慎使用，常和川芎、红花搭配，加强活血化瘀的力度。两者不能代替使用。

任务四　产后缺乳

产后缺乳是指产妇分娩后乳汁分泌不足甚至全无，不能满足哺乳的需要。中医认为本病多因产后体虚、气血生化之源不足或肝郁气滞，乳汁排出受阻所致。

本类药膳宜多选取营养丰富的汤水为主，不仅可促进乳汁分泌，而且对产妇身体康复大有裨益。

鲢鱼丝瓜汤

【来源】《药膳·汤膳·粥膳》

【组成】鲢鱼1条，丝瓜30g，精盐、生姜适量。

【制法与用法】1. 鲢鱼洗净，切小块。丝瓜去皮，洗净，切成段。

2. 鲢鱼放入锅中，再放入料酒、葱、姜、盐、白糖、猪油，并放入适量水，先用旺火煮沸，后改用文火慢炖。

3. 鱼熟后，加入丝瓜再煮，至丝瓜熟后，拣去葱、姜，即可。

4. 饮汤吃鱼肉。

【功效】温补气血，生乳通乳。

【主治与应用】气血不足型缺乳。症见产后乳少甚至全无，乳房柔软无胀感，乳汁清稀，面色无华，头晕乏力，食少便溏，舌淡苔薄白，脉虚细。

【方解】鲢鱼有健脾补气、温中暖胃的功效。丝瓜，味甘，具有益气、通乳、化痰热之效。二者合用，可达温补气血、生乳通乳之效。

【使用注意】吃鱼前后忌喝茶。

鲫鱼黄豆芽汤

【来源】《药膳·汤膳·粥膳》

【组成】鲫鱼1条，黄豆芽30g，通草3g。

【制法与用法】1. 鲫鱼去鳞去内脏洗净，沥干水分。

2. 以水炖煮，加入黄豆芽和通草。

3. 待鱼熟汤成后去通草即成。

4. 不拘时食用。

【功效】温中下气，利水通乳。

【主治与应用】脾胃虚弱型缺乳。症见产后乳汁分泌不足甚至全无，面色萎黄，食欲减退，腹胀腹泻，舌淡苔白，脉细弱。

【方解】鲫鱼味甘，性平，入胃、肾经，具有和中补虚、除湿利水之功效。通草味甘、淡，性微寒，可通气下乳。黄豆芽有养气补血的功效。三者合用，共奏温中补气、利水通乳的功效。

【使用注意】鱼不油煎。

目标检测

答案解析

一、选择题

A 型题（最佳选择题）

1. 中医妇科学研究的范围概括起来，不外：（　　）

    A. 调经、种子、崩漏、带下

    B. 嗣育、胎前、产前、乳疾

    C. 胎前、临产、产后、杂病

    D. 月经病、带下病、妊娠病、产后病、妇科杂病

2. 我国历史上第一个妇科医生是（　　）

    A. 扁鹊　　　　　　B. 张仲景　　　　　　C. 蔡自明　　　　　　D. 华佗

3. 妇女在生理上有经、孕、产、乳的特点，是因为解剖上有（　　）

    A. 血室　　　　　　B. 包络　　　　　　　C. 血海　　　　　　　D. 胞宫

4. 导致妇科疾病的主要原因是（　　）

    A. 外感与饮食劳倦　　　　　　　　　　B. 外感与情志内伤

    C. 情志内伤与跌仆外伤　　　　　　　　D. 外感与房事所伤

5. 可以辅助治疗月经期腹痛的药食是（　　）

    A. 胡椒　　　　　　B. 花椒　　　　　　　C. 小茴香　　　　　　D. 大蒜

6. 功能行气解瘀、调经止痛的药物是（　　）

    A. 桃仁　　　　　　B. 陈皮　　　　　　　C. 佛手　　　　　　　D. 香附

7. 下列食物具有下乳汁的功效的是（　　）

    A. 绿豆　　　　　　B. 赤豆　　　　　　　C. 黄豆　　　　　　　D. 刀豆

8. 有滋阴润燥、养血安胎功效的食物是（　　）

    A. 鸡肉　　　　　　B. 鸭肉　　　　　　　C. 鸡蛋　　　　　　　D. 鹅蛋

二、综合问答题

1. 月经不调有哪几种类型？

2. 牛膝炖猪蹄药膳方中，牛膝的功效是什么？

三、实例解析题

    产妇，36 岁。剖腹产子后，乳汁清稀、量少，且新生儿眼角时常有黄眼屎。请结合本节内容为其设计合理药膳方。

书网融合……

知识回顾　　　　　　微课　　　　　　习题

项目五　中医儿科疾病施膳

学习引导

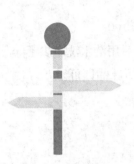

　　小儿脾胃未发育完全，过食生冷、油腻，会损伤脾胃，导致小儿消化不良。对这类人群应选择易消化、多样化、富有营养的食物。少儿处于生长，发育阶段，属稚阴稚阳，脏腑娇嫩，饮食不宜大寒大热。本项目介绍小儿、少儿常见疾病：遗尿、小儿厌食症、小儿便秘、小儿腹泻，所适用的药膳方的来源、组成、功效、应用、方解和使用注意。

学习目标

1. **掌握**　儿科疾病各分类中代表性药膳的组成、制法及应用。
2. **熟悉**　本类药膳组方分析及使用注意。
3. **了解**　本部分中常用到的各种药材的功效和应用。

任务一　遗　尿

　　凡睡梦中不自主排尿，都称为遗尿。3周岁以下的婴幼儿，由于智力发育尚未完善，排尿的正常习惯未养成或贪玩，疲劳所引起的遗尿，不属病态。若3周岁以后，小儿仍不能自控排尿，睡眠中经常自遗者应视为病态。中医认为遗尿是肾气不足、膀胱不能制约小便之故。

　　本类药膳应控制对遗尿有直接影响的食物的摄取量。有研究表明，牛奶、巧克力、柑橘等摄入过量，是造成小儿遗尿的重要原因，尤其是牛奶饮用过多。遗尿患儿应不吃辛辣刺激性食物，如辣椒、咖喱、芥末、过浓的香料、咖啡、浓茶等，白昼尽量不要限制饮水量，晚餐后忌饮水过量。要求患儿每日至少一次随意保留尿液至膀胱有轻度胀满不适感，以锻炼膀胱功能。

韭菜籽饼

【来源】《家庭用药》

【组成】韭菜籽10g，面粉10g，盐少许。

【制法与用法】1. 取韭菜籽10g，面粉10g，盐少许。

2. 将韭菜籽研成粉，加入面粉中，加水、少许盐，和成面团，烙成小饼。

3. 当点心食用。

【功效】温肾止遗。

【主治与应用】下元亏虚型遗尿。症见睡中遗尿，甚者一夜数次，尿清长而频多，熟睡不易唤醒，面暗神疲，记忆力减退或智力较差，舌淡，脉细。

【方解】韭菜籽性温，有补肝肾，暖腰膝，壮肾阳的作用。食用后可起温补肾阳的作用。

【使用注意】韭菜籽中含有丰富的维生素和纤维素，这些物质能够有效地促进人体的消化和吸收，对缓解便秘也有不错的效果。

猪脬（猪膀胱）粥

【来源】《粥膳养生堂1000例》

【组成】猪膀胱500g（烘干），黑豆30g，益智仁15g，桑螵蛸10g，糯米100g。

【制法与用法】1. 用温水将猪脬漂洗30分钟，放入沸水锅中焯透，捞出后用清水洗净烘干。

2. 将其与桑螵蛸、黑豆、益智仁共同研成细粉，同糯米共煮成粥，调入矫味品即可。

3. 每日内分数次食下，连用7日。

【功效】补肾缩尿。

【主治与应用】主要用于肾气不固型遗尿。症见遗尿或小便余沥不尽。

【方解】猪脬，味甘，性平，无毒，具有止渴、缩尿、除湿之功效。常用于消渴，遗尿，疝气坠痛等。桑螵蛸、益智仁、黑豆都具有一定的补肾固精作用。诸药合用，可益气固精，对肾气不固所致的遗尿效果颇佳。

【使用注意】猪脬也可配芡实，将其纳入脬中，扎紧放适量胡椒、猪脂、食盐，煮熟即食。

猪肚炖山药、白果

【来源】《食医心镜》

【组成】猪肚1个，白果15g，山药50g。

【制法与用法】1. 先将猪肚切开，洗净。

2. 把白果放入猪肚中，加黄酒少许，放锅中，加山药及水，炖熟，加盐少许即可。

3. 按患儿正常饭量食用。

【功效】健脾胃，缩尿。

【主治与应用】用于脾肺气虚型小儿遗尿。症见病后体虚，睡中遗尿，尿频而量少，面色发白，精神不佳，时而便秘，时而大便不成型。舌质偏淡，舌边有齿痕，舌苔薄白，脉细软无力。

【方解】猪肚即猪胃，味甘，微温。《本草经疏》说："猪肚，为补脾之要品。脾胃得补，则中气益，利自止矣……补益脾胃，则精血自生，虚劳自愈。"故补中益气的食疗方多用之。用于虚劳消瘦，脾胃虚弱型腹泻，尿频或遗尿，小儿疳积。山药可治疗脾胃虚弱、体倦、食少、虚汗、肾气不足等。白果化痰定喘、收敛除湿，可治疗赤白带下、小便白浊、尿频、遗尿。三者合用，治疗脾肺气虚型小儿遗尿。

【使用注意】猪肚与莲子（用白茄枝烧）同用易中毒。

红豆薏米粥

【来源】《百姓餐桌家常菜》

【组成】红豆30g，生薏米30g。

【制法与用法】1. 以上2味，加适量水，煮至薏米熟烂。

2. 早晚服食。

【功效】健脾祛湿，利尿清热。

【主治与应用】用于肝经湿热型小儿遗尿。症见小儿遗尿，小便颜色偏黄，味道较大，舌苔薄黄，脉滑。

【方解】红豆，性平偏凉，味甘，主要功效是补血、利尿、消肿。薏米性微寒，味甘、淡，归脾、胃、肺经，主要功效是利水渗湿、健脾除湿，可以用于小便不利、水肿、脚气及脾虚泄泻。二者合用，有利尿清热的功效。

【使用注意】出汗少而且便秘的人禁服，消化系统功能比较差的人忌服，体质虚寒的人忌服。临床上可以起到辅助治疗作用，单独治疗效果欠佳。

 实例分析

患儿 6 岁，入睡后唤醒困难，夜晚常会有尿床现象。平时身体健康饮食正常，如厕正常。

　　问题　1. 此类型属于哪种类型遗尿？

　　　　　2. 结合本节内容给出合理药膳建议。

答案解析

任务二　小儿厌食症

小儿厌食症是指小儿长期的食欲减退或消失，食量减少。并伴有食欲不振、面色少华、形体消瘦等症状，严重者可导致营养不良、贫血、免疫力低下，不同程度地影响了小儿的生长发育、营养状态及智力发展。小儿厌食症多因脾胃功能尚未发育完全，又因饮食不节，导致脾胃不和，运化失司。中医食疗可改善小儿脾胃运化功能，增进食欲，用于治疗小儿厌食症，具有一定疗效。

小儿厌食症之脾失健运证，宜食健脾助运之品，如山楂、白萝卜、鸡内金、神曲、苹果泥等。小儿厌食症之脾胃气虚证，宜食健脾益气之品，如粳米、山药、芡实、茯苓、白术、莲子、马铃薯、大枣、薏苡仁等。小儿厌食症之脾胃阴虚证，宜选用滋脾养胃的食物，如：玉竹、百合、小米等。

本类药膳多由消食化滞、行气导滞之品组成，药食常选山楂、神曲、麦芽等，药膳方如山楂麦芽茶、荸荠内金饼、神曲丁香茶等。

山楂麦芽茶

【来源】《中国药膳学》

【组成】生麦芽 10g，山楂 10g。

【制法与用法】1. 山楂洗净，切片，与麦芽一同放入杯中，倒入开水，加盖泡 30 分钟代茶饮。

2. 每日 1～2 次。

【功效】消食化滞。

【主治与应用】脾失健运型小儿厌食症。症见脘腹胀满，嗳腐吞酸，食后即吐、吐出不消化食物、气味酸腐，便溏等。亦可用于大病初愈，胃弱纳差等。

【方解】本方所治为饮食积滞所致，故治宜消食化滞。方中山楂味酸、甘，微温，可入脾胃经，善于消食化积，用于各种饮食积滞的治疗，为治疗油腻肉食积滞之要药。生麦芽味甘，性平，归脾、胃经，消食化积作用较好，尤擅长"消化一切米面诸果食积"，主要用于促进淀粉性食物的消化。两味相须配伍，代茶饮，共奏消食化积之效。味道可口，老人、儿童均易接受。

【使用注意】忌烟酒、辛辣、生冷、油腻的食物。不宜在服药期间同时服用滋补性中药。孕妇、哺乳期妇女不宜饮用。

消食散

【来源】《家庭食养食疗》

【组成】麦芽、山楂、槟榔、枳壳各30g。

【制法与用法】1. 将诸药研磨成细末混匀，装瓶备用。

2. 每次服用时取6g粉末，早晚2次用温水冲服。

【功效】健脾助运。

【主治与应用】脾虚失运型小儿厌食症。症见不欲饮食、脘腹胀满者。

【方解】麦芽味甘，性平，入脾、胃、肝经，功效是健脾和胃、疏肝行气、消食通乳。山楂味酸、甘，性微温，入脾、胃、肝经，功效是消食化积、行气散瘀。槟榔味苦、辛，性温，入肺、大肠经，功效是消积行气、利水杀虫。枳壳味苦、辛、酸，性温，入脾、胃、大肠经，功效是行气开胸、宽中除胀。药膳方中，诸药配伍消食化滞，同时又能行气导滞。

【使用注意】忌烟酒、辛辣，生冷、油腻的食物。不宜在服药期间同时服用滋补性中药。

健脾消食蛋羹

【来源】《临床验方集锦》

【组成】山药15g，茯苓15g，莲子15g，山楂20g，麦芽15g，鸡内金30g，槟榔15g，鸡蛋若干枚，食盐，酱油适量

【制法与用法】1. 除鸡蛋外，将所有食材打粉搅匀。

2. 每次用5g，加鸡蛋一枚与之调匀，加水蒸熟，调入食盐、酱油即可。

3. 一次食用，每日1~2次。

【功效】益气健脾，消食开胃。

【主治与应用】脾胃虚弱型小儿厌食症。症见纳食减少，脘腹饱胀，嗳腐吞酸，大便溏稀，脉象虚弱等。

【方解】本方所治之证为脾胃虚弱，运化乏力，食积内停所致。治宜补益脾气、消食开胃。方中茯苓味甘、淡，性平，归脾胃经，能健脾补虚，作用缓和，为健脾渗湿止泻之要药；莲子甘可补脾，涩能止泻；山药宜食宜药，既能补脾气，又能益脾阴，易于消化，可作为食品长期食用。三药合用既补益脾胃，又除湿止泻。山楂、麦芽、鸡内金可消食导滞。其中山楂擅长消乳食、肉食之积；麦芽擅长消谷面之积；鸡内金既消食积，又健脾胃。槟榔辛散苦泄，善行胃肠之气，兼能缓泻通便而消积导滞。鸡蛋味甘，性平，补脾和胃、养血安神、滋阴润燥。诸味合用，消补兼施，脾胃可健，食积得消，特别是小儿疳积，疗效确切。

【使用注意】亦可用于小儿疳积。

益脾饼

【来源】《医学衷中参西录》

【组成】白术 30g，鸡内金 15g，干姜 6g，红枣 250g，面粉 500g，食盐、菜油适量。

【制法与用法】1. 将白术、干姜用纱布包成药包，扎紧，放入锅内，下红枣，加水适量，先用武火烧沸，后用文火熬煮 1 小时左右，除去药包和红枣的核，把枣肉搅拌成枣泥待用。

2. 将鸡内金粉碎成细末，与面粉混和均匀，再将枣泥倒入，加盐适量，和成面团。

3. 将面团分成若干个小面团，做成薄饼，在锅内放入菜油，用文火烙熟即成。

4. 空腹当点心食用。

5. 每日 2 次，连食 1 个月。

【功效】温中驱寒，健脾消食。

【主治与应用】脾胃虚寒型小儿厌食症。症见胃痛绵绵，喜温喜按，纳食减少，神疲乏力，大便溏薄，四肢不温。

【方解】本方所治之证为脾胃虚寒、运化乏力、饮食积滞生湿所致。干姜味辛，性热，可入脾、胃经，能温中驱寒，健运脾阳。白术味甘、苦，性温，归脾、胃经，经既能补气健脾，又能燥湿，有标本兼顾之效，被誉为"补气健脾第一要药"。大枣味甘，性温，可入脾、胃经，与白术相配，增强补脾益气之功。三药相配，温脾阳，补脾气，除脾湿。鸡内金味甘、涩，性平，能运脾磨谷，消化食积。纵观全方，有温中驱寒、健脾消食之功。

【使用注意】属于肝胃郁热型者，不宜食本饼。

芡实糯米饼

【来源】《家庭食养食疗》

【组成】糯米、山药、白砂糖各 250g，芡实、莲子各 100g。

【制法与用法】1. 莲子去心，以上原料研磨成粉末，将粉末与糖拌匀，加适量清水搅匀，做成小饼蒸熟即可。

2. 可当早餐或点心每日服用。

【功效】健脾养胃益气。

【主治与应用】脾胃虚弱证。症见少食懒言，食欲不振，形体消瘦，面色萎黄，大便溏稀。

【方解】糯米味甘，性温，入脾、胃经，功效是补中益气、健脾养胃。山药味甘，性平，入脾、肾经，功效是益气养阴、补脾肺肾。芡实味甘、涩，性平，入脾、肾经，功效是益肾固精、健脾止泻。莲子味甘、涩，性平，入脾、肾经，功效是益肾固精、补脾止泻。四药配伍，共奏温脾阳、养胃气、固肾精之力，起健脾消食的功效。

【使用注意】食积化热者不宜使用。

山药大枣小米粥

【来源】《家庭食养食疗》

【组成】山药 10g，大枣 20g，小米 50g。

【制法与用法】1. 红枣提前用水泡软。

2. 小米洗干净，放入适量水，再加上红枣。大火烧开后，加去毛带皮的山药，转小火煮。

3. 待小米变软后，加入冰糖再煮 10 分钟即可。

4. 每日 2 次，早晚分服。

【功效】健脾养胃。

【**主治与应用**】脾胃虚弱型小儿厌食症。症见平素食欲不振，面色萎黄，神疲倦怠，形体瘦弱，舌质淡，苔薄白，脉虚无力。

【**方解**】大枣味甘，性温，入脾、胃经，功效是补中益气、养血安神。小米味甘、咸，入脾、肾经，功效是合中、益肾、除热、解毒。山药的功效是益气养阴，补脾肺肾。三者合用，健脾益气、养胃安神，为老少皆宜的粥膳。

【**使用注意**】大便秘结者忌食。

西红柿汁

【**来源**】《中医养生饮食篇》

【**组成**】新鲜西红柿 3 个

【**制法与用法**】1. 选择外皮完整，完全熟透的西红柿 1 个洗净备用。

2. 用温开水将西红柿完全浸泡 2 分钟后，去皮，用干净的纱布包起；再用干净的双手或汤匙挤压西红柿，成汁，置于干净的容器中，或装入奶瓶，或加入牛奶及奶粉中也可。

3. 每日 3 次，每次 50～100ml，不放糖。

【**功效**】滋阴养胃，生津止渴，清热解毒。

【**主治与应用**】适宜于胃阴不足证小儿厌食。

【**方解**】西红柿味酸、甘，性微寒，归肝、脾、肾经，有生津止渴，健胃消食的功效。

【**使用注意**】脾胃虚寒者不宜多食。

任务三　小儿便秘

小儿便秘是指小儿大便秘结不畅，排便时间延长，大便间隔 2 日以上，一年四季都可发病。本病除少数因肠道或其他器质性病变而诱发外，多数因饮食习惯及排便习惯不良引起，培养患儿定时排便的习惯对治疗很重要。

本类药膳应注意多选富含纤维素的食物，如：新鲜蔬菜和水果等。平时注意多饮水。适当食用有润肠作用的食物，如：胡萝卜、香蕉、蜂蜜、芝麻、菠菜、核桃仁、麻油等。少吃糖，少吃易胀气、不易消化的食物。如洋葱、马铃薯、糯米、高粱、豆角等。不吃辛辣燥热、肥腻食物。

西瓜汁

【**来源**】《了不起的食疗方》

【**组成**】西瓜，蜂蜜适量。

【**制法与用法**】1. 新鲜的西瓜去皮，压榨取汁。

2. 加蜂蜜水，混匀即成。

3. 每天服用 2 次，早晚各 1 次。

【**功效**】消肿除烦，利水渗湿。

【**主治与应用**】实秘。症见大便干结，排出困难。并且有烦躁，口臭，脸红，发热，肚子胀疼，纳差，口唇干，小便少且黄等症状。

【**方解**】西瓜和蜂蜜合用，既有清热又有补中润燥的功效。

【**使用注意**】1 周岁以内婴儿，忌服蜂蜜。西瓜汁缺乏养阴的功效。

红薯饼

【来源】《唐氏药膳铺》

【组成】红薯半斤，糯米 50g，白糖 5g。

【制法与用法】1. 将红薯切成片放到大火上，隔水蒸熟。

2. 取出后，趁热捣成泥，与糯米粉、白糖、水混匀，充分揉。

3. 把面团分成若干小块，捏成小饼，在油锅里炸成红薯饼，即成。

4. 用法：当零食食用。

【功效】补脾益气，养胃生津。

【主治与应用】虚秘。症见大便秘结；或不干燥，常有排便的感觉，但努挣难排，伴有排便时间长，精神倦怠、乏力和舌淡等症状。适用于脾胃虚弱，气血不足引起的便秘。

【方解】红薯的主要功效是补脾益气、宽肠通便，对于治疗脾气虚弱型便秘有很好的疗效。糯米味甘，性温，有补中益气，养胃津的功效。所以，红薯饼对于脾胃虚弱、气血不足引起的便秘有很好的疗效。

【使用注意】不宜和柿子同食。

任务四　小儿腹泻

小儿腹泻指以大便不成形，或如水样、排便次数增多为特征的疾病。大便每日多于 3 次，甚至每日 10 余次，呈蛋花汤样，或夹有未消化食物残渣及黏液。本病一年四季都可发生，以夏秋季多见。3 岁以下的婴儿易发生本病。

本病病因可分为两种，一是消化不良，多因饮食不当、喂养不合理、食物粗糙或高脂等原因引起胃肠功能紊乱所致；二是因细菌或病毒引起的胃肠道炎症。食疗对第一种小儿腹泻效果较好。患儿饮食宜清淡、稀软且易消化。病情较重、不思饮食且伴有呕吐者，可暂停进食半日或 1 日，待脾胃功能好转后，再渐进汤水、呕吐稍止后，方可渐进稀软食物。

马齿苋绿豆粥

【来源】《饮食疗法》

【组成】鲜马齿苋 120g，绿豆 60g，粳米 100g。

【制法与用法】1. 马齿苋洗净，切成长 2cm 的节段，备用。

2. 绿豆、粳米洗净，放入砂锅内，加入马齿苋、适量水，置武火上烧沸，再用文火熬至豆熟即成。

3. 用法：每日 1 剂，日服 2 次，连服 2～3 日。

【功效】清热解毒，凉血止痢。

【主治与应用】本方适用于小儿夏秋季湿热泻。症见大便如水样或如蛋花汤样，泻下急迫，量多次频，气味秽臭，或见少许黏液，腹痛时作，食欲不振，或伴呕恶，神疲乏力，或发热烦闹，口渴，小便短黄，舌红，苔黄腻，脉滑数。

【方解】本方所治之证，为热毒内陷血分，下迫大肠所致。治宜清热解毒，凉血止痢。方中马齿苋味酸，性寒，具有清热解毒、凉血止痢的功效。绿豆味甘，性凉，具有清热解毒的功效。二者共用，共奏清热解毒、凉血止痢之功。

【使用注意】空腹食用此粥为佳，肠滑便溏者不宜食用。对于母乳喂养的婴儿，母亲用 50g 新鲜马齿苋（或者 30g 干品）煮水当茶喝，孩子吃母乳，可以得到间接治疗，如此操作更加安全。

白茯苓粥

【来源】《食用菌》

【组成】白茯苓 15g，粳米 50g。

【制法与用法】1. 先将白茯苓打成粉备用。

2. 再将粳米加水煮粥，等到粥九分熟后，加入白茯苓粉，再熬 3 分钟即成。

3. 每日 1 剂，连服 5~7 日。

【功效】健脾止泻。

【主治与应用】脾虚泻。大便稀溏，色淡不臭，多于食后作泻，时轻时重，面色萎黄，形体消瘦，神疲倦怠，舌淡苔白，脉缓弱。

【方解】白茯苓药性平和，具有健脾的作用。

【使用注意】阴虚无湿、老年人脱肛和小便多者不宜服。

三米粥

【来源】《粥膳养生堂 1000 例》

【组成】高粱米、粳米、黍米各 30g。

【制法与用法】1. 将高粱米、粳米、黍米洗净，加适量水浸泡一夜。

2. 第 2 日早起后，将浸泡过的米倒进砂锅内，加入适量开水和两三滴油，盖上盖子，煮开。

3. 粥煮开后时不时的搅拌一下，煮致米开花，粥变黏稠即可。

【功效】健脾止泻。

【主治与应用】脾虚泻。

【方解】高粱米味甘，性温，归脾、胃经，有和胃、消积温中、止泻的作用。粳米味甘，性平，入脾、胃、肺经，有调中和胃、渗湿止泻、除烦的作用。黍米味甘，性平，有益气补中的作用，能治泻痢。三者合用，共起健脾止泻之功。

【使用注意】1 周岁以内婴儿慎食。

山楂陈皮粥

【来源】《了不起的食疗方》

【组成】山楂 100g，大米 200g，陈皮适量，白糖适量。

【制法与用法】1. 首先把大米淘洗干净，浸泡 1 小时，捞出沥干水分，备用；陈皮洗净，切成末，备用；山楂洗净，切片，备用。

2. 把浸泡好的大米和切好的山楂片一同放入锅中，加入适量清水，大火煮沸后加入陈皮末，转小火慢慢熬煮。待大米熟烂时，加入适量的白糖，搅拌均匀后盛出即可。

3. 用法：两餐之间当点心服食，不宜空腹食，以 7~10 日为 1 疗程。

【功效】健胃消食。

【主治与应用】伤食泻。症见大便稀溏，夹有乳凝块或食物残渣，气味酸臭；或如败卵，脘腹胀满，便前腹痛，泻后痛减，腹痛拒按，嗳气酸馊；或有呕吐，不思乳食，夜卧不安，舌苔厚腻，或微黄。

【方解】方中山楂健脾胃、消食积、散瘀血，适宜于小儿乳食不消等。陈皮理气健脾，用于脘腹胀满。大米补中益气，健脾养胃。三药合用，加白糖补中益气，共奏健脾止泻之功。

【使用注意】凡脾虚胃弱无积滞、气虚便溏者，慎用。

内金山药莱菔子粥

【来源】《粥膳养生堂1000例》

【组成】莱菔子9g，鸡内金6g，怀山药、白糖各适量。

【制法与用法】1. 先煎取莱菔子、鸡内金汁，然后加入山药煮沸成粥，调入白糖服食。

2. 1周岁以内小儿服10g左右，分2~3次服；1周岁以上，酌情加量，连服3~5日。

【功效】健胃消食，除胀。

【主治与应用】伤食泻。

【方解】莱菔子入脾、胃、肺经，能消食除胀，功效显著，有"冲墙倒壁"之称。临床常用于治疗实（食、湿、积滞）证。症见饮食停滞、脘腹胀痛、大便秘结、积滞泻痢、痰壅喘咳者。鸡内金消食健胃，助消化。山药可补脾肺肾。三者合用可健胃消食除腹泻。

【使用注意】婴儿添加辅食前，慎服。

炮姜粥

【来源】《中华精品药膳》

【组成】炮姜6g，白术15g，八角茴香、花椒少许，粳米30g。

【制法与用法】1. 将炮姜、白术、花椒、八角茴香装在纱布包里，放入锅中加水先煮20分钟，然后下粳米煮粥。

2. 用法：每日1剂，分3次温服。连服1~2周。

【功效】温中健脾，散寒利湿

【主治与应用】寒湿泻。症见便溏、色淡、有泡沫，有时为淡绿色或夹带奶块儿，基本上没有臭味，小便量多、色淡，大肠经常会发出咕噜声，腹痛，用手捂住腹部，疼痛会减轻。

【方解】炮姜性温，能温中止痛止泻，对因脾胃虚弱出现的腹泻和腹痛有良好的治疗功效。白术具有健脾益气、燥湿利水、止汗、安胎的功效，用于脾虚食少，腹胀泄泻。八角茴香味辛，性温，具有健胃消食、理气散寒、有助阳道的功效。将炮姜、白术和八角茴香和粳米煮粥食用，可以起到很好的温中健脾、散寒利湿的功效。

【使用注意】婴儿添加辅食前，慎服。

即学即练

患儿6个月，腹泻30天，下利清稀，含不消化食物，日行4~6次，不发热，面白肢冷，睡时漏睛，舌淡，指纹淡红，其病机是（ ）。

答案解析　A. 外感风寒　　　B. 脾湿不运　　　C. 脾阳不振　　　D. 伤食泄泻

目标检测

答案解析

一、选择题

（一）A 型题（最佳选择题）

1. 具有健脾化湿功效的食物是（　　）

  A. 鲤鱼　　　　　　 B. 鲫鱼　　　　　　 C. 黄鱼　　　　　　 D. 鲍鱼

2. 下列食物最适用于食积的是（　　）

  A. 荞麦　　　　　　 B. 小麦　　　　　　 C. 薏苡仁　　　　　 D. 粳米

3. 具有开胃理气功效的食物是（　　）

  A. 橘子　　　　　　 B. 桃　　　　　　　 C. 杏　　　　　　　 D. 梨

4. 下列食物不适于脾虚证的是（　　）

  A. 马铃薯　　　　　 B. 山药　　　　　　 C. 粟米　　　　　　 D. 荞麦

5. 有消食积、散瘀血功效的食物是（　　）

  A. 龙眼　　　　　　 B. 山楂　　　　　　 C. 香蕉　　　　　　 D. 柚子

（二）X 型题（多项选择题）

1. 陈皮的主治病症有（　　）

  A. 脘腹胀满　　　　 B. 恶心呕吐　　　　 C. 咳嗽痰多　　　　 D. 饮食减少

2. 下列可消食积的食物有（　　）

  A. 萝卜　　　　　　 B. 荞麦　　　　　　 C. 麦芽　　　　　　 D. 冬瓜

3. 胡萝卜汁的功效有（　　）

  A. 健脾和中　　　　 B. 养肝明目　　　　 C. 清热化痰　　　　 D. 下气止痛

二、综合问答题

1. 小儿厌食症有哪几种类型？

2. 小儿腹泻有哪几种类型？

三、实例解析题

2 岁幼儿排便次数多，但便不稀，肚子疼。请结合本章节内容，给出相应的药膳方。

书网融合……

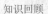　　　　

  知识回顾　　　　　　 微课　　　　　　 习题

项目六　中医骨外科疾病施膳

学习引导

　　中医骨伤科学是研究筋骨系统生理、病理及其防治规律的一门学科，属中医学的分支学科。中医外科学是以中医药理论为指导，研究外科疾病的发生、发展及其防治规律的一门临床学科。

　　本单元主要介绍常见骨外科疾病药膳的组成、制法、功效主治及应用。

 学习目标

1. **掌握**　药膳的组成、制法、功效主治及应用。
2. **熟悉**　药膳的方解、使用注意与忌口。
3. **了解**　药膳配方用法用量和治疗中医骨外科疾病类药膳的分类。

　　中医骨外科类药膳是以治疗骨外科类疾病的中药材与食材相配伍而做成的美食，具有防治骨外科疾病的作用，主要用于颈痹、肩痹、腰痛、乳癖、痔疮等疾病。

任务一　颈　痹

实例分析

　　实例　患者，女，38岁。自述颈部及上肢疼痛1个月，刺痛，痛处固定，伴有肢体麻木，低头加重，卧床缓解，舌质暗，脉弦。

　　问题　根据辨证结果，设计一个辅助治疗的药膳方案，包括辨证、治法、原材料和烹制方法。

答案解析

　　颈痹，即颈椎病，是指颈椎骨质增生、颈项韧带钙化、颈椎间盘退行性改变等，刺激或压迫颈部神经、脊髓、血管而产生的一系列症状和体征的综合征。颈痹属中医痹病范畴，现在也称"项痹病"。《黄帝内经》云："风、寒、湿三气杂至，合而为痹"。本病以中年人高发，长期低头伏案、外感风寒湿邪等，是该病重要的诱发及加剧因素。

中医典籍中关于"颈肩痛""项强""项筋急""臂厥"等论述与本病的某些证型有相似之处。

葛根五加粥

【来源】《常见骨伤疾病的中医预防和养护》

【组成】葛根60g，薏苡仁60g，粳米60g，刺五加20g。

【制法用法】1. 原料洗净，葛根切碎，刺五加先煎取汁。

2. 将汤汁、薏苡仁、粳米放锅中，加水适量。武火煮沸，文火熬成粥。

3. 每日1~3次。

【功效】除寒湿，止痹痛。

【主治与应用】风寒湿痹型颈痹。症见颈、肩、上肢窜痛麻木，头有沉重感，颈项僵硬，活动不利，恶寒畏风，舌淡红、苔薄白，脉弦紧。

【方解】传统认为风寒凝滞、筋脉不舒使颈部筋脉失去津液濡养而出现项强。葛根味辛，能行能解表，生阳气，生津液濡润颈部的筋脉；薏仁祛风湿，舒筋活络，尤其长于舒筋；刺五加祛风湿，补肝肾，强筋骨。入米为粥，共奏除寒湿、止痹痛之效。

山丹桃仁粥

【来源】《常见骨伤疾病的中医预防和养护》

【组成】山楂40g，丹参25g，川芎12g，桃仁（去皮）9g，粳米60g。

【制法用法】1. 原料洗净，丹参、川芎先煎，去渣取汁。

2. 再放山楂、桃仁及粳米。加水适量，武火煮沸，文火熬成粥。

3. 每日1~3次。

【功效】活血化瘀，通络止痛。

【主治与应用】主要适用于气滞血瘀型颈椎病。症见颈肩部、上肢刺痛，痛处固定，伴有肢体麻木，舌质暗，脉弦。

【方解】方中山楂活血化瘀；丹参、桃仁共奏活血祛瘀止痛之效；川芎活血行气、祛风止痛，适用于各种瘀血证，诸药合用，活血化瘀、通络止痛效甚。

薏米赤豆汤

【来源】《常见骨伤疾病的中医预防和养护》

【组成】薏米60g，赤小豆60g，山药30g，白术20g，梨（去皮）150g。

【制法用法】原料洗净，加水适量，武火煮沸后文火煎，加冰糖适量即可。

【功效】化痰除湿。

【主治与应用】主要适用于痰湿阻络型颈椎病。症见头晕目眩，头重如裹，四肢麻木，纳呆，舌暗红、苔厚腻，脉弦细。

【方解】方中薏米、赤小豆二者合用，健脾祛湿，是祛湿之药膳佳品；白术为补气健脾第一要药，既能补虚，又能除湿；山药味甘，性平，健脾运湿；梨生津化痰，共奏化痰除湿之效。

【使用注意】血糖高者慎用。

五子羊肉汤

【来源】《常见骨伤疾病的中医预防和养护》

【组成】羊肉 250g，枸杞子 15g，菟丝子 15g，女贞子 15g，五味子 15g，桑椹 15g，当归 15g，生姜 9g，肉桂 6g。

【制法用法】1. 原料洗净，菟丝子、女贞子、五味子和桑椹用纱布袋装好。

2. 羊肉切成片，用当归、生姜、米酒、花生油各适量，炒炙羊肉后，放入砂锅内，放入纱布袋，加水、盐适量，武火煮沸后，文火煎煮 30 分钟即可。

3. 食肉饮汤。

【主治与应用】肝肾亏虚型颈痹。症见头痛眩晕，耳鸣耳聋，失眠多梦，肢体麻木，舌红少苔，脉弦。

【方解】方中枸杞子味甘，性平，有滋补肝肾、益精明目之效；菟丝子味甘、辛，性平，有补养肝肾、平补阴阳、益精养血的作用；女贞子味甘、苦，性凉，能补养肝肾；生姜、肉桂补火助阳；五味子补肾固精；桑椹滋阴补血、补益肝肾；羊肉味甘，性温，能温肾补虚、强健筋骨，常与枸杞子、菟丝子等补肝肾药配伍应用，以上诸药合用，相得益彰，对头痛眩晕、耳鸣耳聋、失眠多梦等，均有一定疗效。

【使用注意】服食本药膳者，宜少食辛辣刺激、肥腻油甘之品，并忌烟、酒。

任务二　肩　痹

肩周炎又名粘连性肩关节囊炎，是指肩关节囊及其周围韧带、肌腱及滑膜等肩关节周围软组织发生的慢性无菌性炎症，从而引起的以肩部广泛疼痛和主被动功能障碍为特征的一种疾病。其病名较多，因睡眠时肩部受凉引起的称"漏肩风"或"露肩风"；因肩部活动明显受限，形同冻结的称"冻结肩""凝肩"；因 50 岁以上的中老年人多见，故称"五十肩"。本病具有自愈倾向，女性多于男性，右肩多于左肩。

本病在中医典籍中又被称为"肩凝风""肩凝症""锁肩风"等，属于"筋痹"的范畴，如按病变部位及病机分类，本病又称为"肩痹病"。

威灵仙酒

【来源】《中药大辞典》

【组成】威灵仙 500g，白酒 1500ml。

【制法用法】1. 威灵仙切碎，加入白酒，锅内隔水炖半小时，过滤后备用。

2. 每次 10 ~ 20ml，每日 3 ~ 4 次。

【功效】祛风除湿，通络止痛。

【主治与应用】风寒湿痹证。症见肩部窜痛或有沉重感，遇风寒痛增，得温痛缓，畏风恶寒，舌淡，苔薄白或腻，脉弦滑或弦紧。

【方解】本方所主之证，为外感风寒湿邪、风邪偏盛所致。治宜祛风，通络，止痛。方中威灵仙味辛，性温，善于行散走窜。既可祛风湿，又可通经络，且兼止痹痛，为风湿疼痛、筋脉拘挛、关节屈伸不利之要药。本方制为药酒，其温通走散之力更强。

【使用注意】威灵仙性善走窜，多服易伤正气，体质虚弱者慎用。

牛筋祛瘀汤

【来源】《百病中医药膳疗法》

【组成】牛蹄筋 100g，当归尾 15g，紫丹参 20g，雪莲花 10g，鸡冠花 10g，香菇 10g，火腿 15g，葱白、生姜、料酒、味精、盐各适量。

【制法用法】1. 将牛蹄筋温水洗净，用 5000ml 清水煮沸后，放入食用盐 10g 后再焖 2 分钟，捞出，用热水洗去油污，反复多次，待牛蹄筋发胀后切成段，放入蒸碗中。

2. 将当归尾、紫丹参入纱布袋放于周边，将雪莲、鸡冠花点缀四周，香菇、火腿摆其上面，放入生姜、葱白及调料，上笼蒸 3 小时左右，待牛蹄筋熟烂后即可出笼，挑出药袋、葱、姜即可。

3. 日常佐餐食用。

【功效】活血化瘀，通络止痛。

【主治与应用】血瘀气滞型肩痹。症见肩部肿胀，疼痛拒按，以夜间为甚，舌暗或有瘀斑，苔白或薄黄，脉弦或细涩。

【方解】本方所治之证，为瘀血阻滞筋脉所致，治宜活血止痛，化瘀通络。方中当归性温，味甘、辛，入心、肝、脾经，能养血活血，导血归源，主血分之病。本药膳食取当归尾，"归尾主通，逐瘀自验"（《本草正义》）；丹参味苦，性微温，入心、肝经，能活血祛瘀，凉血安神，长于破血通经止痛；两味主料相合，以化瘀止痛、养血通脉为主。配料中雪莲花味甘、苦，性温，能散寒，活血通经；鸡冠花凉血止血，敛营。四味相合，共奏活血化瘀、养血通脉止痛之功效。加以牛蹄筋补肝强筋，扶助正气，使全方兼具化瘀血，通血脉，止疼痛，补筋脉之功。

【使用注意】孕妇忌服。

即学即练

答案解析

牛筋祛瘀汤中当归配丹参能（ ）。

A. 补中益气，养血活血   B. 活血通经

C. 化瘀止痛，养血通脉   D. 祛风胜湿，行痹止痛

知识链接

肩周炎的认识误区：肩痛不等于肩周炎。临床中，真正的肩周炎的发病率只占肩痛的 5% ~10%，大部分肩痛的病例多是肩峰下撞击综合征及肩袖损伤，此外还有少部分是肩关节不稳定导致的，由于欠缺对肩部疾病的专科认识，通常容易将肩痛误认为就是肩周炎，这种误诊或漏诊将使得患者盲目地进行肩关节过度的锻炼，从而导致肩痛的病情加重，甚至引发较严重的后果。

任务三 腰 痛

腰痛又称"腰脊痛"，是以腰脊或脊旁部位疼痛为主要表现的病证。其发生的主要原因是外邪侵袭、体虚年老、跌扑闪挫引起经脉受阻，气血不畅；或肾气亏虚，腰府失养；或气血阻滞，瘀血留着，进而痹阻经脉，气血不通，发为腰痛。

针对病因病机，辨证施膳对缓解腰痛具有很好的疗效。

海桐皮酒

【来源】《普济方》

【组成】海桐皮 30g，薏苡仁 30g，生地黄 150g，牛膝 15g，川芎 15g，羌活 15g，地骨皮 15g，五加皮 15g，甘草 15g，白酒 3000ml（加杜仲 15g 亦可）。

【制法用法】1. 将药物研为粗末，用绢袋或纱布袋盛装，袋口扎紧，置瓶内，注入白酒，将瓶口密封，每日振摇酒瓶 1 次，冬季浸 14 日，夏季浸 7 日即可。

2. 每次饮 15～30ml，视酒量而定，佐餐饮，每日 2～3 次。

【功效】祛风胜湿，行痹止痛，强筋壮骨。

【主治与应用】风湿痹证。症见腰部冷痛重着，转侧不利，逐渐加重，静卧痛不减，遇阴雨天加重，苔白腻，脉沉而迟缓。

【方解】本方所治之证，为肝肾不足，风湿滞留经脉，营血不利所致的腰膝疼痛。治宜祛风除湿，活血止痛，滋补肝肾，强筋壮骨。方中海桐皮、羌活、薏苡仁祛风胜湿，宣痹止痛。其中海桐皮性味苦辛而平，善祛风湿；羌活善祛风胜湿；薏苡仁善清热利湿，舒筋除痹。五加皮、牛膝补肝肾，强筋骨，祛风湿，止痹痛，若加杜仲，则补肝肾、强筋骨之功更著。又重用生地黄滋补肝肾阴血，川芎活血祛风，地骨皮退虚热而能坚阴，甘草调和诸药。诸药配合，浸酒而用，能助诸药行药势。一能祛风胜湿，通络止痛；二能补肝肾，强筋骨以固根本；三可滋补阴血，使祛风湿而不伤阴血。若坚持饮服，能达祛风湿、止痹痛的效果。

【使用注意】凡血压偏高及妊娠妇女慎用。

牛膝复方酒

【来源】《太平圣惠方》

【组成】牛膝 120g，丹参、生地、杜仲、石斛各 60g，白酒 1500ml。

【制法用法】1. 将上述 5 味药料捣碎，放入瓷罐中，加入白酒浸泡，密封罐口，7 天即成，去渣留酒备用。

2. 每次服 30ml，每日 1～2 次。

【功效】活血通络，补肾壮骨。

【主治与应用】瘀血腰痛。症见腰痛如刺，痛有定处，日轻夜重。证轻者俯仰不便，重则不能转侧，痛处拒按。舌质暗紫，或有瘀斑，脉涩。部分病人有外伤史。

【方解】本方所治之证，为血脉瘀滞、肝肾不足所致，治宜活血化瘀、滋补肝肾、强筋壮骨。方中牛膝味甘、苦、酸，性平，入肝、肾经，生用主活血化瘀、通络止痛，且性善下行，筋骨痛风在下者最宜；丹参味苦，性微寒，入心、肝经，功能活血通脉止痛。两味合用，可化瘀和络止痛，主治跌打损伤等所致瘀血凝滞之筋骨疼痛。杜仲味甘、微辛，性温，入肝、肾经，可补肝肾、益精气、坚筋骨，主治腰脊酸痛、足膝行痛。生地为滋阴养血之上品，《神农本草经》则谓其"主折跌绝筋，伤中，逐血痹，填骨髓，长肌肉"，是古方治疗筋骨痹痛常备之品。石斛既可生津养胃，亦能益精补虚除痹，疗足膝痛冷痹弱。酒为辛热之品，能御寒气、散湿气、通血脉、行药势。诸味共用，可化瘀血、除寒湿、通经络、补肝肾、益精气、壮筋骨。

【使用注意】牛膝为下行滑利之品，孕妇及梦遗、滑精、腹泻者忌服。

羊脊骨粥

【来源】《太平圣惠方》

【组成】羊连尾脊骨1条，肉苁蓉30g，菟丝子3g，粳米60g，葱、姜、盐、料酒适量。

【制法用法】1. 肉苁蓉酒浸1夜，刮去粗皮；菟丝子酒浸3日，晒干，捣末。

2. 将羊脊骨砸碎，用水2500ml，煎取汁液1000ml，加入粳米，肉苁蓉煮粥；粥欲熟时，加入葱末等调料，粥熟，加入菟丝子末、20ml料酒，搅匀。

3. 空腹食之。

【功效】补肾阳，益精血，强筋骨。

【主治与应用】肾阳不足型腰痛。症见腰痛以酸软为主，喜按喜揉，腿膝无力，遇劳更甚，卧则减轻，常反复发作，少腹拘急，面色㿠白，手足不温，少气乏力，舌淡，脉沉细。

【方解】本方所主之证，为脾肾阳虚、肝肾亏损所致。治宜温肾阳，益肝肾，强筋骨。方中羊脊骨性味甘温，能温肾补虚，强健筋骨，可用于肾阳虚冷，腰膝酸软，体衰羸瘦等，《本草纲目》谓其"补肾虚，通督脉，治腰痛"。肉苁蓉性味甘温，能补肾助阳，暖腰膝，健筋骨，滋肝肾精血，润肠胃燥结，实为补阳之佳品。菟丝子辛甘而平，能补肝肾，益精髓，既补肾阳，又益肾阴，补而不峻，温而不燥，性平质润，为滋补肝肾之良药。尤以肝肾不足而兼精气不固者，更为多用。全方羊脊骨、肉苁蓉、菟丝子同用，入米为粥，甘美养胃，既温阳，又益精。若做汤，佐餐服用也可。

【使用注意】脾胃虚寒久泻者，应减肉苁蓉；大便秘结者，宜去菟丝子。

即学即练

羊脊骨粥的主治是（　）。

答案解析　A. 肝肾阴虚证　　　B. 肾阳虚弱证　　　C. 脾肾亏虚证　　　D. 寒湿痹痛

鳖鱼补肾汤

【来源】《补药和补品》

【组成】鳖鱼1只，枸杞子30g，怀山药30g，女贞子15g，熟地15g。

【制法用法】1. 将鳖鱼去肠杂及头、爪，洗净，与诸药共煮至肉熟，弃药调味。

2. 食肉饮汤。

【功效】滋补肝肾。

【主治与应用】肝肾阴虚型腰痛。症见腰膝酸痛、遗精、头晕眼花等。

【方解】本方所治之证，乃肝肾阴虚所致，治宜滋补肝肾之阴。方中鳖鱼与滋补肝肾中药同用。鳖鱼鱼肉鲜美，营养丰富，为著名的滋补水产品，性平，味甘，有滋阴、凉血、益肾、健骨等功效。枸杞子性味甘平而质润，善滋补肝肾之阴。怀山药味甘，性平，既补肾精，又益肺脾。熟地甘温滋润，入肝肾而补阴血，为治肝肾阴虚之要药，且能填精益髓。女贞子味甘，性凉，善补肝肾之阴，为清补之品。诸药相合，与滋阴凉血的鳖肉煮汤食用，功擅滋补肝肾，凡慢性病见肝肾阴虚、腰膝酸软，或年老体虚见阴虚症状者均宜。

【使用注意】本药膳功专养阴，滋腻黏滞，凡脾胃虚寒，便溏食少者忌服用。

任务四　乳　癖

本证多以乳腺肿块、乳头溃烂、局部淋巴聚结等为主要症状，治法多宜疏肝理气、散结消肿。本类药膳多由味甘性平、散结理气之品组成，药食常选白花蛇舌草、甲鱼、佛手等，药膳方如佛手甲鱼汤。

佛手甲鱼汤

【来源】《外科疾病药疗食疗全书》

【组成】佛手10g，白花蛇舌草30g，半边莲20g，大枣10枚，甲鱼1只（约500g），盐少许备用。

【制法用法】1. 将前4味药洗干净，放入砂锅。用水煎汤2次，去渣取浓汁。

2. 将甲鱼杀后去除内脏及粗皮，用水焯1遍。用前面过滤好的汁液与甲鱼一同熬煮成汤液，放盐即可食用。

3. 分2天，连续服用。

【功效】疏肝理气，消肿散结。

【主治与应用】适用于肝郁气滞型乳癖。症见乳房肿块疼痛、胸闷不舒等。

【方解】佛手有理气化痰，宽胸除胀，健脾和胃之功；白花蛇舌草清热解毒，散结消痈，并具有利尿除湿之效；半边莲清热解毒消肿，利尿；甲鱼肉滋阴凉血，补益调中，健骨，消痞散结。诸药食合用，共奏滋阴清热、消痈散结、解毒之功。

【使用注意】

1. 消化不良及肠胃功能弱的人群应慎食。

2. 脾虚便溏、孕妇及产后腹泻者不宜食用。

任务五　痔

直肠末端黏膜下和肛管皮肤下的静脉丛发生扩大、曲张所形成的柔软静脉团，又称痔疮、痔核。以便血、脱出、肿痛为特点。男女老幼皆可发病。痔疮患者应保持大便通畅，故应少食辛辣食物，少饮咖啡、酒和浓茶等。可常食黄鳝、黑木耳、槐花、荸荠等对痔疮有一定效果的食物。

煮黄鳝

【来源】《本草纲目》

【组成】黄鳝100g，调料适量。

【制法用法】1. 黄鳝去内脏，切段，加适量的水煮熟，用调料调味即可食用。

2. 吃肉饮汤。

【功效】补中益气，清热解毒，祛风除湿。

【主治与应用】脾气虚弱型痔疮。症见大便出血，血色鲜红，脘腹胀坠，易疲倦乏力，舌淡苔薄，脉弱。

【方解】黄鳝肉味甘，性温，有补中益血、治虚损之功效，民间用以入药，可治疗虚劳咳嗽、湿热身痒、肠风痔漏、耳聋等。

红糖荸荠

【来源】《中医养生治病一本通》

【组成】鲜荸荠500g，红糖90g。

【制法用法】1. 将2味药加适量水，煮1小时，即可食用。

2. 饮汤吃荸荠，每日 1 次。

【功效】清热养阴。

【主治与应用】血热内盛型痔疮。症见大便出血，血色鲜红，肛门红肿疼痛，舌红苔黄，脉数。

【方解】方中荸荠清热生津，凉血解毒，利尿通便；红糖益气补血，活血化瘀，二者合用，共奏清热养阴之效。

【使用注意】糖尿病患者禁用。

答案解析

目标检测

一、单项选择题

1. 羊脊骨粥的功效是（　　）

　　A. 补中益气、清热解毒　　　　　　　B. 滋补肝肾

　　C. 补肾阳，益精血，强筋骨　　　　　D. 祛风胜湿，行痹止痛

2. 葛根五加粥适用于（　　）

　　A. 瘀血型颈椎病　　　　　　　　　　B. 气血亏虚型颈椎病

　　C. 风寒湿痹阻型颈椎病　　　　　　　D. 肝肾阴虚型颈椎病

3. 牛膝复方酒主治（　　）

　　A. 寒湿腰痛　　　　　　　　　　　　B. 肾虚腰痛

　　C. 气虚腰痛　　　　　　　　　　　　D. 瘀血腰痛

4. 海桐皮酒使用注意事项是（　　）

　　A. 凡血压偏高及妊娠妇女慎用　　　　B. 气虚者慎用

　　C. 血虚者慎用　　　　　　　　　　　D. 寒湿痹痛者慎用

5. "肩痹病"属于（　　）的范畴。

　　A. "筋痹"　　　　　　　　　　　　　B. "风痹"

　　C. "血痹"　　　　　　　　　　　　　D. "骨痹"

二、简答题

1. 海桐皮酒、威灵仙酒、牛膝复方酒的主治分别是什么？

2. 黄鳝的功效主治是什么？

书网融合……

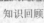
知识回顾

习题

项目七　中医五官科疾病施膳

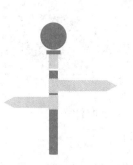

学习引导

人体是一个有机的整体，脏腑是人体生命活动的中心，中医认为，五官与人体五脏六腑息息相关，有"鼻为肺之官、目为肝之官、口唇为脾之官、舌为心之官、耳为肾之官"之说。如果五官不适，意味着五脏正逐渐地发生功能衰弱，出现健康问题，凡五官之病，中医不仅治五官，更兼治五脏。

本单元主要介绍五官科各类疾病的适用药膳及药膳的组成、制法、用法、功效应用、方解和注意事项等。

📖 学习目标

1. **掌握**　五官科疾病的适用药膳及功效应用。
2. **熟悉**　五官科疾病的药膳组成及制法用法。
3. **了解**　五官科疾病药膳的方解及注意事项等。

任务一　目赤肿痛

目赤肿痛临床表现为急性眼球充血，眼睑红肿，怕光流泪，甚则不敢睁眼，根据发病原因、症状轻重以及流行性，古代文献又称其为"风热眼""天行赤目""暴风客热"等。其病位在眼，与肝、胆两经关系最为密切，中医认为，本病多因外感风热时邪或肝胆火盛、火热之邪循经上扰，以致经脉闭阻、血壅气滞。这一症状相当于西医学的急性结膜炎、假性结膜炎以及流行性角膜炎等疾病。

目赤肿痛若兼见头痛、发热、脉浮数，则为风热证，多用辛凉解表的药膳，即疏散风热、清热解表的药膳，选用祛风清热的中药，如薄荷、桑叶、菊花等；若兼见口苦、烦热、便秘、脉弦滑，为肝胆火盛，多用清肝明目的药膳，即清热解毒、清肝泻火的药膳，选用清泻肝火的中药，如夏枯草、决明子等。

决明子夏枯草蜜饮

【来源】《东方药膳》

【组成】：决明子、夏枯草、蜂蜜各30g。

【制法用法】1. 将夏枯草、决明子拣杂，洗净，晾干或晒干，夏枯草切碎，决明子敲碎后同放入砂锅，加水浸泡片刻，煎煮30分钟。

2. 用洁净纱布过滤，取汁放入容器中，趁温热加入蜂蜜，拌和均匀。

3. 分 2 次早晚服用。

【功效】清肝泻火，明目消翳。

【主治与应用】肝胆火盛之目赤肿痛。症见目赤肿痛，畏光多泪，热泪时流，伴口苦，烦热，便秘，脉弦滑等。

【方解】夏枯草味苦，性寒，归肝、胆经，可清热泻火明目。决明子性凉，味甘、苦，有清热明目、润肠通便的作用。二者相须为用，增强了清肝明目之效，蜂蜜补中益气，既可防夏枯草、决明子苦寒伤中，又可调味，缓解二者苦涩之味。

【使用注意】脾胃虚寒及气虚便溏者不宜用。

苦瓜木贼汤

【来源】《药膳食疗》

【组成】苦瓜 100g，木贼草 20g。

【制法用法】1. 苦瓜去籽瓤切片，木贼草洗净切成段，加水煎至 300ml，去渣取汁。

2. 温服，早晚各服 1 次。

【功效】疏散风热，明目退翳。

【主治与应用】风热上攻之目赤肿痛。症见目赤多泪，眵多黄黏，发热恶风，头痛，脉浮数等。

【方解】本方中木贼味甘、苦，性平，归肺、肝经，长于疏散肺与肝经风热之邪，能疏散风热、明目退翳，善治风热所致目赤多泪、目生翳障。苦瓜性寒，味甘、苦，《泉州本草》中认为苦瓜主治烦热消渴引饮、风热赤眼。两者合用，可疏风清热、明目消翳，适宜风热目赤肿痛。

【使用注意】气血虚者慎服。

绿豆荷叶饮

【来源】《东方药膳》

【组成】绿豆 250g，鲜荷叶半张。

【制法用法】1. 将鲜荷叶洗净，切成见方的荷叶块，放入砂锅，浓煎 20 分钟，用洁净纱布过滤，去渣留汁，备用。

2. 绿豆淘洗净后放入砂锅，加水适量，用中火煮至绿豆熟烂如花瓣状时，徐徐调入温热的荷叶浓煎汁，改用小火煮至沸，即成。

3. 可作饮料，随意服食，或是早晚 2 次分服。

【功效】清热解毒，明目退翳。

【主治与应用】火热上攻之目赤肿痛。症见目赤热痛，眵多黄黏，多泪畏光，目生翳障等。对夏季患有急性眼结膜炎而目赤肿痛者也适宜。本方除可以治疗目赤肿痛外，还可作为夏季消暑药膳服用。

【方解】绿豆性凉，味甘，善解一切热毒之症。目赤肿痛多为风热及肝火所致，故食之颇益，尤其是绿豆皮能退目翳，可用于治疗斑痘目翳。

荷叶性平，有清暑湿、散风热的作用。《滇南本草》说它能"上清头目之风热。"与绿豆合用，既可疏散风热，又能清热解毒，尤为适宜夏季火热之邪循经上扰所致的目赤肿痛。

【使用注意】脾胃虚寒泄泻者慎用。

桑杏菊花甜汤

【来源】《中华药膳全书》

【组成】桑叶 10g，杏仁 50g，菊花 10g，枸杞子 10g，果冻粉 15g，细糖 25g。

【制法用法】1. 将洗净的桑叶放入锅中加水，小火加热至沸腾，煎煮 5 分钟后关火，滤取药汁备用。

2. 杏仁磨成粉，与果冻粉一同倒入药汁中，小火加热慢慢搅拌；沸腾后，倒入盒中待凉，移入冰箱冷藏凝固。

3. 净锅置火上，入水适量，将洗净的菊花、枸杞入锅，煎水取汁，加糖融化；将凝固的杏仁冻切块，与备好的汤混合即可食用。

4. 每日 1 次，连服 3 天。

【功效】疏风散热，清肝明目。

【主治与应用】1. 风热上攻之目赤肿痛。症见目赤多泪，目生翳障，眵多黄黏，伴头痛、发热，恶风，脉浮数等。

2. 肝胆火盛之目赤肿痛。症见目赤肿痛，热泪时流，伴口苦，烦热，便秘，脉弦滑等。

【方解】方中菊花味辛、甘，性寒，长于疏散上焦风热，清利头目，为疏散风热之要药，且平肝、清肝明目之力较强，配伍桑叶疏散风热、清肝明目。两者相须为用，治疗风热肝火所致诸疾。杏仁入肺、大肠经，配伍桑叶、菊花以宣散风热。三者合用，可治疗风热上攻、肝火上炎所致的目赤涩痛、多泪畏光。

【使用注意】脾胃虚弱，大便溏泻者不宜多用。

菊花枸杞猪肝粥

【来源】《中医食疗药膳》

【组成】菊花、枸杞各 15g，猪肝 100g，粳米 500g，姜丝、精盐、味精、麻油各适量。

【制法用法】1. 粳米用清水淘洗净，入锅大火烧开，小火慢熬。

2. 将菊花、枸杞洗净、沥干，猪肝洗净切薄片，和姜丝一起放入。

3. 继续熬至粥成，下精盐、味精调味，淋上麻油调匀。

4. 分 1~2 次空腹服用。

【功效】疏散风热，清肝明目。

【主治与应用】1. 风热上攻之目赤肿痛。症见目赤多泪，目生翳障，眵多黄黏，伴头痛、发热，恶风，脉浮数等。

2. 肝胆火盛之目赤肿痛。症见目赤肿痛，热泪时流，伴口苦，烦热，便秘，脉弦滑等。

【方解】菊花性凉，味甘、微苦，其作用有三：一为疏散头面风热，二为清泻肝胆之火，三为明目。枸杞补养肝肾、益精明目，二药相须为用，清热明目、滋肾养肝之力增强。猪肝有补肝、明目、养血的功效。三者合用，无论是风热上扰或是肝火上炎所致的目赤肿痛均可治疗。

【使用注意】脾胃虚寒者慎用。

即学即练

菊花枸杞猪肝粥中能够补养肝肾、益精明目的药物是（　　）。

答案解析　　A. 菊花　　　　B. 枸杞　　　　C. 粳米　　　　D. 桑叶

任务二 近 视

近视是以视近物清晰，视远物模糊为主症的眼病，该病归属于中医"能近怯远症"的范畴，《目经大成》首次将其命名为近视。其发生常与禀赋不足、劳心伤神和不良用眼习惯有关。基本病机是目络瘀阻，目失所养。西医学中调节性近视、功能性（假性）近视和器质性（真性）近视可参照本病治疗。

本病病位在眼，肝经连目系，心经系目系，肾为先天之本，脾为气血生化之源，故本病与心、肝、脾、肾关系密切，近视可分为心脾两虚型与肝肾亏虚型。心脾两虚型近视选用补益心脾的药膳，即补气健脾、养血补心的药膳，选用补益气血类中药，如龙眼肉，大枣，黄芪等，常与蜂蜜等食物共同烹饪。肝肾不足型近视则选用补益肝肾的药膳，即滋补肝肾、益精明目的药膳，选用枸杞、核桃仁、银耳等。

 实例分析

实例 随着现代青少年课业负担越来越重，户外运动也随之减少，青少年近视现象也越来越严重，如果我们到周围的学校中走一圈，会发现有一半多的学生都带着眼镜，所以解决青少年近视的问题现在已经刻不容缓。

问题 1. 你曾经食用过哪些能够增强视力，改善近视的食物？
　　　2. 你还知道哪些食物是可以预防近视的？

答案解析

醒目汤

【来源】《中医养生药膳与食疗全书》

【组成】枸杞子10g，陈皮3g，龙眼肉10个，蜂蜜1匙。

【制法用法】1. 将枸杞子与陈皮放在用两层纱布做的袋内，封好口，然后与龙眼肉一起，放在锅中，加入清水适量煮沸。

2. 煮沸半个小时后，捞出纱布袋，留桂圆肉及汤，并加蜂蜜调味。

3. 需常服用。

【功效】滋补肝肾，补益心脾。

【主治与应用】心脾两虚型近视及肝肾亏虚型近视。症见视近物正常，视远物模糊不清，伴有失眠健忘，腰酸，两目干涩，舌红，脉细；或神疲乏力，纳呆便溏，头晕心悸，面色不华或白，舌淡，脉细。

【方解】枸杞味甘，性平，质滋润，入肝、肾经，为滋补肝肾、养血补精、明目之良品，龙眼肉味甘，性温，入心脾经，善补益心脾、养血安神，适用于劳伤心脾所致的气血不足，为药食用两用之滋补佳品，陈皮理气健脾，与桂圆肉合用共奏补脾益气之功，蜂蜜味甘，性平，入脾经，既可补中益气增强疗效，又可调味。

【使用注意】内有郁火，痰饮气滞，湿阻中满者慎用。

银杞明目汤

【来源】《中国药膳大典》

【组成】银耳15g，枸杞15g，鸡肝100g，茉莉花24朵，水豆粉、料酒、姜汁、食盐各适量。

【制法用法】 1. 将鸡肝洗净，切成薄片，放入碗内，加水豆粉、料酒、姜汁、食盐拌匀待用。

2. 银耳洗净，撕成小片，用清水浸泡待用；茉莉花择去花蒂，洗净，放入盘中；枸杞洗净待用。

3. 将锅置火上，放入清汤，加入料酒、姜汁、食盐和味精，随即下入银耳、鸡肝、枸杞烧沸，撇去浮沫，待鸡肝刚熟，装入碗内，将茉莉花撒入碗内即成。

4. 每日2次，佐餐食用。

【功效】益精明目、滋补肝肾。

【主治与应用】适用于肝肾亏虚型近视。症见近视，视物模糊，伴有失眠健忘，腰酸，两目干涩，舌红，脉细等。本方还适用于阴血亏虚所致的视觉疲劳。

【方解】方中枸杞子滋阴补肝肾、益精明目，善治肝肾不足之头晕目眩，视力减退等。银耳能滋阴润燥、和血养荣，鸡肝乃血肉有情之品，可滋补肝肾，用于肝虚目暗，三味配伍，对肝肾阴虚引起的两目干涩、视物不明有良好效果。

【使用注意】风寒咳嗽者及脾虚便溏、湿阻痰滞而中满者不宜服用。

核桃枣杞鸡蛋羹

【来源】《中医食疗药膳》

【组成】核桃仁300g，红枣250g，枸杞子150g，鲜猪肝200g。

【制法用法】1. 核桃仁微炒去皮，红枣去核，与枸杞子、猪肝一同切碎，放盆中加少许水，隔水蒸半小时备用。

2. 每日取2~3匙汤，打入2个鸡蛋，加糖适量，搅拌均匀后蒸为羹。

【功效】益肾补肝，养血明目。

【主治与应用】心脾两虚型近视及肝肾亏虚型近视。症见视近物正常，视远物模糊不清，伴有失眠健忘，腰酸，两目干涩，舌红，脉细；或神疲乏力，纳呆便溏，头晕心悸，面色不华或白，舌淡，脉细。

【方解】核桃仁味甘，性温，质润，入肾、肺经，能补肾固精，常用于肾阳不足、腰膝酸软；枸杞子性平，可滋补肝肾、益精明目，多用于治疗肝肾不足之两目干涩、视物不清；猪肝与鸡蛋均为血肉有情之品，猪肝有补肝、明目、养血的功效，鸡蛋可滋补肾阴；大枣不仅补中益气、养血安神，还可调和诸药共奏益肾补肝、养血明目之功。

【使用注意】阴虚火旺者、痰热咳嗽者不宜使用。

枸杞叶猪肝汤

【来源】《中医食疗大全》

【组成】枸杞叶150g，猪肝200g，姜片、食盐各适量。

【制法用法】1. 猪肝洗净，切成薄片；枸杞叶洗净备用。

2. 砂锅置火上，入水适量，放入枸杞叶、猪肝片和姜片，大火煮沸转小火煎煮15分钟，关火，稍凉后去渣取液，加入食盐调味即可。

3. 佐餐食用。

【功效】滋补肝肾，益精明目。

【主治与应用】肝肾亏虚型近视。症见视近物正常，视远物模糊不清，伴有失眠健忘，腰酸，两目干涩，舌红，脉细等。

【方解】枸杞叶入肝、脾、肾经，具有补虚益精，清热止渴，祛风明目，生津补肝的功效；此汤由枸杞叶与补肝、养血、明目的猪肝相配而成，放入姜片可去除食材的腥膻。此药膳能够滋肾益精、补肝明目，对于治疗肝肾亏虚型近视效果良好。

【使用注意】大便溏泄者慎用。

菟丝楮实肉片

【来源】《中华食疗》

【组成】楮实子、菟丝子各25g，鲜黄花菜50g，猪肉100g，盐、醋、白糖各适量。

【制法用法】1. 将楮实子、菟丝子煎水取浓汁。

2. 猪肉切成片，用植物油炒至发白，淋入药汁及盐、醋、白糖炒至肉熟时，放入洗净的黄花菜炒熟。

3. 佐餐食用。

【功效】明目补肾，清热养肝。

【主治与应用】肝肾亏虚型近视。症见视力减退，伴腰膝酸软，劳热骨蒸，两目干涩，舌红，脉细等。

【方解】方中楮实子补肾、清肝明目、利尿，常用于腰膝酸软、虚劳骨蒸、目昏目翳、水肿胀满等，《仁斋直指方》用以治肝热生翳；菟丝子性平，归肝、肾、脾经，有补益肝肾、固精缩尿、明目止泻的作用，既能补肾阳，又能益阴精，适用于肝肾不足，目失所养之目暗不明。二者合用可明目补肾、清热养肝，用于治疗肝肾亏虚型近视。

【使用注意】阴虚火旺、脾胃虚弱者慎用。

任务三　耳聋耳鸣

耳聋耳鸣是指听觉异常的两种症状，耳鸣以耳内鸣响，如蝉如潮，妨碍听觉为主症；耳聋以听力不同程度减退或失听为主症。耳鸣耳聋可见于西医学的多种疾病中，包括耳科疾病、脑血管病、高血压病、动脉硬化、贫血等。本病病位在耳，与肝、胆、肾关系密切。基本病机是邪扰耳窍或耳窍失养。对于耳鸣耳聋，中医可分为实证和虚证两大类，实证多由于风热侵袭、壅遏清窍或肝胆火气上逆，以致少阳经气闭阻所致；虚证多由心脾血虚不能上荣或肾气虚弱，经气不能上扬于耳所致。

耳聋耳鸣之外感风热证用辛凉解表的药膳，即疏散风热、清热解表的药膳，选用中药桑叶、菊花、葛根等；耳聋耳鸣之肝胆火旺证则用清肝泻火的药膳，选用中药石决明、钩藤等；耳聋耳鸣之心脾血虚证用补益心脾的药膳，即补气健脾、养血补心的药膳，选用中药当归、黄芪等；耳聋耳鸣之肾精亏虚证用补肾固精药膳，即补肾益精、收敛固涩的药膳，选用中药山茱萸、磁石、补骨脂等，常用黄酒共同烹调而成。

暴耳聋茶

【来源】《食物中药与便方》

【组成】葛根9~15g，甘草3g。

【制法用法】1. 上药研成粗末，置热水瓶中，冲入适量沸水，盖闷20分钟。

2. 频频代茶饮服。每日1剂。

【功效】解表退热，清热解毒。

【主治与应用】外感风热型耳聋。常继发于感冒，猝发耳鸣、耳聋、耳闷胀，伴头痛恶风，发热口干，舌质红，苔薄白或薄黄，脉浮数等。

【方解】葛根属辛凉解表药，有解表退热之功，且能引药至耳窍，故对外感而致的耳聋较为有效。它又有升清气的作用，故治中气不足的耳聋，也可加用葛根。甘草善和百药，与性凉的葛根同用可缓解其寒，以防伤及脾胃阳气。

【使用注意】气血两亏或肝肾不足引起的耳聋不宜单独使用。

桑叶菊花茶

【来源】《中医药膳学》

【组成】桑叶15g，菊花15g，泽泻20g，茯苓5g。

【制法用法】1. 将菊花、桑叶、茯苓、泽泻用清水400毫升煎煮15分钟即成。

2. 频频代茶饮。

【功效】疏散风热，清热解毒。

【主治与应用】外感风热型耳聋。症见突然听力下降，伴有头痛恶风，发热口干，舌质红，苔薄白或薄黄，脉浮数等。

【方解】方中桑叶味苦、甘，性寒，具有平肝凉血、轻清疏散之效，善散风热之邪；菊花味甘、苦，性微寒，善散风热邪气，甘凉益阴，苦可泄热，清热解毒，为疏散风热之要药。两者相须为用，疏散风热之功增强，可治风热感冒、温病初起和肺热咳嗽。茯苓、泽泻利水渗湿，引热从小便出，此药膳可用于治疗风热外感所致的耳聋耳鸣。

【使用注意】风寒感冒者忌用。

归芪猪肝汤

【来源】《中华药膳全书》

【组成】当归6g，黄芪30g，猪肝150g，盐、味精、麻油适量。

【制法用法】1. 猪肝洗净，切片，用盐稍腌渍。

2. 当归、黄芪洗净，用200g水煎2次，煎半小时，将2次的汁混合。

3. 继续烧开，加入腌好的猪肝，煮熟，调入盐、味精，淋麻油即可。

4. 佐餐食用。

【功效】补血填髓，补中益气。

【主治与应用】心脾血虚型耳鸣耳聋。症见耳鸣，听力下降，甚则耳聋，伴多梦易醒，心悸健忘，头晕目眩，肢倦神疲，饮食无味，面色少华，舌质淡，苔薄，脉细弱等。

【方解】当归入心、肝、脾经，具有良好的补血活血作用，既能补血，又能行血，行中有补，既是血中之气药，亦是血中圣药，适用于血虚诸证。黄芪善补益脾肺之气，气旺能生血行血，常用于气血两虚之证，与当归配伍，以补气生血，治血虚及气血两虚所致的面色萎黄、神倦脉虚等。再与补肝养血的猪肝相配，此药膳补血填髓、补中益气，对于心脾血虚型耳聋耳鸣有很好疗效。

石菊花钩藤猪肝汤

【来源】《中医食疗药膳》

【组成】生石决明30g，菊花、钩藤各10g，猪肝100g，姜片、精盐、味精、麻油各适量。

【制法用法】1. 先将石决明敲碎，放于砂锅之中，加水 500 毫升，先煎半个小时。

2. 再放入菊花和钩藤同煎 15 分钟，去渣留汁于锅中。

3. 将猪肝切成薄片，和姜片精盐放入锅中，煎至猪肝熟透，下味精，淋麻油。

4. 分 1~2 次趁热食猪肝、喝汤。

【功效】清肝泻火，开郁通窍。

【主治与应用】肝胆火旺型耳鸣耳聋。耳鸣耳聋每于郁怒之后突发或加重，兼有耳胀、耳痛，伴头痛面赤，口苦咽干，心烦易怒，大便秘结，舌红，苔黄，脉弦数等。

【方解】石决明味咸，性寒，质重沉降，专入肝经，功善平肝阳，清肝热、滋肝阴，为镇肝凉肝的要药，对于肝肾阴虚、肝阳上亢诸症尤为适宜。钩藤清热平肝，息风止痉的功效较强；菊花入肺、肝经，平肝清肝之力较强，用治风热、肝火所致诸疾；与石决明，钩藤等平肝潜阳药同用，可清肝泻火，平抑肝阳，对于肝胆火旺型耳聋耳鸣尤为适宜。

【使用注意】脾胃虚寒者慎用。

磁石羊肾粥

【来源】《圣济总录》

【组成】磁石 30g，粳米 100g，羊肾一对，黄酒少许，味精、精盐各适量。

【制法用法】1. 磁石捣成粗末，装纱布袋内扎紧置锅中，加水约 500ml，煮沸 30 分钟后，取出纱布袋弃去。

2. 羊肾去脂膜，切薄片备用。粳米淘净，加入磁石药汁及适量水煮粥，临熟加入黄酒少许调和，待粥成后，将味精、精盐等调料加入，再煮片刻即可。

3. 空腹食用。

【功效】益肾充耳。

【主治与应用】肾精亏虚型耳聋耳鸣。久病耳聋或耳鸣，时作时止，声细调低，按之鸣声减弱，劳累后加剧。亦治久病肾元不足，腰膝酸软，走路乏力等。

【方解】方中磁石咸寒质重，镇坠与补益并举，入肾经，能益肾而聪耳明目、纳气平喘，治肾虚耳鸣耳聋、目昏喘促；羊肾乃血肉有情之品，补肾气、益精髓功效佳，用于肾虚劳损、腰膝疼痛、耳鸣耳聋；最后以黄酒少许调和，不仅可引药入经，还可去除羊肾腥膻。

【使用注意】脾胃虚弱者慎服。

四味猪肉汤

【来源】《中医养生食疗与药膳全书》

【组成】山茱萸、补骨脂、知母各 10g，龟板 20g，猪瘦肉 100g。

【制法用法】1. 山茱萸、补骨脂、知母、龟板装入纱布袋内，扎紧袋口。

2. 猪瘦肉洗净，切成小块，与药袋一起放入锅中，加入适量清水，武火煮开后，撇去浮沫，改文火炖至猪肉熟烂，调味即可。

3. 吃肉喝汤。每日 1 剂，连服 7~8 日。

【功效】补肾益精，强筋壮骨。

【主治与应用】肾精亏虚型耳聋耳鸣。久病耳聋或耳鸣，时作时止，声细调低，按之鸣声减弱，劳累后加剧，伴头晕、腰酸、遗精，舌红，苔少，脉细等。

【方解】山茱萸可补益肝肾，收敛固涩，其性温而不燥，补而不峻，既益肾精，又助肾阳，肝肾阴虚、肾阳亏虚证均可配伍用之；配伍补骨脂补肾壮阳，共奏补肾益精之功。知母可润肾燥而滋阴，其性寒凉可制约山茱萸和补骨脂之温燥；龟板甘咸微寒，入肝、肾、心经，为补肾益精，养血补心之佳品。

【使用注意】素有湿热而致小便淋涩者及孕妇不宜应用。

核桃苁蓉炖羊肾

【来源】《中医经典药膳大全》

【组成】核桃仁4枚，肉苁蓉30g，羊肾一对，精盐、味精、胡椒粉各适量。

【制法用法】1. 将羊肾洗净，剖开，去筋膜臊腺，切块，核桃仁捣碎，肉苁蓉洗净，共置于锅内。

2. 加水炖熟，调味食用。

3. 每日1次，连服5~7日。

【功效】温肾补阳。

【主治与应用】肾虚所致的耳聋、耳鸣。症见双耳听力逐渐下降，伴细声耳鸣，夜间较甚，失眠，头晕眼花，腰膝酸软，遗精多带，舌质红，苔少，脉细弱。

【方解】核桃仁甘温质润，入肾、肺经，能补肾固精，常用于肾阳不足；肉苁蓉温而不燥，补而不腻，既补肾壮阳，又益精血，再合血肉有情之品羊肾，其补肾益精效果更佳，可治肾阳不足，精血亏虚导致的耳鸣、耳聋。

【使用注意】阴虚火旺，实热积滞者忌用。

即学即练

答案解析

患者主要表现为耳鸣、听力下降，甚则耳聋，伴多梦易醒，心悸健忘，头晕目眩，肢倦神疲，饮食无味，面色少华，舌质淡，苔薄，脉细弱，其基本病机是（　　）。

A. 外感风热　　　B. 肝胆火旺　　　C. 心脾血虚　　　D. 肾精亏虚

任务四　咽喉肿痛

咽喉肿痛是以咽部红肿疼痛、吞咽困难为主症的病证，中医称本病为"急喉痹""风热喉痹"或"慢喉痹""虚火喉痹"，其发生常与外感风热、饮食不节和体虚劳累等因素有关。基本病机是火热或虚火上灼咽喉。咽喉为肺胃所属，咽接食管，通于胃；喉接气管，通于肺。如外感风热等邪熏灼肺系，或肺、胃二经郁热上壅，而致咽喉肿痛，属实热证；如肾阴不能上润咽喉，虚火上炎，亦可致咽喉肿痛，属阴虚证。西医学中，咽喉肿痛多见于急性咽炎、扁桃体炎、扁桃体周围脓肿、咽后脓肿、咽旁脓肿、急性喉炎等疾病中。

咽喉肿痛之外感风热证，宜疏散风热，选用清热解表、利咽开音的中药，如金银花、连翘、薄荷等，常与冰糖等食物共同烹调；咽喉肿痛之肺胃实热证使用清热泻火的药膳，即清肺泄热、清胃生津的药膳，选用山豆根、芦根、牛膝等中药；咽喉肿痛之肺肾阴虚证使用滋补肺肾的药膳，即补肾滋阴、养阴润肺的药膳，选用中药百合、生地、沙参等，与麦芽糖等食物烹调而成。

百合全鸭

【来源】《中医养生药膳与食疗全书》

【组成】干百合 30g，雄鸭 1 只，生姜片、葱段各适量，食盐、料酒各少许。

【制法用法】1. 雄鸭去毛及内脏，洗净，备用。

2. 百合洗净，同生姜片、葱段一起放入鸭腹中，调以食盐、料酒拌匀，放于碗内，隔水蒸至鸭肉熟烂，食用。

3. 佐餐食用。

【功效】养阴润肺，补肾滋阴。

【主治与应用】适用于肺肾阴虚型咽喉肿痛。症见咽喉干痛、灼热，每于劳累、多言之后症状加重，咽部作痒而咳，少痰、不易咳出。

【方解】百合味甘，性微寒，质润，入肺、心经，养阴润肺止咳，治肺阴虚的燥热咳嗽、咽喉肿痛；鸭肉性寒，味甘、咸，归脾、胃、肺、肾经，可大补虚劳，滋五脏之阴。二者合用，可滋补肺肾之阴，治肺肾阴虚之干咳少痰、咽喉疼痛。

【使用注意】脾肾虚寒、便溏者不宜用。

雪梨炖豆根

【来源】《中医经典药膳大全》

【组成】雪梨 1 个，山豆根粉 1g，白砂糖适量。

【制法用法】1. 先将雪梨洗净去皮，切成片状，置于盅内。

2. 加清水 100ml，煎至 50ml 时，放入白砂糖适量调味，然后在雪梨水中调入山豆根粉。

3. 每日送服 3 次。

【功效】清热解毒，消肿利咽。

【主治与应用】肺胃实热型咽喉肿痛，症见咽喉红肿疼痛，咽干口渴，便秘，尿黄，舌红苔黄，脉洪大。

【方解】雪梨味甘、微酸，性寒，入肺、胃经，功能生津润燥、清热化痰；山豆根味苦，性寒，入肺、胃经，功善清热解毒、消肿利咽，清肺胃之热，为治热毒蕴结，咽喉肿痛之第一要药。

【使用注意】脾虚便溏者忌用。

银花百合汤

【来源】《百病食疗》

【组成】百合 30g，金银花 9g，连翘 9g，冰糖 20g。

【制法用法】1. 将百合、金银花、连翘与冰糖一同放入锅中，加水 1000ml 煎煮约 20～30 分钟。

2. 去渣取汁，待稍凉后服用。

3. 每日 1 剂。

【功效】疏散风热，清利咽喉。

【主治与应用】外感风热型咽喉肿痛。症见咽喉红肿疼痛，吞咽困难，兼见咳嗽，鼻塞，头痛，舌质红，脉浮数。

【方解】方中金银花芳香疏散，既善清肺经之邪以疏风透热，又能解毒利咽，常用治风热表证、外感温热病及咽喉肿痛；连翘辛寒入肺，升浮宣散透热，既能清热解毒，又疏散风热以利咽喉，为热毒和风热袭肺所致咽喉肿痛的常用药；百合味甘，性微寒，质润，入肺、心经，功善养阴润肺止咳；冰糖和胃润肺，补中益气，全方对风热型咽喉肿痛有较好疗效。

【使用注意】脾胃虚寒者慎用。

甘桔薄荷粥

【来源】《中华食疗》

【组成】甘草6g，桔梗10g，干薄荷15g（鲜品30g），粳米50～100g，冰糖适量。

【制法用法】1. 将甘草、薄荷、桔梗洗净，煎汤候冷。

2. 将粳米煮成稠粥，待粥将熟，加入冰糖及上述药汤，再煮1～2分钟至沸即可。

3. 每日1～2次，凉服。

【功效】疏散风热，利咽消肿。

【主治与应用】外感风热型咽喉肿痛。症见咽喉红肿疼痛，吞咽困难，兼见咳嗽，鼻塞，头痛，舌质红，脉浮数。

【方解】方中甘草既能润肺，又能祛痰止咳，用治肺失宣降之咳嗽咽痛，又善和百药，能缓和薄荷、桔梗之寒性，以防伤脾胃阳气；桔梗辛散苦泄，专走肺经，为肺经气分之要药，能宣肺以利咽开音，治咽痛失音；薄荷辛凉，辛能发散，凉能清热，清轻上浮，芳香通窍，功善疏上焦风热，清利头目，利咽喉，与桔梗、甘草同用，治风热壅盛、咽喉肿痛。

【使用注意】气机上逆之呕吐、呛咳、眩晕者慎用，体虚多汗、阴虚血燥者慎用。

芦根牛膝羹

【来源】《中华食疗》

【组成】鲜芦根30g，牛膝15g，藕粉10g，白砂糖适量。

【制法用法】1. 鲜芦根、牛膝洗净，煎水取汁，藕粉。用水调湿备用。

2. 将前汁煎煮至沸腾，冲入藕粉，加白糖调味。

3. 分2次服用。

【功效】清热解毒，润燥生津。

【主治与应用】肺胃热盛之咽喉肿痛。症见咽喉红肿疼痛，咽干口渴，兼见便秘，尿黄，舌红苔黄，脉洪大等。

【方解】芦根甘寒入肺胃，善清透肺热而止咳，清泄胃热而止呕，能清热生津止渴、清泄肺胃之火；牛膝清热解毒利咽，用治咽喉肿痛；配伍藕粉清热凉血。本方可治咽部红肿，咽痛，发热，口渴，便秘等属肺胃实热者。

【使用注意】脾胃虚寒者慎用。

生地沙参萝卜饮

【来源】《百病食疗》

【组成】生地黄20g，北沙参20g，红萝卜100g，麦芽糖50g。

【制法用法】1. 红萝卜洗净捣烂，榨汁，生地黄、麦冬用文火煎，去渣取汁，与红萝卜汁混匀。

2. 放入麦芽糖，一同隔水炖熟。

3. 每日1剂，分次饮，饮前加热。

【功效】养阴生津，利咽润燥。

【主治与应用】肝肾阴虚型咽喉肿痛。症见咽喉疼痛不甚，干灼不适，口干咽燥，咽中如有物堵塞，干咳痰少黏稠，入夜则见症状较重，五心烦热，午后潮热，盗汗，舌红，少苔，脉细数等。

【方解】生地黄甘寒质润，能清热凉血，养阴润燥；北沙参入肺、胃经，养阴生津利咽喉，治肺燥阴虚之干咳少痰，咽干音哑等，为食疗之清补佳品；红萝卜汁能化痰；麦芽糖入肺、脾、胃三经，能补虚生津润燥；全方组合有清热养阴润燥的作用。对于咽喉微痛、干痒、有灼热及异物感，手足心热，腰膝酸软的慢性咽炎，颇有良效。

【使用注意】不可与藜芦同服。脾虚湿滞、腹满便溏者不宜食用。

任务五 牙 痛

牙痛是以牙齿疼痛为主症的病证。归属中医"牙宣""牙槽风"等范畴。西医学中，牙痛多见于龋齿、牙髓炎、牙周炎、牙槽或牙周脓肿、冠周炎及牙本质过敏等疾病中。该病发生常与外感风火邪毒、过食膏粱厚味、体弱过劳等因素有关。基本病机是风火、胃火或虚火上炎。根据病机可将牙痛分为风热牙痛、胃火牙痛和虚火牙痛等证型。

风热牙痛用辛凉解表的药膳，即疏散风热、清热解表的药膳，选用祛风清热的中药，如升麻、薄荷、牛蒡子等；胃火牙痛用清胃泻火的药膳，选用清热泻火的中药，如石膏、金银花、野菊花等，虚火牙痛则用滋阴降火的药膳，即滋阴补肾、清热消肿的药膳，选用麦冬、天冬等中药。

两冬粥

【来源】《养肾食疗方》

【组成】麦冬 50g，天冬 50g，粳米 150g。

【制法用法】1. 将麦冬、天冬洗净切碎，同粳米加水适量煮粥。

2. 每日 1 次。

【功效】滋阴补肾，清热消肿。

【主治与应用】虚火牙痛。症见牙齿疏松摇动，牙龈萎缩、边缘微红肿，牙根显露；或有头晕耳鸣，手足心热，腰疼，舌质微红，少苔，脉细数。

【方解】天冬味甘、苦，性寒，质润，入肺、肾经，能清热养阴生津、润肺滋神润肠，为治肺肾阴虚有热之证的良品；与滋阴降火的麦冬相须配伍，能治疗阴虚火旺、虚火上炎诸症。

【使用注意】脾虚便溏者和虚寒泄泻者忌用。

二花茶

【来源】《中医经典药膳大全》

【组成】金银花 30g，野菊花 30g，白糖适量。

【制法用法】1. 上料水煎至沸腾 5 分钟，或用沸水冲泡，加糖代茶饮。

2. 频频代茶饮服，每日 1 剂。

【功效】清热解毒。

【主治与应用】胃火牙痛。症见牙齿痛甚，牙龈红肿或出脓渗血，牵及头痛，口渴、口臭，大便秘结，舌红苔黄，脉滑数等。

【方解】金银花味甘，性寒，入肺、心、胃经，功善清心、胃之热以解热毒、散痛消肿；野菊花味苦、辛，性凉，清热解毒消肿；白糖味甘，性寒，生津润燥，适用于胃脘积热化火、热毒炽盛之牙龈红肿热痛、溢脓者。

【使用注意】脾胃虚寒者慎用。

升麻薄荷饮

【来源】《中华食疗》

【组成】升麻10g，薄荷6g。

【制法用法】1. 升麻与薄荷清洗后，共同下锅，水煎煮取汁。

2. 代茶饮，每日1次。

【功效】清热散风，消肿止痛。

【主治与应用】风热牙痛。症见牙龈红肿疼痛，遇风、热加重，兼形寒身热，脉浮数等。

【方解】升麻味甘、辛，性微寒，轻浮上行又可清泄，功能散风清热解毒；薄荷味辛，性凉，芳香通窍，功善疏散上焦风热，用于风热上攻之牙痛。两药合用治风热牙痛，牙龈红肿疼痛。

【使用注意】阴虚血燥者慎服。

牛蒡饮

【来源】《中医经典药膳大全》

【组成】牛蒡根250g。

【制法用法】1. 牛蒡根洗净，加清水煎至沸腾。

2. 代茶饮，每日1次。

【功效】疏风散热，解毒消肿。

【主治与应用】风热牙痛。症见牙龈红肿疼痛，遇风、热加重，兼形寒身热，脉浮数等。

【方解】牛蒡根味苦，性寒，可疏风散热、解毒消肿。《唐本草》中提到牛蒡根"主牙齿疼痛，劳疟，脚缓弱，风毒……主诸风，症瘕，冷气。"本药膳对风热所致的牙痛有较好疗效。

【使用注意】脾胃虚弱者不宜服用。

 知识链接

《现代中药学大辞典》中，把牛蒡解释为具有可促进生长、抑制肿瘤、抵抗菌类和真菌的植物，其胡萝卜素含量达胡萝卜的110倍，蔬菜中排第二。在根类植物中，其蛋白质、钙及植物纤维含量最多。植物纤维有助于体内垃圾的清除，牛蒡中含有预防癌症、消除致癌物质的成份。此外，牛蒡还有降压作用，对高脂血症、糖尿病、风湿病、性功能低下、肥胖等有较好的改善作用。

豆腐石膏汤

【来源】《中医食疗药膳》

【组成】水豆腐2块（约200g），生石膏50g，精盐、味精、麻油各适量。

【制法用法】1. 生石膏敲成小粒，与水豆腐同放于清水中，煮1小时。

2. 去石膏，加入精盐和味精，淋入麻油。

3. 分1~2次食豆腐喝汤。

【功效】清热泻火，消肿止痛。

【主治与应用】胃火牙痛。症见牙痛甚烈，兼有口臭、口渴、便秘、脉洪等。

【方解】石膏大寒，清泄里热，主入肺、胃经，尤善清肺、胃二经气分之热邪，为清热泻火之要药，善泄胃火，为治疗胃火上攻牙痛、头痛之良药。豆腐性凉，味甘，归脾、胃、大肠经，能泻火解毒、生津润燥，二者合用清泄胃火，可用于治疗胃火循经上炎所导致的牙痛。

【**使用注意**】脾胃虚寒及阴虚内热者忌用。

目标检测

答案解析

一、选择题

（一）A 型题（最佳选择题）

1. 能够治疗风热牙痛的药膳是（ ）

    A. 两冬粥　　　　　　　B. 升麻薄荷饮　　　　　　C. 核桃苁蓉炖羊肾

    D. 百合全鸭

2. 归芪猪肝汤能够治疗耳聋耳鸣的证型是（ ）

    A. 外感风热证　　　　　B. 肝胆火旺证　　　　　　C. 心脾血虚证

    D. 肾精亏虚证

3. 枸杞叶猪肝汤的功效是（ ）

    A. 滋补肝肾，益精明目　　　　　B. 清肝泻火，明目消翳

    C. 疏散风热，清肝明目　　　　　D. 清热解毒，明目退翳

（二）X 型题（多项选择题）

1. 牙痛的证型有（ ）

    A. 风热牙痛　　　　　　B. 胃火牙痛　　　　　　　C. 虚火牙痛

    D. 血虚牙痛　　　　　　E. 阳虚牙痛

2. 下列药膳能够治疗外感风热型咽喉肿痛有（ ）

    A. 甘桔薄荷粥　　　　　B. 芦根牛膝羹　　　　　　C. 银花百合汤

    D. 生地沙参萝卜饮　　　E. 雪梨炖豆根

3. 决明子夏枯草蜜饮的组成有（ ）

    A. 决明子　　　　　　　B. 夏枯草　　　　　　　　C. 蜂蜜

    D. 菊花　　　　　　　　E. 杏仁

三、综合问答题

1. 耳鸣耳聋如何辨证使用药膳？

2. 请说出生地沙参萝卜饮药膳中各组成的作用。

四、案例分析题

    王某，女，45 岁。因大怒后眼睛红肿疼痛 3 天为主诉前来就诊，眼干涩痛，有异物感，热泪时流，伴口苦、烦热，便秘，舌红苔黄，脉弦滑。

    应该选用哪种药膳？

书网融合……

知识回顾　　　习题

PPT

学习引导

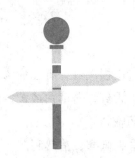

中医皮肤科是中医外科的分支，临床常见的中医皮肤科疾病有湿疹、蛇串疮、痤疮、黄褐斑等，这些疾病运用中药药膳都可以得到治疗和改善。

本单元主要是详述湿疹、蛇串疮、痤疮、黄褐斑等中医皮肤科疾病，根据不同的证型进行辨证施膳。

学习目标

1. **掌握**　湿疹、蛇串疮、痤疮、黄褐斑等中医皮肤科疾病的常用药膳的组成、制法、用法、功效和应用。

2. **熟悉**　湿疹、蛇串疮、痤疮、黄褐斑等中医皮肤科疾病常用药膳的方解。

3. **了解**　湿疹、蛇串疮、痤疮、黄褐斑等中医皮肤科疾病常用药膳的使用注意。

任务一　湿　疹

 实例分析

实例　患者诉20天前无明显诱因面部开始起红色丘疹伴剧烈瘙痒，曾给予外用药膏治疗，疗效欠佳，为求进一步诊治，遂于今日来我院就诊，门诊以"面部湿疹"收入院。

问题　1. 中医湿疹的病因病机有哪些？

2. 你知道哪些食物是可以治疗湿疹的？

答案解析

　　湿疹是由多种原因引起的一种变态反应性、炎性皮肤病，其临床特征为对称发生、皮疹多形、剧痒或反复发作，根据皮损的病程，临床分为急性、亚急性和慢性三期。本病属中医学"湿疮"范畴。中医学认为湿疹是由于禀性不耐，风热内蕴，外感风邪，风湿热邪相搏，浸淫肌肤而成。其中"湿"是主要因素。由于湿邪黏腻、重浊、易变，故病多迁延，形态不定。现代医学认为本病的发生与Ⅳ型变态反应有关。

　　急性湿疹以湿热型为主，以清热利湿为法，药膳常用冬瓜、赤小豆、薏苡仁（又称薏米）、玉米须、绿豆、丝瓜等；亚急性者多与脾虚不运、湿邪留恋有关，治宜健脾化湿，药膳常用猪苓、薏苡仁、山楂、山药、黄豆、扁豆等；慢性者常因病久伤血，血虚生风生燥，肌肤失去濡养而成，治宜养血祛风为主，药膳常用红枣、桑椹、百合、银耳、蛤蜊肉等。

冬瓜薏米汤

【来源】《家庭食疗手册》

【组成】薏米 50g，冬瓜 150g，水 350g。

【制法用法】1. 薏米用清水泡 4～5 小时备用，冬瓜切成 1.5 公分的厚片。

2. 薏米入锅大火烧开后转小火煮熟至开花，汤稍微变白即可。

3. 入冬瓜转大火烧开，转中火煮 2 分钟即可出锅。

【功效】清热利湿止痒。

【主治与应用】湿热浸淫，蕴于肌肤导致的急性湿疹。发病快，病程短，皮损潮红，有丘疱疹，灼热瘙痒无休，抓破渗液流脂水；伴心烦口渴，身热不扬，大便干，小便短赤；舌红，苔薄白或黄，脉滑或数。本方可作为急性湿疹治疗的药膳，也可作为湿热体质之人预防湿疹的药膳。

【方解】本方中薏米味甘、淡，性凉，可健脾清热利湿。冬瓜味甘，性平、微寒，清热利湿，行于皮肤。二者同用增强清热利湿之功。

【使用注意】冬瓜性寒，故久病的人与阴虚火旺者应忌食。

茅根薏苡仁粥

【来源】《食疗百味》，东莞传统名点《茅根粥》加减。

【组成】白茅根 200g，薏米 50g，粳米 30g，冰糖 5g。

【制法用法】1. 薏米、白茅根洗净，浸泡半个小时。

2. 加水武火炖开，加冰糖，炖 1 个小时。

3. 至温热时，佐蜂蜜调和薏米入锅，大火烧开后转小火煮熟至开花，汤稍微变白即可。

【功效】清热凉血，除湿止痒。

【主治与应用】湿热蕴结型湿疹。表现为迭起红斑，群集水疱，皮肤瘙痒，糜烂等症状。本方可作为急性湿疹的治疗药膳。

【方解】本方中薏苡仁性凉，味甘、淡，可清热利尿、健脾除湿。白茅根性寒，可清热凉血、除湿利尿。二者搭配，加之蜂蜜养阴润燥解毒，进而加强功效。

【使用注意】立春后天气回暖，闷热潮湿的气候常常会加重病情。

健脾除湿汤

【来源】《中医杂志》

【组成】白术 15g，茯苓 15g，山药 30g，草豆蔻 10g，生薏米 30g，生扁豆 30g，萆薢 10g，枳壳 15g，黄柏 15g，芡实 15g，桂枝 10g，花粉 10g。

【制法用法】水煎服，每日 1 剂，日服 2 次。

【功效】健脾利湿止痒。

【主治与应用】饮食不节，日久伤脾，或脾虚生湿，蕴积肌肤导致的亚急性湿疹属脾虚湿蕴者。发病较缓，皮损潮红、瘙痒，抓后溃烂渗出，可见鳞屑；伴纳少，神疲，腹胀便溏；舌淡胖，苔白腻，脉濡缓。

【方解】本方中白术、茯苓、山药、草豆蔻、生薏米、生扁豆、芡实都有健脾利湿之功；草薢、黄柏清热除湿；枳壳行气消积；桂枝温通经脉。诸药健脾之功强，兼清湿热。

【使用注意】湿热浸淫、蕴于肌肤者忌用。

山药茯苓糕

【来源】南方传统糕点

【组成】生山药500g，茯苓粉1000g，扁豆粉1000g，砂仁粉30g，大枣（去核）750g，蜂蜜适量。

【制法用法】1. 将山药和大枣洗净，放入锅中，加水煮熟去皮，继续入水中煮烂，加茯苓粉、扁豆粉、砂仁粉与蜂蜜，做成糕条，入锅内蒸熟。

2. 餐中食，随量食用。

【功效】养阴润燥，健脾除湿。

【主治与应用】阴伤湿恋型慢性湿疹。表现为病程日久，皮损肥厚，干燥韧实，有鳞屑，瘙痒时作。多因日久湿邪化火，血虚生风化燥，肌肤失养而致。

【方解】山药善于健脾除湿、养阴润燥，且补而不腻，有扶正功效；茯苓益气健脾、利湿止泻；大枣健脾益气；蜂蜜养阴润燥解毒；与同有健脾功效的药食两用妙品扁豆、砂仁配伍制成糕点，相互增强健脾除湿、养阴润燥之力，性味均为甘平。因此，阴血亏损、燥热伤津的患者可以常食用。对脾气虚弱、消化吸收不良、便溏不成形、神疲乏力者颇为适宜。

【使用注意】少吃辣椒、白酒等刺激性食物。忌海鲜、狗肉、牛羊肉。

任务二　蛇串疮

蛇串疮是以皮肤突发簇集状疱疹，呈带状分布，并伴强烈痛感为主症的病证。因其疱疹常累如串珠，分布于腰、胁部，状如蛇形，名"蛇串疮"，又称为"蛇丹""缠腰火丹"等。其发生常与情志不畅、过食辛辣厚味、感受火热时毒等因素有关。本病病位在皮部，主要与肝、脾相关。基本病机是火毒湿热蕴蒸于肌肤、经络。本病相当于西医学的带状疱疹，是由水痘－带状疱疹病毒所致的急性疱疹性皮肤病，有些患者在感染时并发水痘。

蛇串疮之肝经火毒证应疏肝理气、清肝热，疏肝理气常用药食有黄花菜、柚子皮、玫瑰花、佛手、枳壳、香附、木香、川芎等，清肝热药食有车前草、车前子、钩藤、鲫鱼、羚羊角等。蛇串疮之脾经湿热证应健脾清热利湿，常用薏苡仁、苍术、牛膝、黄柏、党参、白术、茯苓，半夏等。蛇串疮之瘀血阻络证应活血化瘀通络，常用药食有川芎、乳香、没药、延胡索、郁金、红花、桃仁、五灵脂、姜黄、丹参、虎杖、益母草、鸡血藤等。

 实例分析

实例　患者，女，58岁。胸痛3天，右胸部出现簇集水泡1天，疼痛以身体右侧为主，呈跳动性的刺痛，疼痛部位不固定。

问题　1. 蛇串疮的发病原因是什么？
　　　2. 你还知道哪些食物是可以治疗蛇串疮的？

答案解析

鱼腥草汤

【来源】《刘弼臣方》

【组成】鱼腥草干品 30~50g（鲜品 300g），猪骨、水适量。

【制法用法】1. 先将鱼腥草清理干净，用清水洗净，猪骨冷水下锅焯出血沫。

2. 将鱼腥草、猪骨放进锅里，加入适量清水。

3. 大火煮开，再关小火煮上 20 分钟。

4. 滤除汤汁，每次喝 1 杯，1 天 3 次。

【功效】清热利湿，活血解毒。

【主治与应用】湿热瘀阻、毒热壅盛导致的蛇串疮初起。发疹前可有轻度的乏力、低热、纳差等全身表现，患处皮肤出现潮红斑，自觉灼热感或者神经痛，触之有明显的痛觉敏感，持续 1~3 天，亦可无前驱表现即发疹。好发部位依次为肋间神经、颈神经、三叉神经和腰骶神经支配区域。

【方解】本方中鱼腥草清热解毒、消痈排脓，药理实验证明，鱼腥草可抑制各种致病菌及病毒，还有镇痛，止血，抑制浆液分泌，促进组织再生的作用，对带状疱疹出现的水泡溃破、疼痛有良效。

【使用注意】鱼腥草中含有挥发油，大剂量可致肺严重出血和肺栓塞等。口服偶有口干、胃灼热、心悸、手抖，过量服用后出现恶心、呕吐、头晕、大汗、呼吸困难、昏迷、休克。

柴胡清肝饮

【来源】《症因脉治》卷一

【组成】柴胡 5g，白芍 5g，山栀 5g，黄芩 5g，丹皮 5g，当归 5g，青皮 5g，钩藤 5g，甘草 5g。

【制法用法】1. 水煎服。

2. 每日 2 次，趁热服用。

【功效】清肝泻火。

【主治与应用】肝经郁热证。症见胁痛，兼见皮损色鲜红，灼热疼痛，水疱饱满，疱壁紧张，口苦咽干，烦躁易怒，苔黄，脉弦滑数。

【方解】本方中柴胡、青皮疏肝解郁，黄芩、丹皮、山栀清肝泻火，当归、芍药养血柔肝，钩藤清热平肝，芍药、甘草缓急止痛。诸药合用，有清肝泻火、疏肝解郁、缓急止痛之效。

莲子赤豆茯苓羹

【来源】民间中药偏方

【组成】莲子 30g，赤小豆 30g，茯苓 30g，蜂蜜 20g。

【制法用法】1. 将莲子泡发后，去皮、去心。赤小豆洗净后，与莲子同入沸水锅中。

2. 先以大火煮沸，再煨炖至莲子、赤小豆熟烂。

3. 加入研成粉状的茯苓，边加边搅成稠羹状，离火趁热兑入蜂蜜，拌匀即成。

4. 上下午分服。

【功效】健脾除湿。

【主治与应用】脾虚湿蕴证，或老年人蛇串疮。症见皮损颜色较淡，疱壁松弛，疼痛略轻。伴食少腹胀，口不渴，大便时溏；舌质淡，苔白或白腻，脉沉缓或滑。老年人蛇串疮症状比较明显，且病程较长，主要以神经系统的疼痛和患者出现带状疱疹为主。有的疼痛明显，使患者坐立不安，甚至会出现皮肤上有大疱、血疱甚至坏死的情况。

【方解】 本方中莲子为传统的补脾食疗佳品。赤小豆健脾利湿。茯苓不仅能利湿，且能健脾。本食疗方力量集中，健脾除湿效果颇强，可较快地改善老年人带状疱疹后期的自觉症状，促使糜烂的疱疹愈合。

【使用注意】 当面神经和听神经受累时，可发生面瘫和听觉障碍；当骶神经受累时，可发生神经源性膀胱，出现排尿困难或尿潴留。

马齿苋粥

【来源】 《食疗本草》

【组成】 新鲜马齿苋 60g（干品 30g），粳米 100g。

【制法用法】 1. 将鲜马齿苋洗净切碎，同粳米煮粥。

2. 可供早晚餐，温热食。

【功效】 清热健脾利湿。

【主治与应用】 湿热蕴脾证。症见脘腹痞闷，呕恶纳呆，小便黄，大便溏泄，肢体困重；或面目肌肤发黄，色泽鲜明如橘，皮肤瘙痒；或身热起伏，汗出热不解，舌红，苔黄腻，脉濡数。

【方解】 本方中马齿苋味酸，性寒，无毒。能泄热散血解毒，祛风杀虫。粳米被誉为天下第一补品，味甘，性平，能补中益气、健脾和胃。二者为粥可有清热健脾利湿之功。

理气散瘀汤

【来源】 《傅青主女科》

【组成】 人参 30g，生黄芪 30g，当归 15g（酒洗），茯苓 9g，红花 3g，丹皮 9g，姜炭 15g。

【制法用法】 1. 水煎服。

2. 每日 2 次，趁热服用。

【功效】 补益气血，活血散瘀。

【主治与应用】 气滞血瘀证。症见蛇串疮皮疹消退后局部疼痛不止，舌质暗，苔白，脉弦细。

【方解】 本方中人参、黄芪补气，气旺则血可摄；当归、丹皮生血，血生则瘀难留；红花、姜炭活血；茯苓健脾利湿。诸药食合用，共奏健脾益气、活血化瘀、补气血等的功效。

📖 **知识链接**

带状疱疹除了积极治疗以外，在饮食方面的忌口也非常重要。

1. 忌食辛辣温热食物，如酒、烟、生姜、辣椒、羊肉、牛肉及煎炸食物等，食后易助火生热。中医认为，本病为湿热火毒蕴结肌肤所生，故该病患者应忌食上述辛辣致热食品。

2. 慎食肥甘油腻之品，如肥肉、饴糖、牛奶及甘甜食物，因其多具滋腻、肥甘壅塞之性，易使本病之湿热毒邪内蕴不达，病情缠绵不愈。

3. 慎食酸涩收敛之品，如豌豆、芡实、石榴、芋头、菠菜等。中医认为，本病多属情志不畅，肝气郁结，久郁化火，复感毒邪而致，故治疗应以行气活血祛瘀为主。而上述酸涩收敛之品，易使气血不通，邪毒不去，疼痛加剧。

任务三　痤　疮

　　痤疮是毛囊及皮脂腺的一种慢性炎症性皮肤病，表现为皮肤丘疹、脓疱、结节、囊肿、黑白头粉刺等，青春期多见，俗称"青春痘"。属中医学"肺风""粉刺"的范畴。其发生多与先天禀赋、过食辛辣厚味、冲任不调等因素有关。病位在肌肤腠理，与肺、胃、肝关系密切。基本病机是热毒郁蒸肌肤。西医学认为本病与遗传、免疫、内分泌、精神、饮食、胃肠功能、环境、化妆品使用等因素相关，青春期后大多自然痊愈或减轻。

　　痤疮之肺经风热证宜疏风清肺，常用金银花、荸荠、菊花、绿豆、枇杷、百合等药食。痤疮之肠胃湿热证常用茵陈蒿、马齿苋、冬瓜、枇杷叶、薏苡仁、茯苓等药食。痤疮之痰湿瘀滞证常用生山楂、昆布、海藻、海带、桃仁、荷叶等药食。饮食以清淡不油腻、营养丰富、易消化为宜。忌食辛辣刺激性食品、坚果和海鲜，如辣椒、烟酒、羊肉、胡荽、韭菜、葱、蒜、海鱼、虾蟹、瓜子和煎炸的食物。少食油腻、甜食，如奶油、巧克力、糖果、糕点等。

 实例分析

　　实例　患者，女，29岁，在读研究生。患者面部痤疮已有十余年，曾用过多种方法效果均不明显。就诊时见米粒大小痤疮遍布面颊及前额部，面颊部痤疮融合成片，色红，尖部有脓疱。整个面部出油较多，吃油腻、辛辣食物及月经前症状加重，并伴有痛经，大便不调，1～2日一行。舌苔白腻，脉弦细滑。

　　问题　1. 该患者患的是何病？
　　　　　　2. 你知道哪些食物可以治疗该病？

答案解析

金银花露

　　【来源】《中医饮食营养学》

　　【组成】金银花250g，水适量。

　　【制法用法】1. 金银花置蒸馏瓶中，加水适量，依法蒸馏，取得蒸馏液1000ml为止。

　　2. 冷饮或温饮，每次30～50ml。

　　【功效】清热解毒，主治热毒疔疮。

　　【主治与应用】肺经风热证。症见丘疹色红，或有肿痒，或有脓疱；伴口渴喜饮，大便秘结，小便短赤；舌质红，苔黄，脉数。

　　【方解】本方中金银花味甘，性寒，入肺、胃、心经，清热凉血、清热解毒作用颇强，在外科中为常用之品，一般用于有红肿热痛的疮痈肿毒，辨证上属于"阳证"的病症较为适合，可合蒲公英、紫花地丁、连翘、丹皮、赤芍等煎汤内服，或单用新鲜者捣烂外敷。

薏仁绿豆饮

　　【来源】《中国食疗大全》

　　【组成】薏苡仁（炒）30g，绿豆30g，水适量。

　　【制法用法】1. 薏苡仁、绿豆洗净，加入适量的水，盖过二者浸泡1小时以上。

2. 将泡好的薏苡仁、绿豆连水放入锅中，再加入适量的水，煮至全部熟烂。

3. 饮水，每日 1 次。

【功效】清热利湿，解毒。

【主治与应用】胃肠湿热证。症见颜面、胸背部皮肤油腻，皮疹红肿疼痛，或有脓包；伴口臭、便秘、溲黄；舌质红，苔黄腻，脉滑数。

【方解】本方中薏苡仁味甘，性微寒，无毒，炒用健脾利湿和胃；绿豆味甘，性寒，无毒，清热解毒。二者合用既可健脾利湿，又可清热解毒。

【使用注意】由于薏苡仁清热化湿滑利的效果显著，久服会使身体虚冷，因此遗精、遗尿、虚寒体质者不适宜长期服用。薏苡仁对子宫平滑肌有兴奋作用，可促使子宫收缩，因而有诱发流产的可能。薏苡仁所含的糖类黏性较高，多食会妨碍消化。

薏苡桃仁粥

【来源】《食疗百味》

【组成】薏苡仁 30g，桃仁 10～15g，粳米 100g，水适量。

【制法用法】1. 先煮薏苡仁、桃仁，取汁去渣，加入洗净的粳米同煮成粥。

2. 每日分 2 次服，温热食用。

【功效】除湿化痰，活血散结。

【主治与应用】痰湿瘀滞证。症见皮疹颜色暗红，以结节、脓肿、囊肿、疱疹为主，或见窦道，经久难愈；伴纳呆，腹胀；舌质暗红，苔黄腻，脉弦滑。

【方解】本方中薏苡仁味甘，性微寒，无毒，生用利水渗湿、排脓解毒，桃仁行血活血。二者合用可利湿排脓，行血活血。

【使用注意】孕妇忌用。

任务四　黄褐斑

黄褐斑中医称之为"面上杂病""黧黑斑""面尘""蝴蝶斑"等。是面部皮肤出现大小不等、形状不一的色素斑，颜色多为淡褐色、黄褐色，也有咖啡色或淡黑色。一般是对称地分布在眼周围附近、额部、颧颊部、鼻旁和口唇周围，边界清楚，表面皮肤光滑，不痛不痒，没有皮屑。是一种常见的色素增加性皮肤病，常继发于妊娠、肝病、肺结核、慢性酒精中毒、癌症、口服避孕药及苯妥英钠等药之后。中医的发病机制为邪犯肌肤，气血不和，肝郁气滞，气滞血瘀所致。西医的发病机制是黑色素细胞活性增加所致。

黄褐斑之肝郁气滞证可用玫瑰花、茉莉花、香菜、陈皮、香附、鲜芹菜等药食；黄褐斑之气血虚弱证，可用党参、当归、羊肉、生姜、黄芪、阿胶、鸡肉、熟地黄等药食；黄褐斑之气滞血瘀证，可用红糖、三七、木耳、益母草、山楂、桃仁等药食；黄褐斑之肾阳不足证，可用芡实、核桃肉、韭菜、生姜、羊肉、狗肉等药食。

实例分析

实例 患者，女，38岁。2年前开始两侧面颊部出现大小不等的4块黄褐斑，患者平日心烦喜怒，眠差，恶风，汗多，口干苦，偶有关节疼痛，眠差，大小便调，月经周期正常，月经来潮前有痛经，自诉有子宫肌瘤6.2cm×6.6cm，舌红，苔薄白根腻，脉弦细。

问题 1. 该患者患的是何病？

2. 你知道哪些食物可以治疗该病？

答案解析

苡仁茯苓粥

【来源】《家庭中医食疗法》

【组成】 薏苡仁200g，茯苓10g，粳米200g，鸡脯肉100g，干香菇4个。

【制法用法】 1. 将薏苡仁用热水浸泡1夜，次日捞出沥干水。

2. 香菇泡发，去除木质部分，洗净，切成丁；鸡脯肉去皮洗净，入锅煮30～40分钟后，捞出切为肉丁。

3. 粳米洗淘干净，茯苓研粉，备用。

4. 薏苡仁用7倍清水在武火上煮沸后，移于文火慢煮，至能用手握烂为度。粳米用5倍的清水煮1小时。

5. 然后将两粥合在一起，加入香菇、鸡肉丁、茯苓粉再煮，至煮稠为止。

6. 服食时可酌加调料。

【功效】 健脾益气化湿。

【主治与应用】 脾虚湿蕴证。由脾虚失健，不能化生精微，气血两亏，肌肤失于荣养而成。症见面部色斑苍暗不泽，脘腹胀满，神疲乏力，四肢困重，便秘溲赤，舌淡苔薄，脉濡数。

【方解】 本方薏苡仁味甘，性凉，能上清肺热，下渗脾湿，是健脾利湿的良药，茯苓甘平，为健脾利湿之常用药物，又能宁心安神。与薏苡仁合用，可加强健脾利湿功效，促进疣斑的消除。香菇营养丰富，能健脾开胃，且含有多种人体必需的氨基酸、多糖类物质，有抗菌、降血糖、抗癌作用；香菇还含有多种维生素、矿物质，对促进人体新陈代谢，提高机体适应力有很大作用。粳米健脾和胃，益气补中。鸡脯肉蛋白质含量较高，且易被人体吸收并利用，有增强体力、强壮身体的作用，所含对人体生长发育有重要作用的磷脂类物质；同时鸡肉有益五脏、补虚损、补虚健胃、强筋壮骨、活血通络、调月经、止白带等作用。全方组合，既有健脾利湿、退斑消疣的功效，又有和胃益气的作用。

【使用注意】 肾阳虚弱所致的面色黧黑，或阴虚火旺所致的面部红斑疹忌服用本膳。

沙苑甲鱼

【来源】《中华临床药膳食疗学》

【组成】 活甲鱼1只（约750g），沙苑蒺藜15g，熟地黄10g，生姜15g，葱10g，黄酒30ml，食盐2g，酱油10ml，胡椒1g，肉汤500ml，味精1g。

【制法用法】 1. 活甲鱼斩头，沥净血水，在沸水中烫约3分钟，取出用刀刮去背部及裙边黑膜，再刮去脚上白衣，剁去去爪和尾，剖开腹腔，取出内脏不用，洗净甲鱼肉备用。

2. 生姜切片，葱切成小段；沙苑蒺藜、熟地黄用纱布包好。锅内放清水，放入甲鱼，煮沸后，再用文火炖约半小时，捞出放温水内别去背壳和腹甲，洗净，切成 3cm×3cm 的肉块。

3. 再将甲鱼块装入蒸钵内，注入肉汤，再加姜片、葱段、料酒、精盐、酱油、胡椒粉和药包，用湿绵纸封严体口，上蒸笼，置旺火上蒸 2 小时取出。

4. 拿出药包、姜片、葱，放入味精调味即成。佐餐食用。

【功效】滋养肝肾，补益精血，强腰固精。

【主治与应用】肝肾不足证。因肝肾同源，肾水不足，不能制火，虚热内蕴，郁结不散，阻于皮肤所致。症见面部色斑，斑色黄暗，头晕目眩，腰膝酸软，经行紊乱，舌红苔薄，脉弦细。

【方解】方中主料甲鱼，味咸，性寒，为血肉有情之品，长于补养精血。沙苑蒺藜入肝、肾之经，补肝益肾、明目固精，治肝肾不足、腰膝酸痛、目昏、遗精早泄、小便频数、遗尿、尿血、白带，具有延缓衰老、减缓皮肤老化、抗肿瘤等药理作用，还有轻身健体、润肤美颜的功效。熟地黄味甘，性微温，质润，既补血滋阴，又能补精益髓，可用于血虚萎黄、眩晕、心悸失眠、月经不调、崩漏等，亦可用于肾阴不足导致的骨蒸潮热、盗汗、遗精、消渴等。以上诸药合用，共奏补养肝肾精血、滋润皮肤、美容泽颜之功。

【使用注意】阳虚有寒或痰湿素盛者忌用。

玫瑰五花糕

【来源】《赵师南临床经验集》

【组成】干玫瑰花 25g、红花、鸡冠花、凌霄花、野菊花各 15g，大米粉、糯米粉各 250g，白糖 100g。

【制法用法】1. 将玫瑰花、红花、鸡冠花、凌霄花、野菊花诸干花揉碎备用。

2. 大米粉与糯米粉拌匀，糖用水溶开。

3. 再拌入诸花，迅速搅拌，徐徐加糖和开水，使粉均匀受潮，并泛出半透明色，成粒粉。

4. 糕粉湿度以手捏一把成团、放开一揉则散开为度。糕粉筛后放入糕模内，用武火蒸 12 ~ 15 分钟。

5. 当点心吃，每次 30 ~ 50g，每日 1 次。

【功效】疏肝解郁，活血化瘀消斑。

【主治与应用】气滞血瘀证。由肝气郁结，郁而化火，火热灼津，津液亏虚，不能养肤而致面部出现色斑，时深时淡，每随经临而加重，伴性情急躁、心烦不舒、喜叹息，舌红，苔薄，脉弦；重者由情志不舒或外邪侵袭引起肝气久郁不解所致气机郁滞而致血行瘀阻，出现斑色灰褐或黑褐，可伴有慢性肝病、月经色暗有血块、痛经，舌暗红有瘀斑，脉涩。

【方解】本膳原名凉血五花散，治疗红斑性皮肤病初期、偏于上半身者。方中玫瑰花，《食物本草》称其"主利肺脾、益肝胆、辟邪恶之气，食之芳香甘美，令人神爽"，为方中主料。凌霄花、红花、鸡冠花活血化瘀；野菊花清热解毒；大米粉、糯米粉补益中气。以上诸药合用，则能活血解毒、消瘀积、洁颜面，久服则精神气爽。又因花乃轻清之品易上扬头面，故用于面部及身体上部皮肤疾患更为相宜。

【使用注意】本膳行气活血作用较强，故气虚、血虚、经期、孕期、哺乳期等忌用。

即学即练

气滞血瘀型黄褐斑的施膳原则是（　　）。

答案解析　A. 补益肝肾　　　B. 活血化瘀　　　C. 健脾化湿　　　D. 疏肝活血

目标检测

一、选择题

（一）A 型题（最佳选择题）

1. 湿热型湿疹药膳多用薏苡仁的用意是（　　）

　　A. 健脾清热　　　　　　　B. 健脾补气　　　　　　　C. 活血化瘀

　　D. 补益肝肾

2. 肝经郁热型蛇串疮的药膳方可用（　　）

　　A. 莲子赤豆茯苓羹　　　　B. 鱼腥草汤　　　　　　　C. 柴胡清肝饮

　　D. 当归生姜羊肉汤

3. 金银花露可用于的痤疮证型是（　　）

　　A. 脾虚湿热证　　　　　　B. 肺经风热证　　　　　　C. 肝气郁结证

　　D. 气滞血瘀证

（二）X 型题（多项选择题）

1. 下列可用于治疗黄褐斑的药膳包括（　　）

　　A. 苡仁茯苓粥　　　　　　B. 沙苑甲鱼　　　　　　　C. 玫瑰五花糕

　　D. 金银花露　　　　　　　E. 鱼腥草汤

2. 健脾除湿汤的作用有（　　）

　　A. 健脾　　　　　　　　　B. 利湿　　　　　　　　　C. 止痒

　　D. 补心　　　　　　　　　E. 清热

3. 玫瑰五花糕的作用有（　　）

　　A. 疏肝解郁　　　　　　　B. 活血　　　　　　　　　C. 消斑

　　D. 补肝肾　　　　　　　　E. 健脾除湿

三、综合问答题

1. 湿疹如何辨证使用药膳？

2. 蛇串疮如何辨证使用药膳？

3. 痤疮如何辨证使用药膳？

四、实例解析题

　　徐某，女，51 岁。2020 年 4 月 3 号初诊，面部发黑，有大片黄褐斑，2 年半有余，近半年以来，面部黄褐斑斑色加重，而且在额头、眼周，甚至口周都已经出现了成片的黄褐斑。徐女士陈述，除了面部有黄褐斑以外，自己平时体质较弱，经常感冒发烧，而且少言懒行，情绪较抑郁，常叹息。

　　试述如何辨证施膳。

书网融合……

知识回顾　　　　　　微课　　　　　　习题

项目九 其他病证施膳

学习引导

肥胖是现代常见的疾病，由于人们不健康的生活和饮食习惯，单纯的运动或者节食效果都不明显，运用中药药膳可以得到治疗和改善。

本单元主要是详述根据肥胖不同的证型进行辨证施膳。

 学习目标

1. **掌握** 肥胖常用药膳的组成、制法用法、功效和应用。
2. **熟悉** 肥胖常用药膳的方解。
3. **了解** 肥胖常用药膳的使用注意。

任务一 肥 胖

肥胖是指由于能量摄入超过消耗，人体脂肪积聚过多，体重超过标准体重的20%以上的疾病。分为单纯性和继发性两类：前者不伴有明显神经或内分泌系统的功能变化，临床上最为常见；后者常继发于神经、内分泌和代谢性疾病，或与遗传、药物有关。肥胖容易合并糖尿病、高血压、动脉粥样硬化、冠心病和各种感染性疾病。中医学有很多关于肥胖的论述，认为其发生常与暴饮暴食、过食肥甘、安逸少动、情志不舒、先天禀赋等因素有关。本病与胃、肠、脾、肾关系密切。基本病机是痰热积聚于胃肠或脾虚不能运化痰浊，而致痰湿浊脂滞留。

>> 实例分析

实例 王某，女，49岁。身体发胖3年余。45岁以后，身体逐渐发胖，四肢沉重无力，夜眠多梦，白天精神忧虑，记忆力明显减退，腹胀便秘，夏季畏热多汗，头昏头沉，冬季畏寒怕冷，四肢经常欠温。平时饮食不多，但体重一直增加，四肢无力，大便时溏时秘，无一定规律。现体重75kg，喜坐懒动。舌体胖大，边有齿痕，舌质淡红，苔白腻，脉濡缓。

问题 1. 该患者的中医诊断是什么？
　　　　2. 该患者的辨证施膳原则是什么？

答案解析

197

祛湿化痰为肥胖的基本食疗原则，应贯穿于本病治疗过程的始终。纠正不良饮食行为，进食定时定量，细嚼慢咽，不吃零食及夜宵。控制饮食总热量，多吃蔬菜、水果，限制高糖、高脂食物的摄入。

茯苓豆腐

【来源】《家庭中医食疗法》

【组成】 茯苓粉30g，松子仁40g，豆腐500g，胡萝卜、菜豌豆、香菇、玉米、蛋清、食盐、黄酒、淀粉各适量。

【制法用法】 1. 豆腐沥净水。干香菇用水发透，洗净，撕成小块。菜豌豆去筋，洗净，切作两段。胡萝卜洗净切菱形薄片；蛋清打入容器，用起泡器搅出泡沫。

2. 将豆腐与茯苓粉拌和均匀，用盐、酒调味，加蛋清混合均匀，上面再放香菇、胡萝卜、菜豌豆、松仁、玉米粒，入蒸笼用武火蒸8分钟。

3. 将原汤200g倒入锅内，用盐、酒、胡椒调味，以少量淀粉勾芡，淋在豆腐上即成。

4. 佐餐食用。

【功效】 健脾化湿，消食减肥。

【主治与应用】 脾虚湿盛证。适用于脾虚所致的肥胖。症见神疲乏力，身体困重，脘腹疼痛，或有四肢轻度浮肿，晨轻夜重，劳累后更为明显，饮食如常或偏少，小便不利，大便溏或便秘，舌质淡胖，边有齿印，苔薄白或白腻，脉濡。

【方解】 茯苓味甘、淡，性平，入心、脾、肺经，功能健脾和中、淡渗利湿，常用于治疗痰饮停聚、水湿滞留所致的小便不畅、浮肿、食欲不振、消化不良等。豆腐味甘，性凉，能益气和中、生津润燥、清热解毒。茯苓得豆腐，能健中气而复脾之运化；松子仁配茯苓，则宽肠胃而促大便下行，脾胃健运，水湿得化，故能减肥消脂。

【使用注意】 本药膳方偏于寒凉，故阳虚肥胖者不宜服用。

💿 **知识链接** ————————————————————————————————————

豆腐是高营养、高矿物质、低脂肪的减肥食品，所含丰富的蛋白质可以增强体质和增加饱腹感，适合于单纯性肥胖者食用。豆腐制品如豆腐干、油豆腐、豆腐皮中的蛋白质含量更高于豆腐，且都是减肥的佳品。

——

荷叶减肥茶

【来源】《华夏药膳保健顾问》

【组成】 荷叶60g，生山楂10g，生薏苡仁10g，橘皮5g。

【制法用法】 1. 将上述药食洗净晒干，研为细末，混合均匀。

2. 以上药末放入开水瓶，冲入沸水，加塞，泡约30分钟后即可饮用。

3. 以此代茶，日用1剂，水饮完后可再加开水浸泡。连服3~4个月。

【功效】 清热利湿，健脾消食，降脂减肥。

【主治与应用】 脾胃湿热证。症见脘腹胀满，口臭，大便黏滞不爽，脉滑数，苔黄腻。

【方解】 方中荷叶味苦、涩，性平，入肝、脾、胃经，有利水湿、升清阳、清热解暑等作用。薏苡仁长于健脾利湿，为脾虚湿停者常用之药，可与荷叶共奏健脾利湿、降脂减肥之功。山楂味酸、甘，是消食化积、散瘀行滞的良药。橘皮具有理气健脾、燥湿化痰的作用。

【使用注意】脾虚无热者忌服。

健美茶

【来源】《家庭药茶》

【组成】普洱茶 3g，乌龙茶 3g，莱菔子 5g，茯苓 5g。

【制法用法】1. 开水冲泡，或者水煮。

2. 代茶饮。

【功效】利水化痰，祛脂减肥。

【主治与应用】痰湿内盛证。症见形体肥胖，身体沉重，肢体困倦，脘痞胸满，可伴头晕，口干不欲饮，大便少行，嗜食肥甘醇酒，喜卧懒动，舌质淡胖或大，苔白腻或白滑，脉滑。

【方解】本方中普洱茶、乌龙茶均是消脂减肥之佳品，《茶经》等书记载"茶能清热止渴，下气除痰，醒睡，消食解腻，清头目，利小便。热饮宜人，久饮损人，去人脂，令人瘦"。茶消脂减肥、醒神利尿功效早已被人们所熟识，《本草纲目拾遗》中就有"普洱茶味苦性刻，解油腻牛羊毒……刮肠通泄"的记载，其中就提到了普洱茶有解油腻、减肥的功效。现代临床试验证明，云南普洱茶对减少类脂化合物、胆固醇含量有良好效果。配伍莱菔子、茯苓，则增加了健脾消食的功效，减肥疗效更著。

【使用注意】不宜过多饮用，不宜冷饮，不宜空腹饮用。失眠患者忌用。不宜与韭菜同食。

即学即练

肥胖痰湿内盛型的施膳原则是（　　）。

答案解析　A. 补益肝肾　　　B. 活血化瘀　　　C. 健脾化湿　　　D. 利水化痰，祛湿减肥

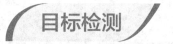 目标检测

答案解析

一、选择题

（一）A 型题（最佳选择题）

1. 脾胃湿热药膳用薏苡仁的作用是（　　）

　　A. 健脾清热　　　　　　　　B. 健脾补气　　　　　　　　C. 活血化瘀

　　D. 补益肝肾

2. 肥胖脾虚湿盛型的药膳方可用（　　）

　　A. 莲子赤豆茯苓羹　　　　　B. 鱼腥草汤　　　　　　　　C. 茯苓豆腐

　　D. 当归生姜羊肉汤

3. 荷叶减肥茶可用于的肥胖证型是（　　）

　　A. 脾胃湿热证　　　　　　　B. 肺经风热证　　　　　　　C. 肝气郁结证

　　D. 气滞血瘀证

（二）X 型题（多项选择题）

1. 下列可用于肥胖的药膳包括（　　）

　　A. 茯苓豆腐　　　　　　　　B. 荷叶减肥茶　　　　　　　C. 健美茶

    D. 金银花露   E. 鱼腥草汤

2. 健美茶的作用有（　　）

    A. 利水   B. 化痰   C. 祛湿

    D. 减肥   E. 清热

三、综合问答题

1. 肥胖如何辨证使用药膳？

四、实例解析题

    詹某，男，42岁。已婚，白领，身高1.76米。近2年来，因工作压力较大，熬夜多，运动少，自汗明显，体重从2年前的72公斤增至89公斤，腹凸如孕，腹部B超示中度脂肪肝，血脂示胆固醇、低密度脂蛋白和甘油三酯升高，高密度脂蛋白降低。BMI为28.73kg/m^2。面肿，四肢沉重，纳可，食量大，但少吃则饥饿难耐，多食则胃脘作满便泻，大便溏稀，日2~3次，口不干苦；舌淡紫稍胖，有齿印，苔薄略腻，脉弦细尺沉弱。

    试述如何辨证施膳。

书网融合……

     知识回顾   微课   习题

模块四
实训指导

实训一　煮料豆

实训目标	1. 掌握煮料豆的制法、功效及应用 2. 熟悉本方的组成及方中制何首乌、枸杞、地黄等各药材和食材的效用
实训要求	1. 有一定的烹饪技术，认真对待烹饪的过程 2. 制作的煮料豆外表略皱缩，内部不湿软
实训准备	锅、簸箕
药膳材料	制何首乌、枸杞子各24g，地黄、熟地黄、当归、炒杜仲、牛膝各12g，菊花、甘草、川芎、陈皮、白术、白芍、牡丹皮各3g，黄芪6g，黑豆500g，食盐18g
操作流程与方法	1. 以上诸药与黑豆同煮 2. 煮透后去药，将黑豆晒干即成 3. 保存在干燥密封容器中
功效	补益肝肾，乌须黑发，固齿明目
使用注意	腹满便溏、痰湿素盛或外感时邪者均不宜用
其他需要说明的内容	操作中不使用铁锅、铝锅等可能会与药材发生化学反应的材质制成的锅，可以用砂锅、搪瓷锅、玻璃锅、不锈钢锅等。晒干料豆时，也可用珐琅盘等平底容器，但应注意及时翻动

实训二　牛骨膏

实训目标	1. 掌握牛骨膏的组成、制法、功效及应用 2. 熟悉本方中牛骨、牛膝、黄酒等各药材和食材的效用
实训要求	1. 有一定的烹饪技术，认真对待烹饪的过程 2. 制作的牛骨膏为黄色较为澄清液体，冷却后呈冻状，不含白色油脂
实训准备	大汤锅、汤勺、筛网、盆
药膳材料	黄犍牛骨（带骨髓者）500～1000g，怀牛膝20g，黄酒150ml，生姜、葱、食盐各适量
操作流程与方法	1. 大锅中加足水，入牛骨、牛膝熬煮 2. 煮沸后加入黄酒，煎至水耗至半，过滤，去牛骨、牛膝不用，放入容器中，待其凝固 3. 凝后去除表面浮油，只取清汤 4. 上火熬化，煮沸后用小火煮30分钟，入生姜、葱、食盐少许调味
功效	滋补肝肾，强筋壮骨，益精填髓
使用注意	高脂血症患者不宜食用，感冒期间勿服
其他需要说明的内容	操作中不使用铁锅、铝锅等可能会与药材发生化学反应的材质制成的锅，可以用砂锅、搪瓷锅、玻璃锅、不锈钢锅等

实训三　人参桂圆蜜膏

实训目标	1. 掌握本方的组成、制法、功效及应用 2. 熟悉本方人参、桂圆肉等药食的功效
实训要求	1. 有一定的烹饪技术，认真对待烹饪的过程 2. 掌握熬膏制作方法，文火熬煮时应不停搅拌，反之糊锅 3. 掌握收膏过程中拉扯成旗和滴水成珠的判断方法
实训准备	电子秤、手套、瓷盘、滤筛、砂锅、竹片等
药膳材料	人参50g（或党参250g），桂圆肉120g，蜂蜜250g
操作流程与方法	1. 人参、桂圆肉称重，洗净，加入药物体积约3倍的冷水浸泡药材2小时 2. 入砂锅武火煮沸后改文火煎汁约1小时至浓稠，保留药渣取第1遍药汁；加水第2次、第3次煎汁，方法同第1遍 3. 合并3次煎液，武火煮沸后浓缩药汁至略黏稠状，加入蜂蜜250g，改文火慢熬收膏，边熬边搅拌，直至蜜膏拉扯成旗或滴水成珠即可
功效	益气健脾，补虚扶正。用于劳倦虚损、脾胃虚弱、年老体弱者
使用注意	服药期间：忌食萝卜、茶叶；热证、实证者忌服
其他需要说明的内容	实训中注意药材浸泡时间及煎煮时间；收膏时，严格掌握火候，文火慢熬收膏，避免焦底；膏方保存不宜使用铁和铝器保存，冰箱冷藏最宜

实训四　清爽茶

实训目标	1. 掌握本方的组成、制法、功效及应用 2. 熟悉本方荷叶、生山楂、普洱茶等药食的功效
实训要求	1. 有一定的烹饪技术，认真对待烹饪的过程 2. 掌握药膳茶饮制作方法
实训准备	茶壶、电子秤、茶杯等
药膳材料	干荷叶3g（或鲜荷叶10g），生山楂5g，普洱茶2g
操作流程与方法	1. 将荷叶洗净，切成细丝；生山楂洗净切丝备用 2. 将荷叶丝、生山楂丝、普洱茶放入茶壶中，少量沸水冲入，摇晃数次，迅速倒掉沸水，以洗茶 3. 将沸水冲入壶中，盖上盖子，浸泡10分钟后即可饮用。待茶水将尽，再冲入沸水浸泡续饮
功效	利湿化痰，清热活血
使用注意	脾胃虚弱而无气滞的便溏者忌食
其他需要说明的内容	实训中注意用沸水洗茶、冲茶，浸泡10分钟后饮用。茶饮原材料可以冲入沸水浸泡续饮

实训五　甘麦大枣汤

实训目标	1. 掌握甘麦大枣汤的组成、制法、功效及应用 2. 熟悉本方中甘草、小麦和大枣等药食的效用
实训要求	1. 有一定的烹饪技术，认真对待烹饪的过程 2. 掌握药膳制备的火候和用水量
实训准备	砂锅、勺等
药膳材料	甘草 9g，小麦 15g，大枣 10 枚
操作流程与方法	将甘草 20g 放入砂锅中，加入清水 500ml，大火烧开，小火煎至 200ml，去渣，取汁备用 将大枣 10 枚洗净，去杂质，同小麦 100g 一同放入锅内，加水适量，用慢火煮至麦熟时，加入甘草汁，再煮沸后即可食用，空腹温热服
功效	养心安神，和中缓急
使用注意	痰火内盛之癫狂证不宜使用
其他需要说明的内容	实训中不使用铁锅、铝锅等可能会与药材发生化学反应的材质制成的锅，可以用砂锅、搪瓷锅、玻璃锅、不锈钢锅等

实训六　栀子仁粥

实训目标	1. 掌握栀子仁粥的组成、制法、功效及应用 2. 熟悉本方中栀子仁、粳米和冰糖等药食的效用
实训要求	1. 有一定的烹饪技术，认真对待烹饪的过程。 2. 掌握药膳制备的火候。
实训准备	砂锅、电子秤、勺等
药膳材料	栀子仁 10g，粳米 100g，冰糖 10g
操作流程与方法	1. 栀子仁研粉备用，将粳米放入陶锅内，加水煮粥至八成熟时，再纳栀子仁粉 10g 入粥内继续熬煮 2. 待粥熟，调入冰糖，煮至溶化即成
功效	清热泻火
使用注意	本品不宜久服，以免苦寒伤胃；脾胃虚寒、食少便溏者不宜选用
其他需要说明的内容	实训中不使用铁锅、铝锅等可能会与药材发生化学反应的材质制成的锅，可以用砂锅、搪瓷锅、玻璃锅、不锈钢锅等

实训七　生地黄鸡

实训目标	1. 掌握生地黄鸡的组成、制法、功效及应用 2. 熟悉本方中生地黄、雌乌鸡和饴糖等药食的效用
实训要求	1. 有一定的烹饪技术，认真对待烹饪的过程 2. 制作的生地黄鸡鸡肉熟烂
实训准备	砂锅、刀等
药膳材料	生地黄250g，雌乌鸡1只，饴糖150g
操作流程与方法	1. 鸡宰杀去毛及内脏备用 2. 将生地黄洗净，切片，入饴糖，调拌后塞入鸡腹内 3. 将鸡腹部朝下放入陶锅内，然后将陶锅置于蒸锅内，蒸煮2~3小时，待其熟烂后，食肉，饮汁
功效	滋补肝肾，补益心脾
使用注意	便溏、腹胀食少者忌食
其他需要说明的内容	实训中不使用铁锅、铝锅等可能会与药材发生化学反应的材质制成的锅，可以用砂锅、搪瓷锅、玻璃锅、不锈钢锅等

实训八　陈皮肉

实训目标	1. 掌握陈皮肉的组成、制法、功效及应用 2. 熟悉本方中胡萝卜、瘦猪肉、陈皮等药食的效用
实训要求	有一定的烹饪技术，认真对待烹饪的过程。
实训准备	砂锅、刀、案板、电子秤等
药膳材料	胡萝卜200g，瘦猪肉100g，陈皮10g，油、盐、黄酒、葱适量
操作流程与方法	1. 将陈皮洗净，切为细末；葱切为段 2. 猪瘦肉洗净，切丝，用盐、黄酒拌匀 3. 锅中放动物油适量烧热后，下葱、姜爆香，然后下肉丝爆炒 4. 再下陈皮丝、胡萝卜丝翻炒，待熟时调入食盐、味精，炒熟即成
功效	宽胸理气
使用注意	温热服食
其他需要说明的内容	实训中不使用铁锅、铝锅等可能会与药材发生化学反应的材质制成的锅，可以用砂锅、搪瓷锅、玻璃锅、不锈钢锅等

实训九 当归生姜羊肉汤

实训目标	1. 掌握当归生姜羊肉汤的组成、制法、功效及应用 2. 熟悉本方中当归、生姜、羊肉等药食的效用
实训要求	1. 有一定的烹饪技术，认真对待烹饪的过程 2. 制成后汤白肉烂
实训准备	砂锅、刀、案板、电子秤等
药膳材料	当归25g，生姜30g，羊肉500g，胡椒粉2g，花椒粉2g，食盐和料酒适量
操作流程与方法	1. 羊肉去骨，剔去筋膜。当归、生姜洗净，生姜切片 2. 羊肉放入加料酒、姜片及葱的沸水里煮去血水，捞出洗净、晾凉，切成长5cm、宽2cm、厚1cm的段 3. 砂锅内加适量清水（加水量需没过羊肉），下羊肉，放当归、生姜片，武火烧沸，去浮沫，文火炖3~4小时，炖至羊肉熟烂，加胡椒粉、花椒粉、食盐调味，即成 4. 每周2~3次饮汤食肉
功效	温阳散寒，养血补虚，通经止痛
使用注意	本方为温补散寒之剂，凡阳热证、阴虚证、湿热证者等不宜服用
其他需要说明的内容	1. 为保证水没过羊肉，可在羊肉上压重物 2. 炖肉过程中，可适当加开水，始终保证水没过羊肉

实训十 马齿苋绿豆粥

实训目标	1. 掌握马齿苋绿豆粥的组成、制法、功效及应用 2. 熟悉本方中马齿苋、绿豆等药食的效用
实训要求	1. 有一定的烹饪技术，认真对待烹饪的过程 2. 制作的粥膳豆烂粥黏
实训准备	砂锅、勺等
药膳材料	鲜马齿苋120g，绿豆60g，粳米100g
操作流程与方法	1. 绿豆淘洗干净，用清水浸泡2小时；粳米洗净，沥水；鲜马齿苋去杂洗净，浸泡2小时，沸水焯，捞出挤干水分 2. 绿豆、粳米洗净，放入砂锅内，加水适量（米∶水=1∶8），置武火上烧沸，再用文火熬至豆开花；加入马齿苋，文火熬致粥黏稠即成 3. 用法：每日1剂，日服2次，连服2~3日
功效	清热解毒，凉血止痢
使用注意	空腹食用此粥为佳，肠滑便溏者不宜食用
其他需要说明的内容	鲜马齿苋有些涩味，入粥前用沸水焯一下。如用的是干马齿苋，泡好后应与绿豆一起煮制，这样功效更好

实训十一　菊花枸杞猪肝粥

实训目标	1. 掌握菊花枸杞猪肝粥的组成、制法、功效及应用 2. 熟悉本方中菊花、枸杞等药食的效用
实训要求	1. 有一定的烹饪技术，认真对待烹饪的过程 2. 制作的菊花枸杞猪肝粥软烂入味
实训准备	砂锅、刀、电子秤等
药膳材料	菊花、枸杞各15g，猪肝100g，粳米500g，姜丝、精盐、味精、麻油各适量
操作流程与方法	1. 粳米用清水淘洗干净，入锅大火烧开，小火慢熬 2. 将菊花、枸杞洗净、沥干，猪肝洗净切薄片，和姜丝一起放入 3. 继续熬至粥成，下精盐、味精调味，淋上麻油调匀
功效	疏散风热，清肝明目
使用注意	脾胃虚寒者慎用
其他需要说明的内容	实训中不使用铁锅、铝锅等可能会与药材发生化学反应的材质制成的锅，可以用砂锅、搪瓷锅、玻璃锅、不锈钢锅等

实训十二　银花百合汤

实训目标	1. 掌握银花百合汤的组成、制法、功效及应用 2. 熟悉本方中百合、金银花、连翘等药食的效用
实训要求	1. 有一定的烹饪技术，认真对待烹饪的过程 2. 掌握制作银花百合汤的火候
实训准备	砂锅、刀、电子秤等
药膳材料	百合30g，金银花9g，连翘9g，冰糖20g
操作流程与方法	1. 将百合、金银花、连翘洗净切碎备用 2. 将上述材料与冰糖一同放入锅中，加水1000ml煎煮20～30分钟 3. 去渣取汁，待稍凉后服用
功效	疏散风热，清利咽喉
使用注意	脾胃虚寒者慎用
其他需要说明的内容	实训中不使用铁锅、铝锅等可能会与药材发生化学反应的材质制成的锅，可以用砂锅、搪瓷锅、玻璃锅、不锈钢锅等

实训十三 苡仁茯苓粥

实训目标	1. 掌握苡仁茯苓粥的组成、制法、功效及应用 2. 熟悉本方中薏苡仁、茯苓、粳米等药食的效用
实训要求	有一定的烹饪技术，认真对待烹饪的过程。
实训准备	砂锅、刀、电子秤等
药膳材料	薏苡仁 200g，茯苓 10g，粳米 200g，鸡脯肉 100g，干香菇 4 个
操作流程与方法	1. 将薏苡仁用热水浸泡 1 夜、次日捞出沥干水 2. 香菇泡发，去除木质部分，洗净，切成丁；鸡脯肉去皮洗净，入锅煮 30～40 分钟后，捞出切为肉丁 3. 粳米洗淘干净，茯苓研粉，备用 4. 薏苡仁用 7 倍清水在武火上煮沸后，移于文火慢煮，至能用手握烂为度。粳米用 5 倍的清水煮 1 小时 5. 然后将两粥合在一起，加入香菇、鸡肉丁、茯苓粉再煮，至煮稠为止 6. 服食时可酌加调料
功效	健脾益气化湿
使用注意	若肾阳虚弱所致的面色黧黑或阴虚火旺所致的面部红斑疹忌服用本膳
其他需要说明的内容	实训中不使用铁锅、铝锅等可能会与药材发生化学反应的材质制成的锅，可以用砂锅、搪瓷锅、玻璃锅、不锈钢锅等

实训十四 健美茶

实训目标	1. 掌握健美茶的组成、制法、功效及应用 2. 熟悉本方中普洱茶、茯苓、莱菔子等药食的效用
实训要求	有一定的烹饪技术，认真对待烹饪的过程
实训准备	砂锅、电子秤等
药膳材料	普洱茶 3g，乌龙茶 3g，莱菔子 5g，茯苓 5g
操作流程与方法	1. 开水冲泡或用水煮 2. 代茶饮
功效	利水化痰，祛脂减肥
使用注意	不宜过多饮用，不宜冷饮，不宜空腹饮用。失眠患者忌用。不宜与韭菜同食
其他需要说明的内容	实训中不使用铁锅、铝锅等可能会与药材发生化学反应的材质制成的锅，可以用砂锅、搪瓷锅、玻璃锅、不锈钢锅等

实训十五　佛手甲鱼汤

实训目标	1. 掌握佛手甲鱼汤的组成、制法、功效及应用 2. 熟悉方中原料的配伍原则、功效及禁忌 3. 了解基本的材料准备
实训要求	1. 有一定的烹饪技术，认真对待烹饪的过程 2.．秉承科学严谨的态度，认真思考，仔细观察
实训准备	灶、砂锅、小盆或碗
药膳材料	佛手 10g，白花蛇舌草 30g，半边莲 20g，大枣 10 枚，甲鱼 500g，盐少许
操作流程与方法	1. 将佛手、白花蛇舌草、半边莲、大枣放入清水中漂洗干净，去除杂质 2. 将 4 味药放入砂锅，用水煎汤液 2 次，去渣取浓汁 3. 将甲鱼杀后去除内脏、刮掉粗皮，用水焯一遍
功效	疏肝理气，消肿散结
使用注意	1. 消化不良及肠胃功能弱的人群应慎食 2. 虚证、食少便溏、失眠、孕妇及产后泄泻不宜食用 3. 幼鳖有毒，误吃后严重的可致死亡，故禁食
其他需要说明的内容	实训中不使用铁锅、铝锅等可能会与药材发生化学反应的材质制成的锅，可以用砂锅、搪瓷锅、玻璃锅、不锈钢锅等

参考文献

[1] 倪世美. 中医食疗学 ［M］. 北京：中国中医药出版社，2012.

[2] 周浓. 中药养生学 ［M］. 北京：中国中医药出版社，2015.

[3] 何清湖，潘远根. 中医药膳学 ［M］. 北京：中国中医药出版社，2015.

[4] 杨连生. 中医饮食疗法（第1版）［M］. 吉林：吉林人民出版社，1991.

[5] 董三白. 常见病的饮食疗法（第2版）［M］. 北京：中国轻工业出版社，2000.

[6] 彭铭泉. 中国药膳学 ［M］. 北京：人民卫生出版社，1985.

[7] 许树强，白兰香. 食物疗法 ［M］. 长沙：湖南科学技术出版社，1996.

[8] 梁剑辉. 饮食疗法 ［M］. 广州：广东科学技术出版社，1992.

[9] 冷方南. 中华临床药膳食疗学 ［M］. 北京：人民卫生出版社，2000.

[10] 谢梦洲，朱天民. 中医药膳学（新世纪第三版）［M］. 北京：中国医药科技技术出版社，2016.

[11] 易蔚，邓沂. 中医药膳学 ［M］. 西安：西安交通大学出版社，2012.

[12] 李春深. 《药膳·汤膳·粥膳》［M］. 天津：天津科学技术出版社，2004.

[13] 王天宇. 《百病食疗》［M］. 上海：上海科学技术出版社，1999.

[14] 唐博祥. 《了不起的食疗方》［M］. 江西：江西科学技术出版社，2012.

[15] 范会平，李瑜. 《粥膳养生堂1000例》［M］. 北京：中国医药科技出版社，2013.

[16] 夏金龙. 《百姓餐桌家常菜》［M］. 吉林：吉林科学技术出版社，2013.

[17] 陈熠. 《家庭食养食疗》［M］. 上海：上海人民出版社，1995.

[18] 肖延龄. 《家庭食疗手册》［M］. 北京：中央编译出版社，2012.

[19] 晋襄. 《临床验方集锦》［M］. 福建：福建科学技术出版社，1992.

[20] 于春泉，雒明池等. 《中医养生饮食篇》［M］. 北京：中国医药科技出版社，1997.

[21] 詹红生，冷向阳. 中医骨伤科学（第1版）［M］. 北京：人民卫生出版社，2015.

[22] 李曰庆，何清湖. 中医外科学（第9版）［M］. 北京：中国中医药出版社，2018.

[23] 施杞. 常见骨伤疾病的中医预防和护养 ［M］. 上海：复旦大学出版社，2015.

[24] 田元祥. 黄帝内经养生智慧全书 ［M］. 上海：上海科学普及出版社，2011.